角膜胶原交联临床应用图解

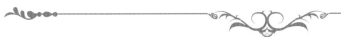

主　编　曾庆延　李绍伟

副主编　谌　丹　刘　畅

编　者（以姓氏笔画为序）

王文娟　王浩宇　乔　晨　刘　畅　刘　毓　李　玲

李丹丹　李玉萍　李绍伟　杨万举　吴尚操　张先森

陈　芬　苗　源　明　维　胡鹭萍　柯　兰　姜　黎

秦　姣　徐　漫　戚梦莹　梁伟彦　梁登峰　谌　丹

蒋　莎　曾庆延　雷晓华　窦泽夏

人民卫生出版社

·北京·

图书在版编目（CIP）数据

角膜胶原交联临床应用图解 / 曾庆延，李绍伟主编
. —北京：人民卫生出版社，2023.4
ISBN 978-7-117-34656-6

Ⅰ. ①角… Ⅱ. ①曾…②李… Ⅲ. ①角膜疾病－诊疗－图解 Ⅳ. ①R772.2-64

中国国家版本馆 CIP 数据核字（2023）第 049702 号

人卫智网	www.ipmph.com	医学教育、学术、考试、健康，购书智慧智能综合服务平台
人卫官网	www.pmph.com	人卫官方资讯发布平台

角膜胶原交联临床应用图解
Jiaomo Jiaoyuan Jiaolian Linchuang Yingyong Tujie

主　　编：曾庆延　李绍伟
出版发行：人民卫生出版社（中继线 010-59780011）
地　　址：北京市朝阳区潘家园南里 19 号
邮　　编：100021
E - mail：pmph @ pmph.com
购书热线：010-59787592　010-59787584　010-65264830
印　　刷：北京汇林印务有限公司
经　　销：新华书店
开　　本：787×1092　1/16　　印张：18.5
字　　数：450 千字
版　　次：2023 年 4 月第 1 版
印　　次：2023 年 5 月第 1 次印刷
标准书号：ISBN 978-7-117-34656-6
定　　价：198.00 元

打击盗版举报电话：010-59787491　E-mail：WQ @ pmph.com
质量问题联系电话：010-59787234　E-mail：zhiliang @ pmph.com
数字融合服务电话：4001118166　E-mail：zengzhi @ pmph.com

主编简介

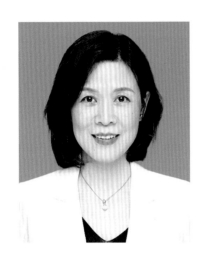

曾庆延

主任医师，眼科学博士，博士研究生导师。现任武汉爱尔眼科医院汉口医院院长、角膜眼表疾病科主任，武汉市红十字会爱尔眼库主任。

湖北省医学会眼科学分会常务委员，中国非公立医疗机构协会眼科专业委员会角膜病分委会副主任委员，中国医师协会眼科医师分会委员兼眼表与干眼学组委员，海峡两岸医药卫生交流协会眼科学专业委员会眼表与泪液疾病学组委员，武汉医师协会眼科医师分会副主任委员，爱尔眼科医院集团角膜病学组副组长，爱尔角膜病研究所副所长，*CORNEA* 杂志中文版编委，《眼科实践与研究》杂志编辑部主任。

本科毕业于华中科技大学同济医学院，先后于山东省眼科研究所、第二军医大学获眼科学硕士、博士学位。新加坡国立眼科中心、日本庆应义塾大学访问学者。多年来一直从事角膜病、眼表疾病及屈光手术领域的临床及基础研究，在复杂角膜眼表疾病、干眼、圆锥角膜等的诊治上有较深的造诣，完成各类角膜移植手术 2 000 余台，是国内率先开展飞秒激光角膜移植手术、角膜胶原交联手术以及干眼门诊的专家之一，多次携相关成果在欧洲白内障屈光手术年会（ESCRS）作大会发言。

主编眼科专著《临床角结膜病图谱》《临床眼科手术学》等 3 部，参编眼科专著 8 部，参译 1 部，主编眼科科普图书 2 部。在国内外眼科专业杂志发表论文 80 余篇，主持参与国家及省级自然科学基金 2 项，其他省市级课题 10 余项，获专利 3 项，获山东省科技进步一等奖。

主编简介

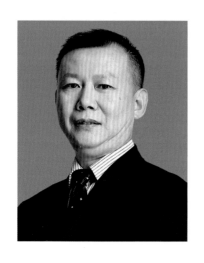

李绍伟

博士生导师，教授，主任医师。

爱尔眼科医院集团北京爱尔英智眼科医院首席执行官（CEO），爱尔眼科医院集团学术委员会副主任委员、角膜病学组主任委员，爱尔角膜病研究所所长。

中华医学会眼科学分会第八届青年委员，第八届白内障学组委员；中国医师协会中国循证医学专业委员会第二届循证医学眼科学组委员，中国医师协会眼科医师分会眼表与干眼学组委员，中国非公立医疗机构协会眼科专业委员会角膜病分委会主任委员，北京医师协会常务理事，北京围手术期医学研究会眼科专委会主任委员，《眼科》杂志编委。

主要专注于角膜病、白内障等的临床和基础研究工作；完成各类疑难白内障手术4万余例，角膜移植手术近万例；改进角膜内皮移植手术方法，在国内率先开展飞秒激光角膜移植手术并首先制定了飞秒激光角膜移植手术规范，创造性提出上皮瓣下角膜胶原交联技术；总结中国人高度近视眼人工晶状体计算经验公式（LSW1公式）并得到广泛采用，在国际上首创晶状体前囊膜保护角膜内皮的飞秒白内障手术技术，在国际上首次将结膜囊持续灌洗法用于真菌性角膜炎治疗等。

组织爱尔集团角膜病学组和爱眼基金共同发起"你是我的眼"角膜移植西部行慈善活动，集慈善救助、防盲和角膜捐献宣传、角膜病手术医生培训为一体，6年来共实施1 200余例慈善角膜移植手术，为西部地区培养角膜专科医生10余名，建立角膜病中心4个。该项活动荣获2019年国家十大慈善项目奖。

在国内外发表论文140余篇，主编、参编专著12部，承担国家级、省部级课题20余项，并获各级奖励13项。

序

圆锥角膜交联：紫光的力量

阳春三月，莺飞草长，春天的每一秒都在播种希望。医学花园里辛勤耕耘的人们，孕育新理念的种子，培育新技术的萌芽，浇灌新方法的蓓蕾……庆延教授与绍伟教授在疫散花开的春天，带来《角膜胶原交联临床应用图解》。我期待庆延教授与绍伟教授团队来自实践的精品力作，期待早日看到这本由人民卫生出版社出版的新书！

圆锥角膜早筛查早干预的诊治能力提升，主要在于高度为基准的角膜地形图和快速交联技术所取得的进步。在交联疗法发明之前，临床上对于圆锥角膜几乎束手无策，任由发展到晚期则严重威胁视力。硬性透氧性角膜接触镜（RGP）固然可以提高和矫正视力，但不能阻止圆锥患者的角膜变薄、变陡、变弱。角膜胶原交联为早中期圆锥角膜患者"固本"维护最佳矫正视力（BCVA），在安全性、稳定性、有效性及微创性上获得较好循证依据。我国有一批专家学者致力圆锥角膜胶原交联，庆延教授与绍伟教授是其中佼佼者，付出不懈努力并取得显著成绩。

记得在快速角膜胶原交联刚刚进入中国不久，有一次去北京，在飞机上我与绍伟教授恰好邻座。他兴致勃勃说起交联，并说我是国际上第一个做不用乙醇制瓣准分子激光上皮瓣下角膜磨镶术（LASEK）的专家，他想将该方法用于交联，减轻术后反应。我当即打开电脑向他演示我制取 LASEK 上皮瓣的方法，起瓣后进行快速紫光照射，再把上皮瓣复位。我说，英雄所见略同，我也想到了这个方法，刚做过几例，总体上角膜反应较轻。绍伟教授当即表示，他很愿意一起做上皮瓣下交联的研究，在跨上皮交联、去上皮交联即 on/off 之外再增加一条路径，他信心满满地说："我会完成得很快！"

绍伟教授具有创新精神，积极实干，说到做到。他回去后用 LASEK 法做了一批快交，并抓紧完成初步观察。但是，他的学生把论文投稿之后，很快被拒。当时微信初起，我让我的学生韩田博士跟进建群，沟通信息包括图片、视频等。一边修订文稿，一边继续跟踪，随访并不容易。LASEK 属于小众屈光手术，因为掌握活性上皮瓣的医生太少，我对韩博士说，LASEK 瓣下交联，可谓独一无二，可是，会做高活力上皮瓣的医生实在很少，若审稿专家缺乏对活性上皮瓣的认识，大概率会拒稿。果然，投稿与退修的过程较长，有时会磨灭一些想法，但并没有令我们失去信心，较长时间后论文终于发表，可能仍是上皮瓣下交联的唯一论文。

庆延教授是一位研究型专家，学风优良，让我特别赞佩。我记得曾去武汉参加庆延教授的胶原交联论坛，那天我要赶几个航班，但我坚持听完她的演讲才疾速离开会场。她的PPT中提及一例圆锥角膜应用PTK联合交联的方法取得较明显效果。我在赶机路上发信息给她，我说我注意到角膜后表面高度有变化，数字变大意味着有膨隆，提醒庆延教授并不能得出"安全有效"的结论，请她后期随访继续关注。庆延教授立刻回信致谢，并表示一定严密观察。

一路上我仍想着这一圆锥角膜病例，庆延教授图片中的角膜后表面高度实测时可受一些因素的影响，激光手术前后的差异或并不是真实的，而有可能为伪像。那意味着角膜在观察期内是稳定的、可以下结论的，我为我急于判断而惭愧。记得曾经在陆家嘴浦东国际会议中心参加一个论坛，有位俄罗斯专家发表PTK处理早期圆锥角膜病例的演讲，认为前弹力层异常是导致圆锥角膜进展的因素之一，PTK后可使"新增殖的前基质更加坚实"。由是，庆延教授的联合疗法不仅有探索性，而且，小样本中显示效果也是客观的。我在机舱内赶紧编辑短信，但还没有发出飞机就起飞了。

十年弹指，两位教授的学术研究及国内外学术交流迈出更大步伐，在角膜病、屈光手术等方面包括圆锥交联领域收获硕果。庆延教授以积极进取的精神和扎实的功底，在欧洲白内障屈光手术年会（ESCRS）等国际论坛代表中国发声；绍伟教授是患者心中可信赖的好医生，切实帮助更多患者恢复光明。

赤橙黄绿青蓝紫，风雨之后见彩虹！光的波长是色彩变幻之源，从深蓝色到蓝紫色，从紫色到深紫色，再到不可见的光……人眼中的可见光，波长范围在390～770nm之间，370nm是中紫外光，几乎不可见。370nm紫外光具有深邃力量，这正是角膜胶原交联的原理：激发核黄素分子产生活性氧簇，诱导胶原纤维氨基之间发生化学交联反应，增加角膜胶原纤维的强度，抵抗角膜扩张。

交联研究专家、学者、医生等互相携手，让光照亮更多患者，何尝不也是一种团结探索科学前沿的"交联"？希望这部角膜交联实操著作，能给眼科医生、住院医生、视光医生、研究生等有志于圆锥角膜临床诊治的人员以裨益，也期待读者结合实践提出批评和指正。

是为序。愿给圆锥角膜患者，带去更多光。

复旦大学附属眼耳鼻喉科医院院长
上海市眼视光学研究中心主任

周行涛

2023年2月28日于上海

前　言

角膜胶原交联（corneal collagen cross-linking，CXL）是近20余年在眼科最引人注目的技术之一。2003年，去上皮CXL成功治疗进展期圆锥角膜被首次报道，其后这项技术不断优化发展，各种经上皮CXL、高能量快速CXL、脉冲式照射等新技术涌现，在提升效率和安全性的同时，适应证也不断被拓展。目前，CXL可用于治疗多种角膜胶原异常性疾病，如扩张性角膜病、感染性角膜病、非感染性角膜融解，等等，显现出良好的效果。同时，在屈光领域，CXL与常规角膜屈光手术的结合也扩大了屈光手术的治疗范围，使得角膜偏薄或生物力学欠佳的患者也可以接受手术治疗；CXL直接治疗屈光不正、无须切削角膜目前已开始临床应用。相信未来CXL在科学研究及临床实践中都会取得更加长足的进步，将不断推动我们对角膜疾病的理解，提升我们对角膜病及屈光不正的治疗能力。

本书作者团队从2013年起开展CXL技术应用研究，在过去10年中，积累了大量的临床病例并形成一系列研究成果。迄今为止，已成功治疗数千例圆锥角膜患者及其他多种角膜疾病患者，并通过联合应用CXL与屈光手术大大拓展了屈光手术适应证。但在CXL临床应用的过程中，我们发现，目前国内关于CXL的专业书籍相对匮乏，与目前快速发展的CXL技术临床应用极不相称。为进一步帮助广大临床医生理解CXL技术原理并掌握其临床应用，我们在人民卫生出版社的支持下，编著了《角膜胶原交联临床应用图解》一书。

本书共分九章：前两章阐述了CXL技术概况及角膜生物力学的相关知识；第三到五章重点介绍了角膜扩张性疾病的诊断及CXL治疗角膜扩张性疾病的适应证、具体技术操作，以及典型病例；第六、七章详细说明了CXL在角膜融解性疾病及大泡性角膜病变等其他角膜病中的应用；第八章全面阐述了CXL技术的并发症及处理方案；第九章则就CXL在屈光手术领域的应用进行了全面讲解。全书采用图解形式，共有插图400余幅，图文并茂，内容翔实，并有大量临床病例讲解，相信会为读者理解掌握CXL临床应用提供有益帮助。

本书得以完成并面世，要衷心感谢各位前辈、老师的关心支持。感谢周行涛教授一直以来的指导帮助，并于百忙之中抽出时间为本书作序。感谢各位编者的辛勤工作，同时也要特别感谢家人默默的支持与付出。最后诚挚感谢人民卫生出版社在本书立项、编审和出版过程中给予的指导与支持。

　　本书是各位编者经验观点的总结呈现，难免有不妥之处，还望得到各位读者、专家的指正。

编　者

2023 年 3 月

目　录

第一章　角膜胶原交联简述

第一节　角膜胶原交联技术历史及发展

交联技术作为一种用于加硬和保存材料的方法,早在约 3 000 年前被用于埃及木乃伊保存,而在角膜胶原交联技术产生之前,交联被广泛用于工业、高分子合成材料行业及生物工程中,如汽车工业稳固油漆、聚合角膜接触镜或人工晶状体材料[1]。因其可使聚合物变硬以及使组织变稳定,所以,交联技术早期也应用于医学领域,包括人工心脏瓣膜的制备、口腔科填充材料的固化等。

紫外线 - 核黄素角膜胶原交联技术的应用起源于欧洲。基于胶原纤维通过交联反应能够提升角膜的强度和硬度这一理论,角膜胶原交联这一里程碑式的治疗手段得以出现。1998 年,Spoerl 等应用紫外线促进角膜胶原纤维发生交联,紫外线照射核黄素浸泡过的猪角膜或兔角膜,通过氧化反应使角膜强度增加了 70%,而且胶原分子量增大,同时也不易被酶降解[2]。随后,Seiler、Spoerl、Wollensak 等人利用交联技术能使组织变硬这一特性,将其用于圆锥角膜的治疗,通过增加角膜胶原纤维之间的化学连接,增强角膜基质的硬度和强度,从而控制圆锥角膜或角膜屈光术后角膜异常膨隆等扩张性病变的发展。他们在德累斯顿大学眼科开始了一系列的研究,并在之前研究的基础上创造了角膜胶原交联(corneal collagen corss-linking,CXL)标准治疗过程,也称为德累斯顿(Dresden)标准方案[3]。该方案为首先去除角膜上皮,然后滴用核黄素溶液(含 0.1% 的核黄素和 20% 的右旋糖酐)30min,选择辐照度为 $3mW/cm^2$、波长 370nm 的紫外线照射 30min(总能量为 $5.4J/cm^2$)。但该方案总治疗时间过长,且需要去除角膜上皮,术后存在疼痛、角膜浸润、感染等风险,因此,临床上关于 CXL 技术标准的研究也在一直改良和发展中。

目前,对于 CXL 技术的改良主要集中在两个方面:

1. 加强角膜胶原纤维交联的程度　此方面改良主要是通过增加核黄素的浓度,或者增强紫外线的照射强度,观察对于角膜胶原纤维的交联程度影响,以期进一步强化治疗效果。目前此方向研究主要通过不同核黄素剂型 / 紫外线能量强度组合,设计出了不同的交联治疗方案,但大多用于试验研究,临床应用仍较少。

2. 寻求更快速、安全的治疗方式　此方面改良包括:

(1)缩短治疗时间:利用 Bunsen-Roscoe 法则,即交联总能量(J/cm^2)= 辐照强度(mW/cm^2)×照射时间(s),通过增加紫外线强度来缩短照射时间,达到快速 CXL 的效果。将辐照度设置最高可达 $45mW/cm^2$,这样,总辐照时间仅需 2min($5.4J/cm^2$),而且在此基础上适当延长时间,还可以达到增加交联总能量($7.2J/cm^2$)、加强交联效果的作用。目前,针对快速交联已研究出多种不同方案，且都在临床应用中取得了值得认可的效果。

（2）减少术中术后并发症：CXL术后的主要并发症是角膜上皮刮除导致的疼痛，以及并发感染性角膜炎和其他创伤修复反应。但是由于核黄素属于亲水性分子，分子量接近376，难以通过亲脂性紧密连接的角膜上皮，而且角膜上皮和前弹力层对紫外线有较强吸收作用，因此，标准交联方案必须去除角膜上皮。基于这些考虑，人们尝试通过改变角膜上皮的通透性，即在核黄素溶液中单独或同时添加苯扎氯铵、氨基丁三醇等，使角膜上皮的紧密连接松解，或采用不同的核黄素导入方式，如离子导入——利用微弱的电流使核黄素水溶液带上负电荷来提高其在角膜上皮层的扩散，以及直接导入——用角膜基质环植入术提供的角膜囊袋或飞秒激光制备的中央角膜囊袋技术，通过核黄素从浅基质层给药等方式，避免术中去除角膜上皮，实现经上皮CXL，以减轻术中、术后的并发症。目前临床研究中经上皮交联的方式可以加快术后角膜的恢复，并且在一定程度上减轻患者术后疼痛不适症状，但效果较为有限，仍存在改进的空间。而现今也出现了将两者结合的上皮下快速CXL技术，综合两者的特点达到缩短手术时间、减轻术后反应的目的，并通过研究证实了其在临床应用中在达到交联效果的同时也具有减轻患者术后疼痛的作用[4]。

总之，CXL技术被临床所采用后，对于阻止圆锥角膜进展取得了较为值得肯定的治疗效果。随着临床应用的广泛开展，许多改进交联方案的研究也取得了相应的成果，进一步缩短了治疗时间，提升了治疗效果，并减轻患者的痛苦，CXL技术正向着更高效和更易推广的方向飞速地发展和创新，为广大圆锥角膜的患者带来新的福音。

（李丹丹　苗　源　李绍伟）

参 考 文 献

[1] SUNG H W，CHANG W H，MA C Y，et al. Crosslinking of biological tissues using genipin and /or carbod-iimide. J Biomed Mater Res A，2003，64：427-438.

[2] SPOERL E，HUHLE M，SEILER T. Induction of cross-links in corneal tissue. Exp Eye Res，1998，66（1）：97-103.

[3] WOLLENSAK G，SPOERL E，SEILER T. Riboflavin/ultraviolet-a-induced collagen crosslinking for the treatment of keratoconus. Am J Ophthalmol，2003，135（5）：620-627.

[4] LI S，XIE H，XU M，et al. Comparison of pain after subepithelial versus conventional accelerated corneal collagen cross-linking for keratoconus. Int Ophthalmol，2019，39（6）：1249-1254.

第二节　角膜胶原交联技术原理及效应

一、角膜胶原交联技术原理

交联反应的本质是通过物理或化学方法使纤维蛋白等大分子间化学键连接增加，分子间聚合力增强，产生更大的分子聚合作用。目前CXL主要采用的是物理的方式，由紫外线诱导光化学反应，增加胶原纤维间的分子连接，以达到增强角膜生物力学强度的目的。

紫外线是指波长在200~380nm的太阳光线，按波长不同又包括三类：UVA波长为315~380nm，UVB波长为280~315nm，UVC波长为200~280nm。其中UVA和UVB对人皮肤具有损伤作用，但 UVB 照在皮肤上也可以促进皮肤产生维生素 D。而 UVC 在自然环境中极少。到达地球表面的太阳光线（290～2000nm）中，紫外线约占 13%，其中 UVA 占 97%，UVB 占 3%，UVC 接近于 0。由于核黄素的特性，CXL 主要使用波长 370nm 的 UVA 来进行。

核黄素分子是由一个特有的异咯嗪环系统和一个核糖基侧链组成，光敏剂特性主要由前者介导，在反应中形成核糖醇基侧链。核黄素在 370nm 和 436nm 分别有一个吸收峰，由于在 370nm 波长处有较强的交联反应，且 436nm（蓝光）对视网膜有蓝光损伤作用，因此，选择 370nm 波长作为介导交联的紫外线波长。由于光敏效应，核黄素可在相当短的时间内被分解为光黄素和光色素，因此需要避光保存。

在 CXL 中，核黄素作为光敏剂能够使紫外线本身的光氧化效应增强数倍，而波长为 370nm 的紫外线可使核黄素的能量吸收达峰值（图 1-2-1）。此外，光氧化介导的交联具有空间可限制性，能避免破坏目标交联区域的外围或深层组织。

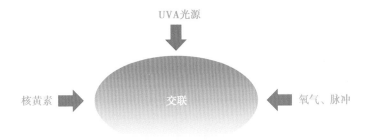

图 1-2-1　交联的主要组成部分

研究表明，交联机制主要通过两种反应途径产生。分为早期的需氧阶段（Ⅱ型光化学反应）和后期的缺氧阶段（Ⅰ型光化学反应）。在无血管的角膜组织中，大气中的氧穿过角膜，使角膜组织中氧含量呈现阶梯式变化。光敏剂核黄素吸收 UVA 能量，电子迁移至高能轨道，核黄素分子被激发至三线态。处于三线态的核黄素分子与活性氧交互作用，通过与胶原蛋白发生反应，使胶原蛋白产生Ⅱ型光化学反应[1]；在后期氧气消耗殆尽进入缺氧状态后，其在Ⅱ型光化学反应过程中，三线态的核黄素分子与基态氧分子反应产生的活性氧分子（reactive oxygen species，ROS）可进一步与胶原蛋白反应，使胶原蛋白产生Ⅰ型光化学反应，通过两种途径生成新的化学共价键，但此种光化学反应并不产生热量[2]。通过以上反应，交联能够显著加固组织，但同时也有损伤活细胞的可能，尤其是在细胞自身的抗氧化系统如过氧化物歧化酶、过氧化氢酶、谷胱甘肽过氧化物酶等已被消耗殆尽的状态下，进一步产生的活性氧分子可能杀死细胞[3]。

二、角膜胶原交联技术生物学效应

1. 生物力学强度　CXL 的生物力学加强效果已被不同方法证实。使用计算机控制的生物材料检测系统，其应力 - 应变测量显示：交联后，猪角膜和人角膜产生 8% 应变所需的应力分别增加了 71.9% 和 328.9%，杨氏模量（见注 1）分别增加了 1.8 倍和 4.5 倍[2]。但在

1　注：杨氏模量可视为衡量材料产生弹性变形难易程度的指标，其值越大，使材料发生一定弹性变形的应力越大，即材料刚度越大，亦即在一定应力作用下，发生弹性变形越小。

猪眼试验中，额外的照射能量增加（≥50mW/cm²），则会导致结果生物力学增强效应消失，甚至发生生物力学强度下降[4]。紫外线核黄素交联的长期效果已经被家兔试验证实，在术后8个月，杨氏模量稳定且显著增加78.4%～87.4%[5]。亦有研究表明，最大交联效应仅在前300μm角膜基质[6]，去上皮CXL深于经上皮CXL（图1-2-2）。最近发现交联后胶原板层间内聚力未见显著增加，表明交联效应仅发生在纤维内部和纤维之间，而非发生在板层间[7]。

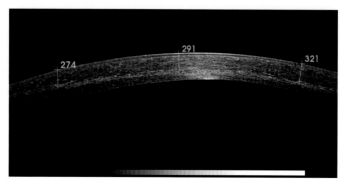

图1-2-2　OCT获取的交联线

去上皮CXL术后1个月，可见交联反应主要在基质前部300μm，最深处达321μm。

2．热稳定性　CXL提高了胶原纤维的热收缩温度。在猪眼的热力学试验中，最大热收缩温度在未处理的对照组为70℃，而在紫外线核黄素交联组为75℃，在戊二醛交联组为90℃，表明热收缩温度和组织发生交联的强度相关。对未交联胶原纤维的热依赖变性，可以用组织切片中其双折射现象消失来验证[8]。

3．生物化学特性　CXL的效果受多种生化因素影响。凝胶电泳可显示交联后的猪角膜中存在分子量至少1 000kD的Ⅰ型胶原聚合物条带，提示CXL的交联效应在胶原α和β链[9]。McCall等用家兔试验证实了单态氧分子在Ⅱ型光化学反应介导交联反应中的重要作用[10]。同时也证实了Ⅰ型光化学反应在CXL中也发挥了一部分作用。

胶原交联可提高组织对胶原酶的抗性。交联后的猪角膜可在胶原酶溶液存在15d，而未交联者仅为6d，且角膜前半基质的抗性显著高于后半基质[2]。研究[11]已证实圆锥角膜中基质金属蛋白酶高表达，因此，抗蛋白酶水解效应对于圆锥角膜有重要意义。

4．角膜通透性　CXL降低了角膜的通透性。研究表明，猪眼角膜经化学交联剂甲基乙二醛交联后，其荧光素的通透性显著降低，平均降低了71%[12]。用高效液相色谱分析猪眼房水成分显示：CXL后抗菌药物的通透性显著减少15%～28%[13]。荧光素漂白恢复法（fluorescein recovery after photo-bleaching，FRAP）检测显示，经过交联的猪角膜组织中荧光素漂白区域恢复速度明显下降，提示交联角膜组织中荧光素分子移动速度变慢，通透性下降[14]。

5．抗水合效应　CXL降低了大部分被交联密集区域角膜基质的水合能力。Wollensak等[2]在猪眼研究中发现交联有显著的抗水合效应，在交联作用较强的前部242μm区域无水肿性肿胀；轻度交联作用的中周部角膜，无水肿区深度为109μm，其水肿系数为2.2；在未交联的后 1/3 基质，水肿系数高达 2.7。水分向基质内聚的过程可被纤维间新产生的大量连接阻断。对大泡性角膜病变的角膜进行交联后，其前部胶原纤维在组织学上的紧实度明显增加。

6. 抗感染性　交联可通过不同机制预防和治疗一些感染性角膜病，效果显著。Martin 等进行大量离体试验发现紫外线核黄素交联具有抗感染效果。早在输血医学中利用核黄素作为光敏剂被 UVA 激活的方法来清除病原体[15]。这种方法能有效地清除广谱微生物，其机制涉及 UVA 对遗传物质的直接破坏作用、非特异性氧化应激、核黄素嵌入介导的特异性反应等，导致微生物 DNA/RNA 鸟嘌呤残基氧化。对于角膜溶解合并的严重角膜炎病例，CXL 能提高角膜对胶原降解酶的耐酶解性[16]。

此外，在消除病原体的同时，紫外线核黄素照射产生的光氧化作用可以使白细胞失活，减轻和调节炎症反应。而且，炎症反应的减轻在一定程度上与机体免疫细胞如角膜抗原呈递细胞、树突状细胞、Langerhans 细胞等的免疫调节作用有关。

三、小结

胶原交联技术利用核黄素作为光敏剂能使紫外线的光氧化效应增强数倍，紫外线联合核黄素照射有问题的角膜，能使角膜的抗张力和对抗胶原酶活性的能力显著增加，即生物力学强度增加。此外，胶原交联对角膜的作用效应还包括：热稳定性增强、生物化学特性改变、角膜通透性下降、抗水合效应和抗感染性增强。经过长期的研究改进，目前的胶原交联技术在阻止角膜扩张性病变及其他感染性角膜病变方面是安全且有效的。

（李丹丹　苗　源　李绍伟）

参 考 文 献

[1] KAMAEV P, FRIDMAN M D, SHERR E, et al. Photochemical kinetics of corneal cross-linking with riboflavin. Invest Ophthalmol Vis Sci, 2012, 53（4）: 2360-2367.

[2] WOLLENSAK G, AURICH H, PHAM D T, et al. Hydration behavior of porcine cornea crosslinked with riboflavin and ultraviolet A. J Cataract Refract Surg, 2007, 33（3）: 516-521.

[3] MESSMER E M, MEYER P, HERWIG M C, et al. Morphological and immunohistochemical changes after corneal cross-linking. Cornea, 2013, 32: 111-117.

[4] WERNLI J, SCHUMACHER S, SPOERL E, et al. The efficacy of corneal corss-linking shows a sudden decrease with very high intensity UV light and short treatment time. Invest Ophthalmol Vis Sci, 2013, 54: 1176-1180.

[5] KLING S, REMON L, PEREZ-ESCUDERO A, et al. Corneal biomechanical changes after collagen cross-linking from porcine eye inflation experiments. Invest Ophthalmol Vis Sci, 2010, 51: 3961-3968.

[6] SEILER T, HAFEZI F. Corneal cross-linking induced stromal demarcation line. Cornea, 2006, 25: 1057-1059.

[7] WOLLENSAK G, SPORL E, MAZZOTTA C, et al. Interlamellar cohesion after corneal crosslinking using riboflavin and ultraviolet A light. Br J Ophthalmol, 2011, 95（6）: 876-880.

[8] JENKINS A D, KRATOCHVIL P, STEPTO R, et al. Glossary of basic terms in polymer science. Pure Appl Chem, 1996, 68: 2287-2311.

[9] WOLLENSAK G, REDL B. Gel electrophoretic analysis of corneal collagen after photodynamic cross-linking treatment. Cornea, 2008, 27（3）: 353-356.

[10] MCCALL A S, KRAFT S, EDELHAUSER H F, et al. Mechanisms of corneal tissue cross-linking in response to treatment with topical riboflavin and long-wave length ultraviolet radiation（UVA）. Invest Ophthalmol Vis Sci, 2010, 51: 129-138.

[11] MACKIEWICZ Z, MAATTA M, STENMAN M, et al. Collagenolytic proteinases in keratoconus. Cornea, 2006, 25（5）: 603-610.

[12] STEWART J M, SCHULTZ D S, LEE O T, et al. Collagen cross-links reduce corneal permeability. Invest Ophthalmol Vis Sci, 2009, 50（4）: 1606-1612.

[13] TSCHPP M, STARY J, FRUEH B E, et al. Impact of corneal cross-linking on drug penetration in an ex vivo porcine eye model. Cornea, 2012, 31（3）: 222-226.

[14] HEPFER R G, CHEN P, SHI C, et al. Depth- and direction-dependent changes in solute transport following cross-linking with riboflavin and UVA light in ex vivo porcine cornea. Exp Eye Res, 2021, 205: 108498.

[15] GOODRICH R P, EDRICH R A, LI J, et al. The Mirasol PRT system for pathogen reduction of platelets and plasma: an overview of current status and future trends. Tranafus Apher Sci, 2006, 35（1）: 5-17.

[16] SPOERL E, WOLLENSAK G, SEILER T. Increased resistance of crosslinked cornea against enzymatic digestion. Curr Eye Res, 2004, 29: 35-40.

第三节　常用设备及药品

1968 年，Foote 首次提出光敏氧化反应在生物系统中的重要性[1]。在此基础上胶原交联技术出现在 20 世纪 80 年代后期，主要用于高分子科学与工程领域[2]。1990 年，德国科学家首次提出将角膜交联技术应用于提高角膜硬度。1996 年，美国视觉与眼科学研究协会（the Association for Research in Vision and Ophthalmology, ARVO）大会上，报道了最早的角膜试验研究。2003 年，Wollensak 等[3] 首次报道了紫外线核黄素角膜交联疗法治疗圆锥角膜有效，且具有创伤小、相对安全等特点，引起眼科界广泛关注。2005 年 12 月，商品化交联设备及药品正式面世。2016 年，紫外线核黄素交联治疗获美国食品药品管理局（FDA）批准[4]。自 1996 年以来，经过近 30 年的发展，从标准的去上皮交联到改良的经上皮交联、超薄角膜交联、强紫外线快速交联技术，角膜胶原交联在不断丰富，多种角膜胶原设备和核黄素药品面世，给医者更多的选择和组合，以拓展治疗空间并保障治疗的安全性。本节就目前常见的角膜交联仪和不同类型的核黄素作一介绍。

一、UV-X1000 型交联仪

Theo Seiler 和 Eberhard Spoerl 于 2006 年合作开发 UV-X1000 型交联仪，该设备将紫外线聚焦在同一光学平面上，并将光束根据角膜曲率予以补偿，使角膜平面接受均一辐射，以保证交联过程的安全有效。其均一的光照技术是保证治疗安全性和有效性的必要条件，而根据角膜曲率预补偿机制则减少了反射所致的能量丢失以及辐射区域的形变。

该设备常用的核黄素产品有两种，一种是等渗性核黄素（成分为 0.1% 核黄素磷酸盐和 20% 右旋糖酐）[5]，另外一种是低渗性核黄素（成分为 0.1% 核黄素磷酸盐）。

UV-X1000 型交联仪的部分参数：

- 波长：(365 ± 10) nm；
- 照射强度：3.0mW/cm^2；
- 工作距离：50mm；
- 照射模式：连续波；
- 光斑直径：S 挡 7mm，M 挡 9mm，L 挡 11mm；
- 照射时间：30min；
- 工作电压：100～240V；
- 患者治疗体位：仰卧位；
- 发射器光源尺寸：32cm × 5cm × 5cm；
- 仪器总重量：6.5kg，光源重量：0.6kg；
- 照射强度检测器：UV-X 自带光度计。

二、UV-X2000 型交联仪

UV-X2000 型交联仪是第一台以优化辐射光束为特点、使角膜胶原交联效应区最大化的角膜胶原交联照射装置。此设备是 UV-X1000 型交联仪改良后的产品。改良的主要内容包括：

1. 优化辐射参数　根据人角膜中央薄边缘厚的特点，此设备进行辐射光源的优化，可使辐射光源与角膜曲率匹配，使周边角膜交联反应增加，从而使交联"反应线"与角膜内皮平面基本平行。

2. 扩大交联反应区　UV-X1000 型交联仪照射平面为"水平面"，导致交联反应线中央较深，周边较浅，通过辐射参数的改良，周边角膜基质反应线加深，使周边角膜基质反应区增加，很好地扩大了交联反应区。

3. 改良对焦模式　使用"四点光斑"对焦模式，便于操作者能够快速、精准地找到治疗距离，保证治疗有效性和安全性。

4. 缩短照射时间　UV-X2000 型交联仪平均照射强度增加至 9.0mW/cm^2，大大地缩短了治疗所需的时间，提升患者配合度，减少患者痛苦。

该设备常用的核黄素产品同 UV-X1000 型交联仪。

UV-X2000 型交联仪的部分参数：

- 波长：(365 ± 10) nm；
- 平均照射强度：9.0mW/cm^2；
- 工作距离：45mm；
- 照射模式：连续波；
- 光斑直径：S 挡 7.5mm，M 挡 9.5mm；
- 照射时间：10min；
- 工作电压：100～240V；
- 患者治疗体位：仰卧位；
- 发射器光源尺寸：33cm × 5cm × 5cm；
- 仪器总重量：6.5kg，光源重量：0.6kg；

● 照射强度检测器：UV-X 自带光度计。

三、VEGA 交联仪

VEGA 交联仪（图 1-3-1）辐射光源为固态二极管，发射紫外线波长峰波长为 370nm。光源发射器位于悬臂上，可上、下、左、右灵活移动。仪器配有可视化监视屏幕，通过屏幕监控治疗区域，以免操作者直视光源，产生未知的眼部损害。该系统光斑可自行调节大小，个性化选择不同大小光斑进行治疗，尤其对于不同大小的角膜溃疡以及其他溶解性角膜疾病有一定优势。

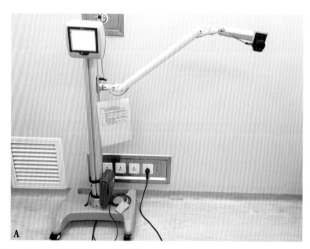

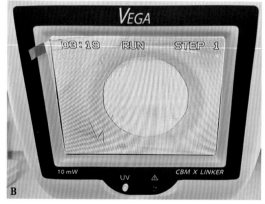

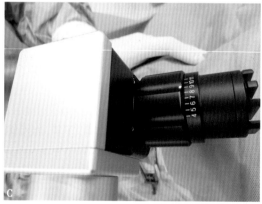

图 1-3-1　VEGA 角膜胶原交联仪

A. 光源发射器位于悬臂上，可上、下、左、右灵活移动；B. 可视化监视屏幕，通过屏幕监控治疗区域；
C. 可自行调节光斑直径，调节范围 4～11mm。

该设备常用的核黄素产品有三种。Ricrolin：0.1% 核黄素含 20% 右旋糖酐的等渗性溶液，用于去上皮 CXL；Ricrolin +：0.1% 核黄素含乙二胺四乙酸的无葡聚糖溶液酸和氨甲酰氨酚的低渗性溶液[6]，可用于角膜偏薄的去上皮 CXL。Ricrolin TE：0.1% 核黄素含 5- 磷酸酯、15% 右旋糖酐、依地酸二钠、氨甲醇和氯化钠低渗性溶液，用于经上皮 CXL。

● 波长：370nm；

- 照射强度：9～11mW/cm²，一般校准为10mW/cm²；
- 工作距离：54cm；
- 照射模式：连续波；
- 光斑直径：4～11mm可调；
- 照射时间：9min；
- 患者治疗体位：仰卧位。

四、KXL快速交联仪

2010年，快速角膜胶原交联KXL系统商品化。该设备（图1-3-2）继续增强照射强度，照射强度可在3～45mW/cm²自行设置；照射时长也可根据需要自行调整。通过照射强度和照射时间的设置，使用不同总能量进行标准法或者改良法进行交联治疗。对焦方式进行改进，使用"双十字"交叉对焦，方便操作。

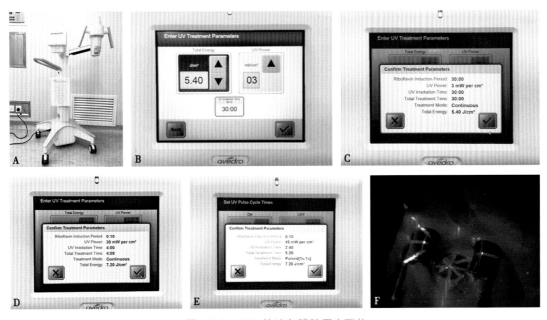

图1-3-2　KXL快速角膜胶原交联仪

A. 充电式交联设备，可脱离电源工作；光源发射器位于悬臂上，可上、下移动；B. 可根据需要设置紫外线照射强度，范围3～45mW/cm²，总能量可设置范围5.4～7.2J/cm²；C. 德累斯顿（Dresden）方案推荐设置：照射强度为3mW/cm²，总能量为5.4J/cm²，连续照射模式；D. 快速去上皮CXL推荐设置：照射强度为30mW/cm²，总能量为7.2J/cm²，连续照射模式；E. 快速经上皮CXL推荐设置：照射强度为45mW/cm²，总能量为7.2J/cm²，1∶1脉冲照射模式；F. "双十字"交叉对焦。

与本设备相应的核黄素产品有三种（图1-3-3）。用于快速经上皮CXL的Paracel Part1：0.25%核黄素含氯化钠、苯扎氯铵、依地酸二钠、磷酸酯和羟丙基甲基纤维素；Paracel Part2：0.22%核黄素含氯化钠。用于去上皮CXL的ViberX Rapid：不含右旋糖酐的0.1%核黄素含羟丙基甲基纤维素，扩散率为标准核黄素的2倍。用于角膜屈光手术联合快速CXL的VibeX Xtra：0.22%核黄素含磷酸盐和氯化钠[7]。

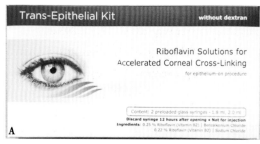
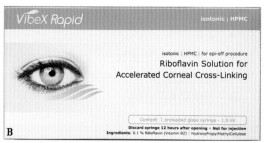
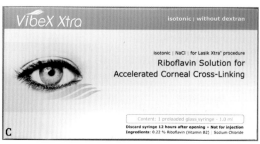

图 1-3-3 KXL 快速角膜胶原交联仪常用药品

A. 快速经上皮 CXL 药品 Paracel；B. 快速去上皮 CXL 药品 ViberX Rapid；C. 屈光手术联合快速 CXL 药品 VibeX Xtra。

- 波长：365nm；
- 照射强度：可自由设置，常用 3～45mW/cm²；
- 对焦模式："双十字"交叉对焦，可通过无线手持调节杆调节焦点的 *XYZ* 三轴；
- 照射模式：连续波或脉冲波；
- 光斑直径：9mm；
- 照射时间：根据照射总能量而定，一般 90s～5min20s；
- 患者治疗体位：仰卧位；
- 操作模式：LED 触控屏，能记录患者所有数据；
- 超长手臂，气压式手臂固定装置，可使手臂固定在所需位置，满足不同治疗位置需要；
- 仪器尺寸：60cm×60cm×150cm；
- 仪器总重量：45kg。

（谌丹 明维）

参 考 文 献

[1] FOOTE C S. Mechanisms of photosensitized oxidation. There are several different types of photosensitized oxidation which may be important in biological systems. Science，1968，162（3857）：963-970.

[2] FUJIMORI E. Cross-linking of collagen CNBr peptides by ozone or UV light. FEBS Lett，1988，235（1-2）：98-102.

[3] WOLLENSAK G，SPORL E，SEILER T. Treatment of keratoconus by collagen cross linking. Ophthalmologe，2003，100：44-49.

[4] BECKMAN K A，GUPTA P K，FARID M，et al. Corneal crosslinking: Current protocols and clinical approach. J Cataract Refract Surg, 2019, 45: 1670-1679.

[5] BAIOCCHI S，MAZZOTTA C，CERRETANI D，et al. Corneal crosslinking：riboflavin concentration in corneal stroma exposed with and without epithelium. J Cataract Refract Surg，2009，35（5）：893-899.

[6] VINCIGUERRA P，ROMANO V，ROSETTA P，et al. Transepithelial iontophoresis versus standard corneal collagen cross-linking：1-year results of a prospective clinical study. Journal of Refractive Surgery，2016，32（10）：672-678.

[7] MOHAMMADPOUR M，MASOUMI A，MIRGHORBANI M，et al. Updates on corneal collagen cross-linking：indications，techniques and clinical outcomes. J Curr Ophthalmol，2017，29：235-247.

第二章　角膜生物力学

生物力学是研究生命体运动和变形的学科。生物力学通常被定义为"应用于生物学的力学"[1]。由于生物结构和材料性能的多样性和复杂性，对组织生物力学的研究可以更好地理解疾病和损伤的诊断、治疗、病理生理学机制。

角膜是人眼屈光系统的重要组成部分之一，提供了约 3/4 的屈光力。角膜对保持眼压稳定、保护眼内结构免受损伤起到重要作用。角膜生物力学（corneal biomechanics）是将力学原理方法应用于角膜生物组织，研究角膜形态和力学性能的一门生物物理学分支。其作为眼科一个新的研究领域，研究时间仅 10 余年，但在诊断、治疗不同眼科疾病以及评价治疗效果上已呈现出巨大潜力。角膜生物力学因其具有广泛的应用前景而成为现代眼科学研究和发展的一个重要课题。

本章主要介绍角膜生物力学特性和临床应用、临床常用的角膜生物力学测量方法，以及圆锥角膜发病的力学因素及其机制。

第一节　角膜生物力学介绍

一、角膜生物力学性能的组织学基础

角膜是一种复杂的生物力学综合体，其力学特性取决于组织的微结构和组织整体[2]。角膜上皮占角膜厚度的 10%（约 50μm），上皮细胞缺乏横向连续的胶原网络结构，对角膜抗拉强度的作用微乎其微[3]。前弹力层和基质层是角膜主要的胶原层，是角膜抗拉强度的主要来源。前弹力层是由随机排列的胶原纤维组成的无细胞透明组织结构，这些胶原纤维与角膜基质胶原纤维相连续，可以稳定角膜曲率[4]，但其机械作用仍有争议[2,5]。基质层构成角膜厚度的约 90%，因此，其对整个角膜的机械性能贡献最大。基质层中胶原纤维和细胞外基质的相对数量与其生物力学密切相关[6,7]。Dua 层是位于角膜基质层与后弹力层之间的分层，是由 5～8 层胶原纤维束呈横向、纵向及斜向交织而成的无细胞组织[8,9]，该层可能在角膜急性水肿发病机制中起到作用[9]。Dua 层可能有一定的抗拉强度，但仍需要进一步研究。角膜后弹力层是角膜内皮基底膜，其胶原纤维与基质层内胶原纤维不连续，但该层与基质层后表面粘连紧密，因此可以反映角膜基质的形状改变[10]。有限元分析表明，该层占角膜弯曲硬度的 20%[11]。角膜内皮是厚度约为 5μm 的单层细胞层，它可能通过调节角膜水合作用间接影响角膜抗拉强度[12,13]。

角膜由大量胶原纤维交织，且由中央到周边胶原纤维的交织不同。角膜基质层含有

200～250 层致密胶原纤维束，这些胶原纤维主要决定了角膜抗拉强度。基质层的胶原纤维束大部分是按从角膜缘到角膜缘的方向，以一定角度层叠在一起的方式排列，层与层之间相互交织，排列方向在前部基质中更加不规则，有更多的分支和交织，角膜周边的层间分支比角膜中央更加广泛[14, 15]。因此，角膜基质胶原纤维由强到弱依次为：周边前部 1/3 基质、中央前部 1/3 基质、周边后部 2/3 基质、中央后部 2/3 基质；基质层前 40% 抗拉强度最强，中央 40%～80% 的基质部分居中，后 20% 是最弱的部分[2]。相邻层间胶原纤维束间的交织是角膜产生剪切力的结构机制，它分担了板层纤维张力负荷，分散角膜的应力。有研究证明，角膜周边部纤维呈环行排列，因此即使在膨隆性疾病中也能维持角膜缘的圆形形态。

二、角膜生物力学性能

角膜是一种具有非线性和黏弹性特点的各向异性的复杂的复合材料，它由诸如胶原和黏多糖等不同特性的组织结构互相作用形成，具有独特的生物力学性能[16]。由于生物力学参数具有量化膨隆风险和预测计算模型的潜力，对角膜扩张性疾病的诊治及屈光手术等都有很大的意义，因此，测量角膜的生物力学特性成为研究重点。

理解和预测健康或疾病角膜总体生物力学行为的重要参数为弹性模量[17]。弹性模量又称杨氏模量（Young's modulus），是反映材料刚度的指标，是材料在外力作用下产生单位变形所需要的应力，是衡量材料产生弹性变形能力的指标。弹性模量由拉伸试验测量而得，该测量技术为最经典的测量方法。该方法将离体角膜切割成长条状并固定于轴向拉伸仪进行加载和拉伸试验，通过角膜形变获得应力与应变曲线、弹性模量、应力松弛等生物力学性能参数。弹性模量（E）= 应力（stress）/ 应变（strain）；应力为单位面积上的力；应变为无量纲量，为样本的当前长度除以其初始长度。弹性模量值越大，代表使材料发生一定弹性变形的应力也越大，即材料硬度越大（顺应性越低）。绝大多数生物材料在小范围应力作用下可以表现线性的弹性行为特征，而其整体的弹性变化是高度非线性的。膨胀试验是角膜生物力学测量另一经典方法，通过模拟眼压的方式，保留了角膜组织结构的完整性，能模拟正常角膜的生理条件，比拉伸试验更为接近角膜生理状态，精确性和可重复性较好。但是两种方法均不是在体测量试验，与真实情况差异较大[18, 19]。

非线性是指应力与应变两个变量间不存在按比例、成直线的关系，而是非线性的关系。非线性变化表现为起初胶原处于松弛状态，逐渐收紧使负荷缓慢增加；随后由于参与受力的纤维量最大化使得组织变硬。当材料发生持续性应变，如卸载应力后仍无法恢复其原始结构时，即发生塑性反应，如变形和损坏[18, 20]。已报道的弹性模量范围差异较大，甚至可以差别几个数量级。可能与角膜组织来源差异、测量手段差异、负载压力差异、角膜取材位置差异等有关。

泊松比（Poisson's ratio）是指在材料比例极限内，由均匀分布的纵向应力所引起的横向应变与相应的纵向应变之比的绝对值，是反映材料横向变形的弹性常数。一种弹性材料在拉伸应力作用下，会在其另一个方向发生一定程度的变薄或变窄。角膜被认为是一种不可压缩的材料，组织内间隙完全由液体填充，泊松比为 0.49。泊松比反映的是组织的真实物理特性而不是一个常数[21]。泊松比在圆锥角膜基质变薄和 Lasik 术后残余基质床变薄的过程中起重要作用。

黏弹性是生物软组织时间依赖的特征性生物力学反应。角膜的力学时间依赖性反应，包括滞后性、应力松弛和蠕变。角膜的形态学变化落后于应力的变化，称为角膜的滞后性，是反映角膜抵抗剪切力的能力[22]。当角膜受循环载荷时，由于滞后性使加载与卸载时的应力-应变曲线并不一致，两者组成的闭合曲线称为滞后环，滞后环的面积为滞后量。滞后量值和角膜组织的弹性模量正相关，正常角膜厚度越大，其黏弹性越高，滞后量值也越大；角膜越僵硬，其弹性越差，滞后性也越小[23]。应力松弛是指负载作用于角膜，当应变保持一定时，其应力随时间逐渐减小的现象。蠕变是指角膜的应力保持不变（如恒定眼压）或是重复应力（如眼脉冲幅度）时，角膜随时间继续发生变形的现象，它可能是角膜扩张发生的病理机制[24,25]。角膜在接受外力作用后发生形态学改变，当外力去除后又恢复原有的生理状态，此为角膜弹性。其反映了角膜的刚性，用杨氏模量表示[22]。角膜在实际的形变过程中，黏性和弹性是共存的。大部分生物组织没有黏性行为。然而，在正常角膜和扩张性角膜中观察到存在黏性行为的差异，这个差异可能有助于扩张性角膜疾病的诊断。

剪切力是描述材料抵抗切应变的能力，是角膜基质抵抗层间滑动的抵抗力，主要由胶原纤维间交织和其他基质力量如层间的黏附力组成。角膜的剪切力与角膜的抗拉强度相关性非常小[26,27]，但剪切力可以使负载在层间传递，这可能是激光角膜切削后形成远视漂移的发生机制[28]。胶原相互交织和其他矩阵力产生的剪切阻力可以体现在层间内聚力上[29]，大约在前弹力层最强，到后弹力层下降40%以上[30]。层间内聚力随年龄增大而增加，不同径向也有差异：角膜周边大于角膜中央，角膜下方周边部最小[29]。角膜这种区域性差异在维持角膜生物力学平衡和扩张性角膜发病机制中起到重要作用[31]。

（徐　漫　李绍伟）

参 考 文 献

[1] HATZE H. Letter: The meaning of the term "biomechanics". J Biomech, 1974, 7: 189-190.

[2] MA J, WANG Y, WEI P, et al. Biomechanics and structure of the cornea: implications and association with corneal disorders. Surv Ophthalmol, 2018, 63: 851-861.

[3] PRAKASH G, AGARWAL A, MAZHARI A I, et al. Reliability and reproducibility of assessment of corneal epithelial thickness by fourier domain optical coherence tomography. Invest Ophthalmol Vis Sci, 2012, 53: 2580-2585.

[4] DAWSON D G, GROSSNIKLAUS H E, MCCAREY B E, et al. Biomechanical and wound healing characteristics of corneas after excimer laser keratorefractive surgery: is there a difference between advanced surface ablation and sub-Bowman's keratomileusis?. J Refract Surg, 2008, 24: S90-S96.

[5] ESPORCATTE L P, SALOMÃO M Q, LOPES B T, et al. Biomechanical diagnostics of the cornea. Eye Vis（Lond）, 2020, 7: 9.

[6] BOOTE C. Dennis S. Huang Y, et al. Lamellar orientation in human cornea in relation to mechanical properties. J Struct Biol, 2005, 149: 1-6.

[7] BOOTE C, DENNIS S, NEWTON R H, et al. Collagen fibrils appear more closely packed in the prepupillary cornea: optical and biomechanical implications. Invest Ophthalmol Vis Sci, 2003, 44: 2941-2948.

[8] DUA H S, FARAJ L A, SAID D G, et al. Human corneal anatomy redefined: a novel pre-Descemet's layer

（Dua's layer）. Ophthalmology，2013，120：1778-1785.

[9] DUA H S，SAID D G. Clinical evidence of the pre-Descemets layer（Dua's layer）in corneal pathology. Eye（Lond），2016，30：1144-1145.

[10] FITCH J M，BIRK D E，LINSENMAYER C，et al. The spatial organization of Descemet's membrane-associated type IV collagen in the avian cornea. J Cell Biol，1990，110（4）：1457-1468.

[11] SHIH P J，WANG I J，CAI W F，et al. Biomechanical simulation of stress concentration and intraocular pressure in corneas subjected to myopic refractive surgical procedures. Sci Rep，2017，7：13906.

[12] LOMBARDO M，LOMBARDO G，CARBONE G，et al. Biomechanics of the anterior human corneal tissue investigated with atomic force microscopy. Invest Ophthalmol Vis Sci，2012，53：1050-1057.

[13] WEBER I P，RANA M，THOMAS P B M，et al. Effect of vital dyes on human corneal endothelium and elasticity of Descemet's membrane. PLoS One，2017，12：e0184375.

[14] BUENO J M，GUALDA E J，ARTAL P. Analysis of corneal stroma organization with wavefront optimized nonlinear microscopy. Cornea，2011，30：692-701.

[15] KOMAI Y，USHIKI T. The three-dimensional organization of collagen fibrils in the human cornea and sclera. Invest Ophthalmol Vis Sci，1991，32：2244-2258.

[16] DUPPS W J，WILSON S E. Biomechanics and wound healing in the cornea. Exp Eye Res，2006，83：709-720.

[17] GUIRAO A. Theoretical elastic response of the cornea to refractive surgery：risk factors for keratectasia. J Refract Surg，2005，21：176-185.

[18] BRYANT M R，MCDONNELL P J. Constitutive laws for biomechanical modeling of refractive surgery. J Biomech Eng，1996，118：473-481.

[19] HJORTDAL J O，JENSEN P K. In vitro measurement of corneal strain，thickness，and curvature using digital image processing. Acta Ophthalmol Scand，1995，73：5-11.

[20] PETROLL W M，ROY P，CHUONG C J，et al. Measurement of surgically induced corneal deformations using three-dimensional confocal microscopy. Cornea，1996，15：154-164.

[21] BATTAGLIOLI J L，KAMM R D. Measurements of the compressive properties of scleral tissue. Invest Ophthalmol Vis Sci，1984，25：59-65.

[22] PIÑERO D P，ALCÓN N. Corneal biomechanics：a review. Clin Exp Optom，2015，98：107-116.

[23] ELSHEIKH A，WANG D，RAMA P，et al. Experimental assessment of human corneal hysteresis. Curr Eye Res，2008，33：205-213.

[24] DUPPS W J. Biomechanical modeling of corneal ectasia. J Refract Surg，2005. 21（2）：186-190.

[25] HOFFMANN E M，GRUS F H，PFEIFFER N. Intraocular pressure and ocular pulse amplitude using dynamic contour tonometry and contact lens tonometry. BMC Ophthalmol，2004，4：4.

[26] WOO S L，KOBAYASHI A S，LAWRENCE C，et al. Mathematical model of the corneo-scleral shell as applied to intraocular pressure-volume relations and applanation tonometry. Ann Biomed Eng，1972，1：87-98.

[27] PETSCHE S J，CHERNYAK D，MARTIZ J，et al. Depth-dependent transverse shear properties of the human corneal stroma. Invest Ophthalmol Vis Sci，2012，53：873-880.

[28] DUPPS W J，ROBERTS C. Effect of acute biomechanical changes on corneal curvature after photokeratectomy. J Refract Surg，2001，17：658-669.

[29] SMOLEK M K. Interlamellar cohesive strength in the vertical meridian of human eye bank corneas. Invest Ophthalmol Vis Sci, 1993, 34: 2962-2969.

[30] RANDLEMAN J B, DAWSON D G, GROSSNIKLAUS H E, et al. Depth-dependent cohesive tensile strength in human donor corneas: implications for refractive surgery. J Refract Surg, 2008, 24: S85-S89.

[31] HAFEZI F, RANDLEMAN J B. 角膜胶原交联术. 王勤美, 陈世豪, 译. 北京: 人民卫生出版社, 2016.

第二节 临床常用角膜生物力学检查

角膜生物力学的测量方法包括离体测量和在体测量。前面介绍的拉伸试验和角膜膨胀试验均属于离体测量的经典方法。传统测量使用的是离体测量，虽可获得角膜在被施加不同压力状态下的力学属性反应，但是该方法都属于破坏性试验，且准确性较差。随着设备研发进展，目前临床上在体测量角膜生物力学已经实现。主要设备有眼反应分析仪（ocular response analyzer，ORA）和可视化角膜生物力学分析仪（corneal visualization scheimpflug technology tonometer，Corvis ST）。

一、角膜生物力学检查设备

（一）眼反应分析仪

ORA 被广泛用于临床生物力学测量[1]。最早是用来测量眼压（intraocular pressure，IOP）的工具，是一种实用的非接触式的活体角膜生物力学测量仪[2, 3]。ORA 通过喷气双向角膜压平原理，可以测得不依赖角膜厚度的真实眼压值，同时得到角膜滞后量（corneal hysteresis，CH）和角膜阻力因子（corneal resistance factor，CRF）两个主要角膜生物力学指标。ORA 主要由红外线发射器、光强度探测器、气泵和压力传感器构成。测量时，红外线发射器将光线投射在角膜上，光强度探测器会记录角膜光线强度，同时气泵向角膜发出空气脉冲，角膜开始向内运动。在这一过程中，角膜经历第一次向内压平（P_1），随后空气脉冲减小，角膜会继续向内凹陷。当角膜内陷恢复到正常形态的过程中，角膜经历第二次向外压平（P_2），整个过程持续时间约 20ms，探测器记录测量角膜压平整个过程并给出相应数据。P_1 与 P_2 的差值即为 CH。CH 体现了角膜的黏性特征，由于角膜的能量损失和黏滞阻尼，第一次压平压力总是大于第二次压平压力。CH 越大，提示组织对动能的吸收和损耗能力越大。图 2-2-1 显示了典型的波形。CRF 反映角膜受气流压迫产生形变时的阻力（包括黏性阻力和弹性阻力）累积效应，即测量角膜整体的弹性抵抗。$CRF = P_1 - kP_2$，k 值总是小于 1，因此，CRF 值受与形变的静息阻力相关的 P_1 影响更大，受与组织黏性特点相关的 P_2 影响较小[1, 4]。

ORA 除测量 CH 与 CRF 以外，还提供两个 IOP 值。Goldmann 相关眼压值（IOPg）为两次压平眼压值的平均值，进行矫正得到角膜矫正眼压（cornea-compensated，IOPcc）。IOPcc 是角膜补偿后的 IOP，与传统的眼压计测得的 IOP 相比，角膜生物力学相关较弱。由于角膜生物力学性能的改变会导致 IOP 测量上的误差，因此 IOPcc 在扩张性角膜病、Lasik 术后或胶原交联后角膜的 IOP 测量中可能具有独特的优势。最初，ORA 设计为 IOP 测量的工具，但目前 ORA 更多地应用到测量圆锥角膜和角膜扩张性疾病的生物力学研究中。CH 和 CRF 在圆锥角膜中值偏低，且下降幅度与圆锥角膜的严重程度相关。但轻度或顿挫型圆锥角膜的鉴别，仍不能单独靠 CH 与 CRF 值进行判断。

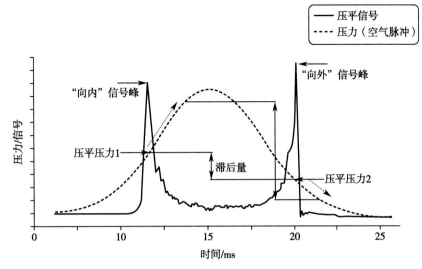

图 2-2-1　ORA 典型的波形反应示意图

向内和向外压平由两个红外线反射的峰强度表示(实线)。与这两次压平重合的气压(虚线)记录为 P_1 和 P_2。第一次和第二次压平之间压力的下降值(CH)代表角膜的黏滞阻尼能力。

ORA 的局限性在于缺乏区域性角膜性质的判断和使用可变的喷气脉冲,使得很难在不同中心直接比较生物力学参数的差异。同时,ORA 测量的变量与经典方法测得的生物力学弹性模量之间的关系尚未建立。有研究表明,CH 和 CRF 在胶原交联治疗圆锥角膜后并没有发生改变。这个结果反映目前对于胶原交联效果的理解过于简单,并且假设了 ORA 的默认变量是反映治疗效果的最佳指标。ORA 波形反应图包含除 CH 和 CRF 之外的附加信息,在接受胶原交联治疗的一些患者中发现有明显 ORA 波形改变。因此,在今后的研究中,需要进一步了解波形信号特征及其诊断性能,提高 ORA 的敏感性和特异性。

(二) Corvis ST

Corvis ST 是一种新型非接触性、可视化的动力学眼压分析仪,通过将超高速 Scheimpflug 技术融合进非接触式眼压测量仪器中,不仅可以在体测量角膜生物力学特征,同时还可以直观地观测到角膜在外力作用下的动态变形过程。Corvis ST 测量时发出脉冲气流,使角膜在经过两个压平时刻时发生向内和向外变形,通过 Scheimpflug 高速相机记录角膜的形变过程 [5,6]。此阶段高速 Scheimpflug 照相机记录 140 张角膜形变的断层图像,每秒可以采集超过 4 330 帧高分辨率的图像,动态记录并分析直径 8.5mm 角膜受压时的形变幅度、压平长度、回弹速率等生物力学改变,相当于动态角膜地形图,整个过程大约持续 30ms。在测量时,空气脉冲呈中心轴对称作用于角膜,角膜发生形变并向内凹陷,内陷过程中角膜会达到第一压平状态,即角膜中央 0.5mm 区域形态由凸面向凹面转变的瞬间。随后角膜继续内凹陷达到最大压陷状态,在角膜自身黏弹性、气流脉冲减弱消失、眼压及角膜应力共同作用下,角膜开始回弹,这个过程中角膜经历第二压平状态,即角膜中央 0.5mm 区域状态由凹面向凸面转变的瞬间,之后角膜恢复到初始状态,角膜形变过程结束(图 2-2-2)。由于气流的动态性和角膜自身的生物力学特性,如弹性、黏滞性等,使得两次压平状态不一致 [7]。

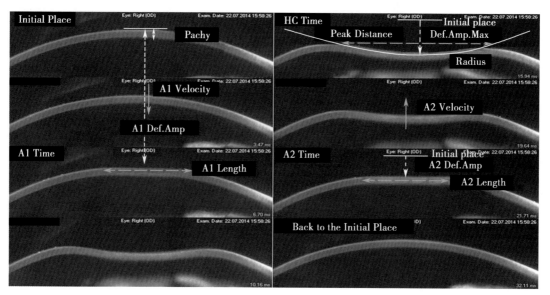

图 2-2-2　Corvis ST 观测角膜形变过程

Initial place 初始位置；Pachy 中央角膜厚度；A1 Velocity 第一次压平速度；A1 Def.Amp 第一次压平角膜形变位移；A1 Time 第一次压平时间；A1 Length 第一次压平长度；HC Time 最大压陷时间；Peak Distance 最大压陷峰距；Def. Amp. Max 最大压陷深度；Radius 最高点曲率半径；A2 Velocity 第二次压平速度；A2 Def.Amp 第二次压平角膜形变位移；A2 Time 第二次压平时间；A2 Length 第二次压平长度；Back to the Initial Place 恢复初始位置。

　　通过系统软件分析角膜形变过程参数（图 2-2-3A，B），进而可计算出角膜生物力学参数[6, 8]。参数包括：第一次压平时间（the first applanation time，A1T），第一次压平长度（the first applanation length，A1L），第一次压平速度（the first applanation velocity，A1V），第二次压平时间（the second applanation time，A2T），第二次压平长度（the second applanation length，A2L），第二次压平速度（the second velocity of applanation，A2V），最大压陷时间（time from the start until the highest concavity，HCT）即角膜顶点自初始状态到发生最大变形的时间，最大压陷峰距（peak distance，PD）即最大压陷状态下角膜最高点两个屈膝峰之间的距离，最高点曲率半径（central curvature radius at highest concavity，HCR）即角膜顶点离初始状态最远时的曲率半径，最大压陷深度（maximum deformation amplitude of highest concavity，HCDA）即角膜达最大压陷状态时角膜顶点间垂直距离；同时，Corvis ST 还根据角膜形变过程及第一压平状态计算了 IOP；根据初始状态中央水平截面图测量了中央角膜厚度（central corneal thickness，CCT）[9, 10]；计算角膜生物力学指数（corneal biomechanical index，CBI）；与 Pentacam 三维眼前节分析系统联合诊断系统分析得出断层扫描生物力学指数（tomography and biomechanical Index，TBI）[11, 12]；计算应力应变指数（stress-strain index，SSI）。

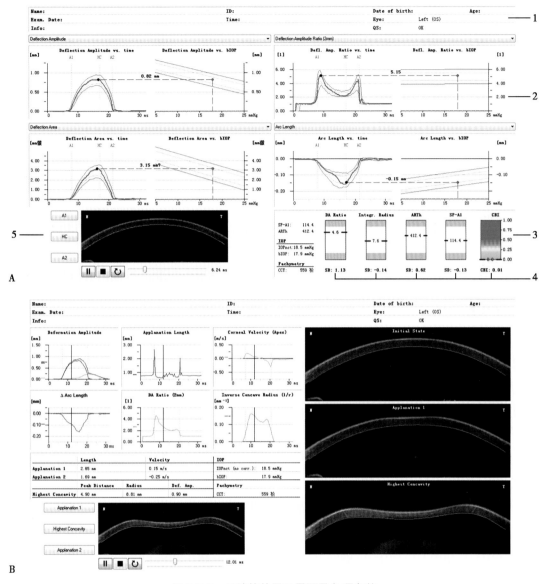

图 2-2-3　系统软件展示界面及各项参数

A. 1. 患者基本信息；2. 角膜形变参数；3. Corvis 生物力学指数 CBI，由 6 个不同的 Corvis ST 参数计算得来：CBI<0.25 扩张风险，0.25～0.5 中度扩张风险，>0.5 高度扩张风险；4. 标准偏差值，DA 比（DA ratio）提供变形幅度比值相对时间图的最大值，综合半径（integrated radius）代表反向半径曲线下面积，ARTh 由最薄点厚度与厚度变化率的比值计算得来，硬度参数（SP-A1）由施加压力除以位移的比值计算得来；5. Scheimpflug 图像／录像

B. 标准生物力学参数。形变幅度（the deformation amplitude，DA）；压平长度（applanation length，AL）；角膜速度（corneal velocity），角膜顶点的速度，向内移动（正的速度）和最大凹陷的时间后向外移动（负的速度）；弧长（arc length）在变形反应期间的指定区域的弧长变化；变形幅度的比值 2mm（DA ratio 2mm）顶点的变形幅度与 2mm 位置变形幅度的比值；反向凹陷半径（inverse concave radius）由变形反应的凹陷阶段计算得来，绘制了反向凹陷半径的时间曲线；初始状态图像（initial state image）在未变形的阶段，角膜的水平面的 Scheimpflug 图像；第一次压平图像（applanation 1 image）第一次压平时的角膜 Scheimpflug 图像；最大凹陷图像（highest concavity image）最大压陷时的水平剖面的 Scheimpflug 图像

Corvis ST 作为一种新型非接触式测量角膜生物力学性能的仪器,其频率快、测量区域广,可获得多项角膜生物力学性能相关参数,这些参数具有较好的重复性和一致性,不仅可以在体测量角膜生物力学特性,而且可以观察记录角膜形变全过程,具有较大的研究潜力。对圆锥角膜筛查、角膜交联手术效果评估、角膜屈光手术术式选择等有很好的参考价值,也可用于某些特殊角膜疾病的辅助诊疗。目前,应用于临床测量角膜生物力学的方法仪器还有相干光断层成像技术、相干光弹性成像技术、超声弹性成像技术、Brillouin 光学显微镜和电子散斑干涉技术等。这些技术手段在不同程度上提供了更多的角膜在空间改变上的信息,对早期圆锥角膜的诊断可能有应用价值。

二、角膜生物力学的临床应用

角膜生物力学因具有广泛的应用前景而成为眼科研究和发展的重要课题。它在诊断、治疗不同眼科疾病,评价治疗效果上已呈现出巨大潜力。

(一)角膜生物力学在角膜疾病诊疗中的应用

1. 圆锥角膜　角膜生物力学在角膜上的应用主要集中在圆锥角膜的研究。研究表明,圆锥角膜的角膜生物力学改变早于形态学[13, 14]。共聚焦显微镜显示,圆锥角膜中角膜上皮基底细胞密度低于正常角膜[15, 16]。角膜上皮层和前弹力层的厚度明显小于正常角膜。圆锥角膜的前弹力层和前部基质层胶原纤维结构发生改变,中央部胶原纤维坚韧性降低,部分胶原纤维发生断裂,从而导致角膜的机械抗张能力及弹性下降[17]。另外,圆锥角膜中后弹力层缺少微纤维束,这些微纤维束为前基质提供额外的强度并防止锥体顶端组织破裂,当微纤维束缺少,易导致角膜组织生物力学特性的改变[18]。这也是圆锥角膜生物力学变化的理论基础。

圆锥角膜与正常角膜之间大多数生物力学参数存在明显差异。亚临床期圆锥角膜的诊断是临床难题,角膜生物力学的研究使解决这一难题成为可能。圆锥角膜抵抗力差,在外力作用下更易发生形变,并且角膜变形时间缩短、变形幅度和范围增加[2]。当气流冲击角膜时,由于角膜黏弹性能使其向内凹陷并发生形变,产生 A1T。产生的 A1T 的快慢反映角膜的生物力学黏弹性。研究显示,圆锥角膜患者 A1T 较低。此外,HCDA、HCR 也是区别圆锥角膜和正常人眼较好的参数,圆锥角膜中 HCDA 较高,HCR 较低[19]。研究显示通过 CBI 鉴别早期圆锥角膜具有高度的敏感性和特异性,有助于早期圆锥角膜的诊断[13]。CBI 取值范围为 0～1,CBI > 0.5 时可诊断圆锥角膜[13, 20, 21](图 2-2-4A、B)。TBI(图 2-2-5)是一种新的组合指数,能够将 Pentacam 的角膜形态和 Corvis ST 的角膜生物力学进行整合。研究显示[22]TBI 是检测亚临床期圆锥角膜最有价值的指标,具有较高的敏感性和特异性,进一步提高了早期圆锥角膜诊断的准确性。

2. 胶原交联　目前,角膜胶原交联逐渐成为治疗早期圆锥角膜病的有效手段之一。角膜胶原交联是一种光化学方法,使用光敏剂和光照射在角膜胶原纤维中产生共价连接键,改变圆锥角膜胶原纤维的内在特性,使角膜生物力学强度增加,延缓或阻止病情进展[23, 24]。研究显示,圆锥角膜患者行胶原交联治疗后,A1T 延长、A2T 缩短、HCDA 下降、PD 和 HCR 增加,这些参数改变显示胶原交联后角膜硬度加强、抵抗力增加[25, 26]。对比圆锥角膜患者角膜胶原交联术前与术后 Corvis ST 参数变化,可以评估胶原交联治疗效果及疾病进展。

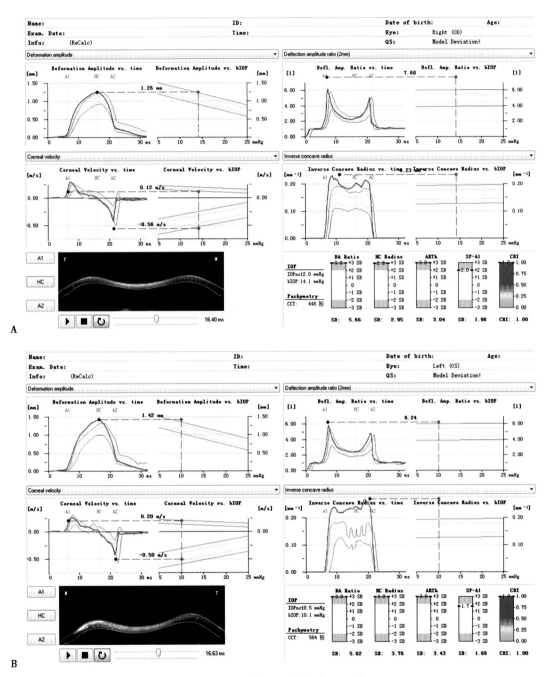

图 2-2-4 双眼诊断为圆锥角膜，CBI 值 1.0

A. 右眼；B. 左眼。

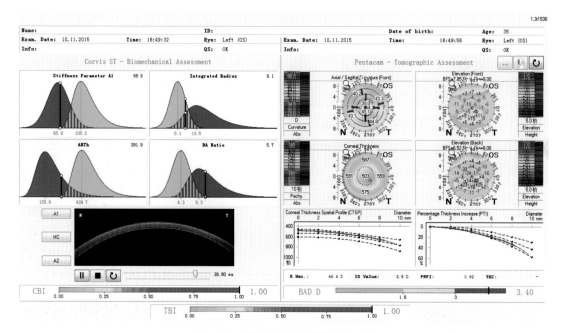

图 2-2-5　顿挫型圆锥角膜 TBI 值 1.0

（二）角膜生物力学在屈光手术中的应用

生物力学研究在屈光手术中具有重要意义，可以帮助筛查角膜激光矫正术后发生角膜扩张的高风险患者，并提高手术的可预测性和有效性[27-29]。研究表明，角膜抗拉能力最强的部位为前弹力层、前部基质层及周边角膜，而角膜屈光手术会破坏角膜前弹力层及前部基质层，此为角膜屈光术后引起角膜生物力学改变的主要原因之一。

角膜生物力学研究还可以评估屈光手术对角膜生物力学的影响[11, 27, 28, 30-32]，从而帮助选择合适的屈光手术方式，这对于维持稳定的激光矫正术后屈光状态、提高屈光手术的成功率及规避手术风险至关重要。

术后通过角膜生物力学检查可以评估角膜功能、角膜屈光术后恢复过程及出现角膜扩张的潜在风险[11, 27, 28, 30, 31]，从而尽早处理术后并发症，挽救患者视力。

（三）角膜生物力学在青光眼诊断中的应用

在青光眼诊断方面，角膜生物力学特性与眼压测量的相关性已进行广泛研究[33-35]。Goldmann 压平式眼压计在测量眼压时与角膜厚度、形态和生物力学改变密切相关。ORA 和 Corvis ST 均是非接触压平式眼压计，测量结果不依赖角膜厚度、形态和黏性影响，可重复性好，方便快捷，为临床获得准确眼压提供了捷径。

角膜与巩膜的胶原纤维互相延续，两者细胞外基质成分相似，因此，视神经筛板的生物力学特征与角膜生物力学特性可能存在相关性。不同类型的青光眼视神经损害可以通过对角膜生物力学参数的研究进行判断[36, 37]。利用角膜生物力学特征对青光眼发生和发展危险因素进行评估，可为青光眼早期诊断提供依据[36, 38-40]。

（四）角膜生物力学在控制近视方面的应用

近视患者角膜生物力学变化及角膜生物力学在近视防控方面的应用逐渐成为研究热点。眼轴增长是近视发生的一个重要因素。有研究表明眼轴可能是影响角膜生物力学特性的因素：眼轴越长，角膜越薄且越容易发生形变。近年来，关于应用角膜塑形镜控制近视的研究逐渐增多，角膜塑形镜通过重塑角膜曲率来实现对近视的矫正，这个过程会导致角膜生物力学特性的变化[41,42]。

角膜塑形（orthokeratology，OK）是一种诱导角膜形状暂时改变的技术。这是基于角膜组织的黏弹性特性，使角膜在有限的时间内保持变形。角膜塑形通过将角膜上皮厚度分布改变，实现角膜变平[43,44]；然而，使用角膜塑形镜后也观察到中央上皮变薄和中周角膜基质增厚[43,44]。因此推测角膜塑形控制近视的可能原因是增强了眼的生物力学性能而抵御眼球的扩张。此外，角膜塑形镜施加的压力会引起等渗梯度改变，从中央上皮中去除液体[45]。这些变化可能影响角膜生物力学特性，仍需要进一步研究。

高度近视人群巩膜的弹性和硬度减低，角膜生物力学特性降低[46]。因此，通过对高度近视患者的角膜生物力学研究可以尽早发现并干预由高度近视引起的眼部病变情况，防止视功能进一步损害。研究[47]显示，SSI与平均等效球镜度成正相关。不同近视程度中，高度近视眼SSI值更低。这表明高度近视眼角膜的机械强度可能受到影响。角膜生物力学为研究近视的发病机制提供了新的途径。

许多疾病在出现病理改变前，往往会出现角膜生物力学参数的变化。已有大量研究试图通过对角膜的力学行为进行研究，来评估角膜某些生物力学特性在不同疾病中的变化。但目前角膜生物力学参数没有统一的标准，单纯使用其参数评估和分析病情比较困难，仍需结合其他临床检查。

（徐　漫　李绍伟）

参 考 文 献

[1] LUCE D A. Determining in vivo biomechanical properties of the cornea with an ocular response analyzer. J Cataract Refract Surg，2005，31：156-162.

[2] ROBERTS C J. Concepts and misconceptions in corneal biomechanics. J Cataract Refract Surg，2014，40：862-869.

[3] PIÑERO D P，ALCÓN N. In vivo characterization of corneal biomechanics. J Cataract Refract Surg，2014，40：870-887.

[4] TERAI N，RAISKUP F，HAUSTEIN M I，et al. Identification of biomechanical properties of the cornea：the ocular response analyzer. Curr Eye Res，2012，37：553-562.

[5] VINCIGUERRA R，ELSHEIKH A，ROBERTS C J，et al. Influence of pachymetry and intraocular pressure on dynamic corneal response parameters in healthy patients. J Refract Surg，2016，32：550-561.

[6] ESPORCATTE L P G，PELLEGRINO G，SALOMÃO M Q，et al. Biomechanical diagnostics of the cornea. Eye Vis（Lond），2020，7：9.

[7] YANG Y F，ZHANG J，WANG X H，et al. Simulation of corneal tissue mechanical deformation due to laser thermokeratoplasty：a finite element methods study. Australas Phys Eng Sci Med，2009，32：220-225.

[8] SPOERL E，TERAI N，SCHOLZ F，et al. Detection of biomechanical changes after corneal cross-linking

using Ocular Response Analyzer software. J Refract Surg, 2011, 27: 452-457.

[9]　HASSAN Z, MODIS L, SZALAI E, et al. Examination of ocular biomechanics with a new Scheimpflug technology after corneal refractive surgery. Cont Lens Anterior Eye, 2014, 37: 337-341.

[10]　LANZA M, IACCARINO S, BIFANI M. In vivo human corneal deformation analysis with a Scheimpflug camera, a critical review. J Biophotonics, 2016, 9: 464-477.

[11]　AMBRÓSIO R, LOPES B T, FARIA-CORREIA F, et al. Integration of Scheimpflug-based corneal tomography and biomechanical assessments for enhancing ectasia detection. J Refract Surg, 2017, 33: 434-443.

[12]　ZHANG M Y, ZHANG F J, LI Y, et al. Early diagnosis of keratoconus in Chinese myopic eyes by combining Corvis ST with Pentacam. Curr Eye Res, 2020, 45: 118-123.

[13]　VINCIGUERRA R, AMBRÓSIO R, ELSHEIKH A, et al. Detection of keratoconus with a new biomechanical index. J Refract Surg, 2016, 32: 803-810.

[14]　VINCIGUERRA R, AMBRÓSIO R Jr, ROBERTS C J, et al. Biomechanical characterization of subclinical keratoconus without topographic or tomographic abnormalities. J Refract Surg, 2017, 33(6): 399-407.

[15]　MOCAN M C, YILMAZ P T, IRKEC M, et al. In vivo confocal microscopy for the evaluation of corneal microstructure in keratoconus. Curr Eye Res, 2008, 33(11): 933-939.

[16]　WEED K H, MACEWEN C J, COX A, et al. Quantitative analysis of corneal microstructure in keratoconus utilising in vivo confocal microscopy. Eye(Lond), 2007, 21(5): 614-623.

[17]　MATHEW J H, GOOSEY J D, BERGMANSON J P. Quantified histopathology of the keratoconic cornea. Optom Vis Sci, 2011, 88(8): 988-997.

[18]　WHITE T L, LEWIS P N, YOUNG R D, et al. Elastic microfibril distribution in the cornea: Differences between normal and keratoconic stroma. Exp Eye Res, 2017, 159: 40-48.

[19]　TIAN L, HUANG Y F, WANG L Q, et al. Corneal biomechanical assessment using corneal visualization scheimpflug technology in keratoconic and normal eyes. J Ophthalmol, 2014, 2014: 147516.

[20]　MERCER R N, WARING G O 4th, ROBERTS C J, et al. Comparison of corneal deformation parameters in keratoconic and normal eyes using a non-contact tonometer with a dynamic ultra-high-speed Scheimpflug camera. J Refract Surg, 2017, 33(9): 625-631.

[21]　ROBERTS C J, MAHMOUD A M, BONS J P, et al. Introduction of two novel stiffness parameters and interpretation of air puff-induced biomechanical deformation parameters with a dynamic Scheimpflug analyzer. J Refract Surg, 2017, 33(4): 266-273.

[22]　LIU Y, ZHANG Y, CHEN Y. Application of a Scheimpflug-based biomechanical analyser and tomography in the early detection of subclinical keratoconus in chinese patients. BMC Ophthalmol, 2021, 21(1): 339.

[23]　SPOERL E, HUHLE M, SEILER T. Induction of cross-links in corneal tissue. Exp Eye Res, 1998, 66(1): 97-103.

[24]　LIM L, LIM E W L. A review of corneal collagen cross-linking - Current trends in practice applications. Open Ophthalmol J, 2018, 12: 181-213.

[25]　TOMITA M, MITA M, HUSEYNOVA T. Accelerated versus conventional corneal collagen crosslinking. J Cataract Refract Surg, 2014, 40(6): 1013-1020.

[26]　STEINBERG J, KATZ T, MOUSLI A, et al. Corneal biomechanical changes after crosslinking for progressive keratoconus with the corneal visualization scheimpflug technology. J Ophthalmol, 2014, 2014: 579190.

[27] CHEN X, STOJANOVIC A, HUA Y, et al. Reliability of corneal dynamic scheimpflug analyser measurements in virgin and post-PRK eyes. PLoS One, 2014, 9(10): e109577.

[28] ALI N Q, PATEL D V, MCGHEE C N. Biomechanical responses of healthy and keratoconic corneas measured using a noncontact scheimpflug-based tonometer. Invest Ophthalmol Vis Sci, 2014, 55(6): 3651-3659.

[29] SHEN Y, CHEN Z, KNORZ M C, et al. Comparison of corneal deformation parameters after SMILE, LASEK, and femtosecond laser-assisted LASIK. J Refract Surg, 2014, 30(5): 310-318.

[30] DOU R, WANG Y, XU L, et al. Comparison of corneal biomechanical characteristics after surface ablation refractive surgery and novel lamellar refractive surgery. Cornea, 2015, 34(11): 1441-1446.

[31] HASHEMI H, ASGARI S, MORTAZAVI M, et al. Evaluation of corneal biomechanics after excimer laser corneal refractive surgery in high myopic patients using dynamic Scheimpflug technology. Eye contact lens, 2017, 43(6): 371-377.

[32] SEFAT S M, WILTFANG R, BECHMANN M, et al. Evaluation of changes in human corneas after femtosecond laser-assisted LASIK and small-incision lenticule extraction(SMILE) using non-contact tonometry and ultra-high-speed camera(Corvis ST). Curr Eye Res, 2016, 41(7): 917-922.

[33] PRATA T S, LIMA V C, GUEDES L M, et al. Association between corneal biomechanical properties and optic nerve head morphology in newly diagnosed glaucoma patients. Clin Exp Ophthalmol, 2012, 40(7): 682-688.

[34] AOKI S, KIUCHI Y, TOKUMO K, et al. Association between optic nerve head morphology in open-angle glaucoma and corneal biomechanical parameters measured with Corvis S T. Graefes Arch Clin Exp Ophthalmol, 2020, 258(3): 629-637.

[35] HOCAOĞLU M, KARA C, ŞEN E M, et al. Relationships between corneal biomechanics and the structural and functional parameters of glaucoma damage. Arq Bras Oftalmol, 2020, 83(2): 132-140.

[36] CONGDON N G, BROMAN A T, BANDEEN-ROCHE K, et al. Central corneal thickness and corneal hysteresis associated with glaucoma damage. Am J Ophthalmol, 2006, 141(5): 868-875.

[37] MORITA T, SHOJI N, KAMIYA K, et al. Corneal biomechanical properties in normal-tension glaucoma. Acta Ophthalmol, 2012, 90(1): e48-e53.

[38] CHANSANGPETCH S, PANPRUK R, MANASSAKORN A, et al. Impact of myopia on corneal biomechanics in glaucoma and nonglaucoma patients. Invest Ophthalmol Vis Sci, 2017, 58(12): 4990-4996.

[39] ABITBOL O, BOUDEN J, DOAN S, et al. Corneal hysteresis measured with the Ocular Response Analyzer in normal and glaucomatous eyes. Acta Ophthalmol, 2010, 88(1): 116-119.

[40] Hirasawa K, Matsuura M, Murata H, et al. Association between Corneal Biomechanical Properties with Ocular Response Analyzer and Also CorvisST Tonometry, and Glaucomatous Visual Field Severity. Transl Vis Sci Technol, 2017, 6(3): 18.

[41] CANKAYA A B, BEYAZYILDIZ E, ILERI D, et al. The effect of contact lens usage on corneal biomechanical parameters in myopic patients. Cornea, 2012, 31(7): 764-769.

[42] LAU W, PYE D. Changes in corneal biomechanics and applanation tonometry with induced corneal swelling. Invest Ophthalmol Vis Sci, 2011, 52(6): 3207-3214.

[43] ALHARBI A, SWARBRICK H A. The effects of overnight orthokeratology lens wear on corneal thickness. Invest Ophthalmol Vis Sci, 2003, 44(6): 2518-2523.

[44] VILLA-COLLAR C, GONZÁLEZ-MÉIJOME J M, QUEIRÓS A, et al. Short-term corneal response to

corneal refractive therapy for different refractive targets. Cornea，2009，28（3）：311-316.

[45] SWARBRICK H A，WONG G，O'LEARY D J. Corneal response to orthokeratology. Optom Vis Sci，1998，75（11）：791-799.

[46] MCBRIEN N A，JOBLING A I，GENTLE A. Biomechanics of the sclera in myopia: extracellular and cellular factors. Optom Vis Sci，2009，86（1）：E23-E30.

[47] HAN F，LI M，WEI P，et al. Effect of biomechanical properties on myopia: a study of new corneal biomechanical parameters. BMC Ophthalmol，2020，20（1）：459.

第三节　圆锥角膜发病的力学因素及其机制

　　圆锥角膜是一种以角膜进行性变薄前凸为特征的角膜扩张性疾病。其发病机制尚不清楚。体外试验表明力学刺激可能通过升高氧化应激水平和炎症因子浓度而损伤角膜基质细胞，造成角膜细胞外基质降解等一系列变化。大量临床研究证实，揉眼、由睡姿引起的眼球压迫等力学因素可能在圆锥角膜发生发展的过程中起重要作用。其可能通过增加泪液炎症因子水平、造成眼压变化、改变角膜生物力学性能以及机械摩擦直接损伤角膜组织、升高角膜上皮温度等机制对角膜造成影响。

　　本节就力学因素对角膜基质细胞、角膜组织及其在圆锥角膜发病机制中可能的作用进行阐述，强调对揉眼行为及不良睡姿进行早期干预和纠正的重要性，以期为预防和管理圆锥角膜提供新的思路。

一、力学刺激对角膜基质细胞的影响

　　角膜由上皮层、前弹力层、基质层、后弹力层及内皮层构成。占角膜 90% 的基质层是角膜的主要结构，由胶原纤维、基质细胞（包括由其转化而来的成纤维细胞和肌成纤维细胞）及蛋白聚糖等构成。由基质细胞分泌的胶原纤维是其主要成分，可提供足够的抗张强度以抵抗眼压及维持角膜的正常形状。因此，基质细胞对力学刺激的响应在细胞外基质的代谢中有着十分重要的作用[1]。研究发现，相较于其他角膜细胞而言，力学刺激对角膜基质细胞的影响最大，基质细胞在受到力学刺激后会发生多种变化。研究人员[1]通过对兔角膜成纤维细胞进行体外试验发现，机械牵拉可以促进角膜细胞外基质的降解，增加基质金属蛋白酶（matrix metalloproteinase，MMP）的表达。同时，机械牵拉与常见于角膜上皮损伤后释放的炎性介质白细胞介素 -1β（interleukin-1β，IL-1β）联合作用可以使兔角膜成纤维细胞Ⅰ型胶原合成减少[2]。另外，有研究分别对人体正常角膜和圆锥角膜的成纤维细胞进行体外培养后，发现圆锥角膜细胞活性氧（reactive oxygen species，ROS），IL-1β，白细胞介素 -6（interleukin-6，IL-6），肿瘤坏死因子 -α（tumor necrosis factor-α，TNF-α），MMP-9 的表达水平均显著高于正常角膜细胞；而两种细胞经过体外周期性牵拉之后，ROS、相关炎性因子及 MMP-9 的表达水平均明显增加；并且力学刺激还造成正常角膜成纤维细胞部分抗氧化酶基因表达上调[3]。可见，无论是圆锥角膜还是正常角膜，力学刺激均可能通过升高氧化应激水平和炎症因子浓度而损伤其基质细胞。

　　上述研究说明，力学因素可能会改变角膜基质的代谢环境，基质细胞受到牵拉之后，通过使角膜成纤维细胞Ⅰ型胶原合成减少以及增殖受到抑制、氧化应激水平显著增加、部分炎性因子及基质降解酶的过度表达等多种机制加速细胞外基质的降解,这些最终可能与圆锥角膜的发生、发展有关。

二、眼部常见力学刺激及其对角膜的影响

(一)揉眼

揉眼是常见于眼部疲劳、暴露于过敏原或粉尘、配戴角膜接触镜前后、睡觉前后或情绪波动等诸多情况下的一种生理反应[4, 5]。适当力度及频率的揉眼能够在一定程度上缓解各种因素所致的眼部不适感。但当揉眼的频率过高、持续时间过久及强度过于剧烈,则属于异常揉眼。异常揉眼可见于春季角膜结膜炎(vernal keratoconjunctivitis, VKC),过敏性角结膜炎(allergic keratoconjunctivitis, AKC),Tourette 综合征,Leber 先天性黑矇,唐氏综合征,眼睑松弛综合征等多种疾病[6-9]。揉眼作为一种动态压力外载荷,使角膜法向受压、纵向受拉、表面受剪切力作用[10]。研究人员[11]测量发现,不同圆锥角膜患者在揉眼过程中眼睑所受机械力的差异很大,使用手指关节揉眼时产生的力量最大,分别是指尖或指甲摩擦的 2.2 倍和 3.7 倍。但由于人们揉眼的方式、摩擦的频率和用力的大小有很大的差异,常规研究多未进行细化及量化评估,导致不同研究之间数据差异可能很大[12],未来还需要对此进行更多的研究以更好地评估揉眼对角膜的影响。

大量研究表明,揉眼是圆锥角膜发病的重要危险因素。2000 年,Bawazeer 等[13]通过多元分析发现,在圆锥角膜发病过程中,揉眼是在单变量和多变量水平上均显著的唯一危险因素。2020 年一项 meta 分析显示,每天有异常揉眼习惯的人发生圆锥角膜的风险是没有该习惯之人的 3 倍,其比值比(odd ratio, OR)仅次于被认为是最强危险因素的家族史[14]。例如,一名 60 岁的健康男性患者,由于右手因工作需要被占用,在长期习惯性用左手揉搓左眼之后被确诊为左眼的圆锥角膜[15]。另外,一项纳入 434 名圆锥角膜患者(670 只眼)的回顾性分析发现,特应性综合征(包括过敏性哮喘、特应性皮炎、过敏性鼻炎、过敏性角结膜炎等)以及与之相关的异常揉眼行为是可以触发圆锥角膜的早期表现的因素[16],而及时治疗过敏性结膜炎、停止揉眼则可能降低圆锥角膜的发病率。笔者曾诊疗一名 5 岁患儿,其因过敏性结膜炎揉眼发现角膜形态异常,治疗过敏及停止揉眼后角膜形态好转(图 2-3-1)。

(二)与睡姿相关的眼球压迫

揉眼并非与圆锥角膜相关的唯一力学因素。早在 1991 年,Donnenfeld 等便报告了 5 例与圆锥角膜相关的眼睑松弛综合征,其中 1 名患者长期脸朝下睡觉而压迫双眼,表现为双眼圆锥角膜;另外 4 名患者均偏向眼睑松弛综合征更为严重的一侧睡觉,在机械压力的作用下呈现出不同程度的不对称圆锥角膜,他们认为这些发现支持圆锥角膜至少在这部分患者中与眼部受到的机械压力有关[17]。此外,有研究发现,在否认有揉眼病史的患者中,睡眠中由手或枕头直接对眼球造成的压迫可能是圆锥角膜进展的重要因素,且圆锥角膜在睡眠呼吸暂停综合征中的患病率较普通人群更高,因为该群体更喜爱侧卧以减少打鼾或呼吸暂停的倾向[18]。近来,Adrien Mazharian 等[19]在一项病例对照研究中发现,错误睡姿与单侧或高度不对称圆锥角膜的发生和发展显著相关。总而言之,这些研究均强调,除了揉眼,另外一个导致圆锥角膜发生的重要力学因素可能是在侧睡或者面朝下睡觉时用枕头或手直接挤压眼球,而这通常是在圆锥角膜病程中被低估的因素[20]。未来还需要进一步的研究来证实这些条件之间的联系。

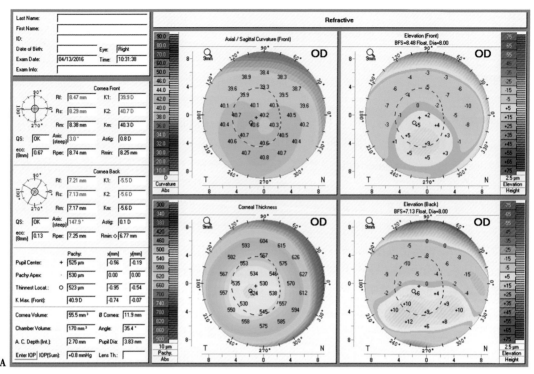

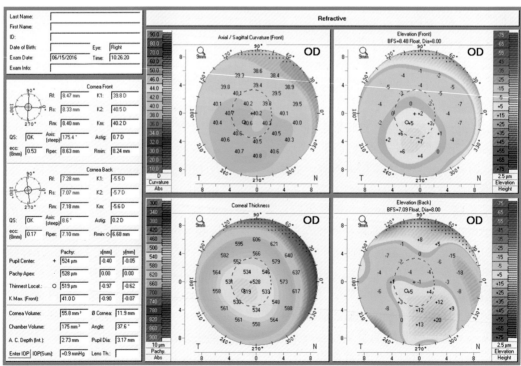

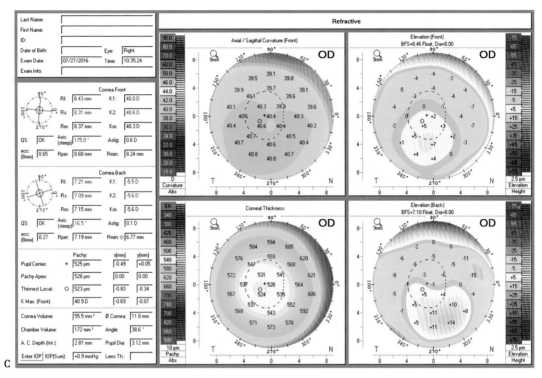

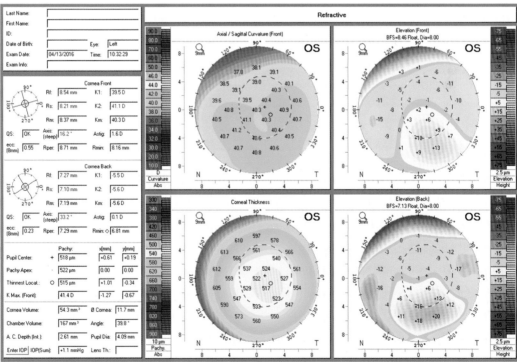

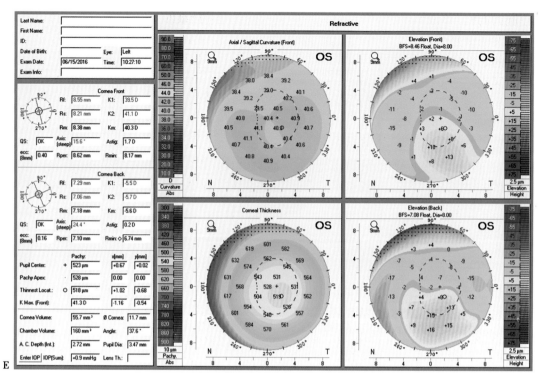

图 2-3-1 患者,男,5 岁,有过敏性结膜炎病史,喜揉眼

首次就诊,角膜地形图提示双眼前后表面高度稍升高(**A** 和 **D**),行抗过敏治疗、停止揉眼后 2～3 个月复查,角膜地形图提示前后表面高度有所好转(**B**、**C**、**E**)。

三、力学刺激导致圆锥角膜发病的可能机制

力学刺激引起圆锥角膜发生和发展的具体机制仍然不明,本文根据现有的相关研究推测其可能引起角膜重塑的机制如下。

(一)泪液中炎症因子水平升高介导细胞凋亡

Balasubramanian 等[21] 通过研究发现,正常受试者在持续揉眼 60s 后,MMP-13、IL-6 和 TNF-α 的含量明显升高。因而在圆锥角膜患者持续而有力的揉眼过程中,泪液中的蛋白酶、蛋白酶活性和炎症介质增加的程度可能会更大。Ionescu 等[22] 发现,圆锥角膜及其亲属泪液中的 IL-1β,白细胞介素 -4(interleukin-4,IL-4),IL-6,白细胞介素 -10(interleukin-10,IL-10),干扰素 -γ(interferon -γ,IFN-γ)和 TNF-α 的表达与正常人相比均是升高的。Mutlu 等[23] 研究发现,圆锥角膜患者的泪液中 MMP-9 水平明显升高,且 MMP-9 升高水平分别与疾病严重程度成正相关和与角膜厚度成负相关。另一研究小组[24] 则发现,合并过敏性眼病的圆锥角膜患者均有异常揉眼的习惯,并且他们泪液中较高水平的 MMP-9 很可能与圆锥角膜的快速进展有关,表现为矫正视力更差,最大角膜曲率值(maximum keratometry,K_{max})更高,角膜厚度更薄。另外,Di Martino 等[25] 指出,角膜中 MMP 活性的失衡可能有助于圆锥角膜的发展。圆锥角膜患者由于角膜受到力学作用后泪液中各种蛋白酶功能的失衡以及炎症因子水平的升高,其角膜中活性氧的水平也会相应地上升,而活性氧的积累不仅可通过与蛋白质、DNA 和膜磷脂反应而对角膜细胞造成极大的损害,还可通过氧化应激介导角膜基质

细胞的凋亡，造成角膜细胞结构蛋白的分解与角膜胶原纤维的直接降解，导致角膜结构和功能发生改变[26, 27]。由此可见，圆锥角膜的发生、发展是有炎症因素参与的，而既往对圆锥角膜的定义是非炎症性角膜扩张[28]，从而与 Terrien 边缘角膜变性等明显可见炎症改变的疾病相区别。随着技术手段的不断进步，早期轻度炎症检测的可能让我们对于圆锥角膜发病机制的认识会不断深入全面甚至更新。

（二）眼压变化

多项研究报道，通过增加揉眼时施加在眼球表面的压迫力，眼压会明显升高[29-31]。Turner 等[31]针对与揉眼相关的眼压升高在清醒的非人类灵长类动物（nonhuman primate，NHP）中进行了体内定量研究，发现 NHP 在揉眼后眼压比基线眼压高 3～310mmHg（1kPa = 7.5mmHg），平均比基线眼压高 109mmHg。当揉搓发痒的眼睛或擦拭流泪的眼睛时，摩擦带来的剪切力会在角膜上来回传递，直接升高眼压并引起角膜膨胀力增加，会对角膜基质胶原纤维的正常产生及排布造成严重干扰，继而引起角膜表面的曲率发生改变，导致角膜变陡或凸起[26]。揉眼相关的机械组织创伤和与之相关的眼压及膨胀压力升高可能还会增加圆锥角膜患者发生急性角膜水肿（acute corneal hydrop，ACH）和角膜穿孔的风险，这可能是由于角膜组织变薄和与疾病相关的改变导致角膜对眼压升高的抵抗力下降所致[32, 33]。此外，揉眼引起眼压的显著波动还会对角膜细胞造成间接创伤，继而促进圆锥角膜的发生和发展[34]。但一项病例对照研究发现，圆锥角膜的患者在揉眼之后眼压较对照组的正常受试者而言是显著降低的，这可能与圆锥角膜患者角膜变薄之后硬度的下降有关[35]，也可能与眼压测量距离揉眼的时长不同有关。

（三）角膜生物力学改变

人类的角膜为黏弹性组织[36]。ORA 可测定 CH 和 CRF，可用于评估活体角膜生物力学[37]。CH 反映角膜的黏弹性或阻尼特性，是衡量角膜吸收能量能力的指标，CH 越大，表明角膜越硬，能量吸收能力越强；而 CRF 反映了角膜的整体抗变形能力[30, 37, 38]。有研究发现，揉眼后角膜的生物力学性能发生了显著性改变，主要表现为 CH 和 CRF 的降低，并推测揉眼后 CH 和 CRF 值的降低可能是角膜受到剪切力作用后角膜基质层里的蛋白多糖凝胶基质黏度降低的结果[30]。Sedaghat 等[39]发现，圆锥角膜患者的 CH 和 CRF 较正常人而言均是下降的，且与角膜透明边缘变性较为接近，说明圆锥角膜患者角膜的硬度是明显降低的。此外，Ionescu[22]等还发现，CH 和 CRF 与泪液中的 IL-10、IFN-γ 等炎性细胞因子之间有很强的负相关性，即 CH 和 CRF 是随着泪液中炎性细胞因子水平的增加而降低的，这或许有助于解释为何患有眼部过敏性疾病的患者在长期揉眼之后发生了圆锥角膜。

除 ORA 外，Corvis ST 目前也广泛用于角膜生物力学特性的评估，并能够联合 Pentacam 提供新的角膜生物力学参数及综合评估参数，如 CBI 和 TBI。CBI 是综合考虑角膜变形反应指数及角膜厚度信息的生物力学指标；TBI 是基于 Scheimpflug 的角膜断层扫描和生物力学评估得出的一个综合参数。研究发现，CBI 和 TBI 对区分圆锥角膜眼和正常眼均有很高的敏感性和特异性[40, 41]。Wang Q[42]等运用 Corvis ST 研究发现，揉眼频率更高的过敏性结膜炎组相较于非过敏性结膜炎组而言，表面变异指数（ISV）、垂直不对称指数（IVA）、圆锥角膜指数（Ki）、高度偏心指数（IHD）和 Belin/Ambrosio 增强型扩张性总体偏差指数（BAD.D）均明显增高（$P < 0.05$），且过敏性结膜炎组 TBI 也明显升高（$P = 0.04$）。这说明长期揉眼后，角膜形态及生物力学均会发生相应的改变。

（四）机械摩擦直接损伤角膜组织

异常揉眼或不正确的睡姿会造成睑结膜与角膜上皮之间的持续机械性摩擦而引起上皮细胞微损伤，导致角膜上皮细胞持续丢失，角膜厚度变薄，随后角膜的硬度下降，引起角膜重塑，继而引起角膜曲率发生改变而变薄前凸[26,43,44]。圆锥角膜早期常表现为角膜上皮厚度变薄及重塑[45]。一项研究发现，在正常角膜中，轻度到中度揉眼 15s 后，中央和中周部角膜上皮厚度立即减少 18.4%[46]。而 Wang Q[42] 等首次发现，揉眼较为频繁的过敏性结膜炎患者的角膜上皮厚度变薄及角膜厚度分布不均，并且角膜上皮厚度的减少与揉眼次数密切相关。但是，在另外一项研究中又发现揉眼后上皮厚度并没有显著变化[47]。这可能与两项研究中揉眼的力度、频率、持续时间以及揉眼到检测的时间不同有关。

（五）角膜上皮温度升高

胶原蛋白结构的生物力学特性在很大程度上还取决于温度。血液的温度为 38℃，而角膜上皮的温度为 33.7℃，揉眼时有着丰富血管的睑结膜会与角膜紧密接触，继而将热量传递给角膜，直接引起角膜上皮温度升高；同时，在闭眼条件下还会抑制眼球前表面的热损失而间接提高角膜上皮的温度[48]。综上所述，揉眼通过直接和间接两种方式升高角膜上皮温度，而有文献报道角膜上皮温度增加后可能会导致角膜基质黏度降低，继而引起角膜发生重塑[26]。

四、小结

综上所述，圆锥角膜是一种病因复杂的眼病，多种因素参与其发病过程，力学因素的作用尤其不应被忽视。所以，很有必要提高个人特别是圆锥角膜患者对揉眼及错误睡姿所含风险的认识。对于正常人应建议尽量避免揉眼和调整错误的睡姿；对于继发于过敏性结膜炎等其他眼病的揉眼行为，应积极治疗原发病；建议避免配戴不必要的角膜接触镜，以减少戴/取镜片时不可避免的摩擦对眼部造成不必要的机械损伤；而对于已经确诊圆锥角膜的患者，停止揉眼或调整睡姿以减缓疾病的进一步进展应该是非手术治疗的第一步。此外，对于有异常揉眼习惯的群体，特别是儿童和青春期过敏患者，尤其需要定期行角膜断层扫描及生物力学检测，以进行早期圆锥角膜的筛查。未来还需要进行更多的研究来探索圆锥角膜的病因及发病机制，从而更好地预防和延缓疾病的发生和发展。

（李玉萍 曾庆延）

参 考 文 献

[1] FENG P, LI X, CHEN W, et al, Combined effects of interleukin-1β and cyclic stretching on metalloproteinase expression in corneal fibroblasts in vitro. Biomed Eng Online, 2016, 15(1): 63.

[2] 冯鹏飞. 白细胞介素 1β 与机械牵拉共同作用角膜成纤维细胞 Collagen I 及 Lumican 的表达. 中国组织工程研究, 2018, 22(25): 4077-4082.

[3] 李晓娜. 机械牵拉对角膜成纤维细胞氧化应激、炎性因子和 MMP-9 表达的影响. 太原理工大学学报, 2019, 50(04): 529-535.

[4] BEN-ELI H, ERDINEST N, SOLOMON A. Solomon, Pathogenesis and complications of chronic eye rubbing in ocular allergy. Curr Opin Allergy Clin Immunol, 2019, 19(5): 526-534.

[5] SHETTY R. Allergen-specific exposure associated with high immunoglobulin E and eye rubbing predisposes to progression of keratoconus. Indian J Ophthalmol, 2017. 65(5): 399-402.

[6] KRACHMER J. Eye rubbing can cause keratoconus. Cornea, 2004, 23（6）: 539-540.

[7] MASHOR R. Keratoconus caused by eye rubbing in patients with Tourette Syndrome. Canadian journal of ophthalmology, 2011, 46（1）: 83-86.

[8] KNUTSSON K A, et al, Corneal collagen cross-linking for management of keratoconus in patients affected by Tourette syndrome. Eur J Ophthalmol, 2020: 1120672120945104.

[9] NADERAN M. Effect of Allergic Diseases on Keratoconus Severity. Ocular immunology and inflammation, 2017, 25（3）: 418-423.

[10] 李晓娜. 角膜力学生物学研究进展. 科技导报, 2018, 36（13）: 18-22.

[11] HAFEZI F. Assessment of the mechanical forces applied during eye rubbing. BMC Ophthalmol, 2020, 20（1）: 301.

[12] MASTERTON S, AHEARNE M. Mechanobiology of the corneal epithelium. Exp Eye Res, 2018, 177: 122-129.

[13] BAWAZEER A M, HODGE W G, LORIMER B. Atopy and keratoconus: a multivariate analysis. The British journal of ophthalmology, 2000, 84（8）: 834-836.

[14] HASHEMI H. The prevalence and risk factors for keratoconus: A systematic review and meta-analysis. Cornea, 2020, 39（2）: 263-270.

[15] BRAL N, TERMOTE K. Unilateral keratoconus after chronic eye rubbing by the nondominant hand. Case Rep Ophthalmol, 2017, 8（3）: 558-561.

[16] SHAJARI M. Effects of atopic syndrome on keratoconus. Cornea, 2016, 35（11）: 1416-1420.

[17] DONNENFELD E D, PERRY H D, GIBRALTER R P, et al. Keratoconus associated with floppy eyelid syndrome. Ophthalmology, 1991, 98（11）: 1674-1678.

[18] GUPTA P K, STINNETT S S, CARLSON A N. Prevalence of sleep apnea in patients with keratoconus. Cornea, 2012, 31（6）: 595-599.

[19] MAZHARIAN A. Incorrect sleeping position and eye rubbing in patients with unilateral or highly asymmetric keratoconus: a case-control study. Graefes Arch Clin Exp Ophthalmol, 2020, 258（11）: 2431-2439.

[20] GATINEL D. Obstructive sleep apnea-hypopnea syndrome and keratoconus: An epiphenomenon related to sleep position? Cornea, 2020, 39（4）: e11-e12.

[21] BALASUBRAMANIAN S A, PYE D C, WILLCOX M D. Effects of eye rubbing on the levels of protease, protease activity and cytokines in tears: relevance in keratoconus. Clin Exp Optom, 2013, 96（2）: 214-218.

[22] IONESCU I C. Overexpression of tear inflammatory cytokines as additional finding in keratoconus patients and their first degree family members. Mediators Inflamm, 2018, 2018: 4285268.

[23] MUTLU M. Relationship between tear eotaxin-2 and MMP-9 with ocular allergy and corneal topography in keratoconus patients. Int Ophthalmol, 2020, 40（1）: 51-57.

[24] MAZZOTTA C. Keratoconus progression in patients with allergy and elevated surface matrix metalloproteinase 9 point-of-care test. Eye Contact Lens, 2018, 44 Suppl 2: S48-S53.

[25] DI MARTINO E, ALI M, INGLEHEARN C F. Inglehearn, Matrix metalloproteinases in keratoconus - Too much of a good thing? Exp Eye Res, 2019, 182: 137-143.

[26] MCMONNIES C W. Mechanisms of rubbing-related corneal trauma in keratoconus. Cornea, 2009, 28（6）: 607-615.

[27] 苏渲迪，汪阿美，张文芳. 炎症因子在圆锥角膜发病机制中的研究进展. 国际眼科杂志，2019，19（02）：244-247.

[28] GOMES J A，TAN D，RAPUANO C J，et al. Global consensus on keratoconus and ectatic diseases. Cornea，2015，34（4）：359-369.

[29] KELLY D J，FARRELL S M. Physiology and role of intraocular pressure in contemporary anesthesia. Anesth Analg，2018，126（5）：1551-1562.

[30] LIU W C. Effects of eye rubbing and breath holding on corneal biomechanical properties and intraocular pressure. Cornea，2011，30（8）：855-860.

[31] TURNER D C，GIRKIN C A，DOWNS J C. The magnitude of intraocular pressure elevation associated with eye rubbing. Ophthalmology，2019，126（1）：171-172.

[32] MCMONNIES C W. Mechanisms for acute corneal hydrops and perforation. Eye Contact Lens，2014，40（4）：257-264.

[33] RUIZ-LOZANO R E. Corneal hydrops associated with keratoconus in a young girl with severe allergic conjunctivitis. J Allergy Clin Immunol Pract，2021，9（3）：1376-1377.

[34] WINKLER M. Three-dimensional distribution of transverse collagen fibers in the anterior human corneal stroma. Invest Ophthalmol Vis Sci，2013，54（12）：7293-7301.

[35] HENRIQUEZ M A. Comparison of eye-rubbing effect in keratoconic eyes and healthy eyes using Scheimpflug analysis and a dynamic bidirectional applanation device. J Cataract Refract Surg，2019，45（8）：1156-1162.

[36] LOMBARDO M. Biomechanics of the anterior human corneal tissue investigated with atomic force microscopy. Invest Ophthalmol Vis Sci，2012，53（2）：1050-1057.

[37] PINERO D P，ALCON N. In vivo characterization of corneal biomechanics. J Cataract Refract Surg，2014，40（6）：870-887.

[38] KLING S，HAFEZI F. Corneal biomechanics - a review. Ophthalmic Physiol Opt，2017，37（3）：240-252.

[39] SEDAGHAT M R. Corneal hysteresis and corneal resistance factor in pellucid marginal degeneration. J Curr Ophthalmol，2018，30（1）：42-47.

[40] SEDAGHAT M R. Diagnostic ability of corneal shape and biomechanical parameters for detecting frank keratoconus. Cornea，2018，37（8）：1025-1034.

[41] VINCIGUERRA R. Detection of keratoconus with a new biomechanical index. J Refract Surg，2016，32（12）：803-810.

[42] WANG Q. Corneal biomechanical changes in allergic conjunctivitis. Eye Vis（Lond），2021，8（1）：17.

[43] OSUAGWU U L，ALANAZI S A. Eye rubbing-induced changes in intraocular pressure and corneal thickness measured at five locations，in subjects with ocular allergy. Int J Ophthalmol，2015，8（1）：81-88.

[44] CHERVENKOFF J V. A randomized，fellow eye，comparison of keratometry，aberrometry，tear film，axial length and the anterior chamber depth after eye rubbing in non-keratoconic eyes. Eye Vis（Lond），2017，4：19.

[45] 任亚茹. 傅里叶域光学相干断层扫描仪测量角膜上皮厚度参数鉴别早期圆锥角膜. 国际眼科杂志，2022，22（2）：200-204.

[46] MCMONNIES C W，ALHARBI A，BONEHAM G C. Epithelial responses to rubbing-related mechanical forces. Cornea，2010，29（11）：1223-1231.

[47] PRAKASAM R K. Corneal responses to eye rubbing with spectral domain optical coherence tomography. Curr Eye Res，2012，37（1）：25-32.

[48] MCMONNIES C W，KORB D R，BLACKIE C A. The role of heat in rubbing and massage-related corneal deformation. Cont Lens Anterior Eye，2012，35（4）：148-154.

第三章 角膜扩张性疾病的评估与诊断

第一节 圆锥角膜

圆锥角膜（keratoconus）是一种非炎症性角膜扩张性疾病，以角膜进行性变薄、锥形凸出以及高度不规则散光为特征。一般双眼发病，常见于青少年[1]。最初认为其发病率低于0.05%[2]，后来研究发现，亚洲、中东和毛利人发病率远高于欧洲人，全球发病率约为0.138%[3]。

【病因学】

确切病因仍不清楚，可能与以下因素相关：

1. 种族倾向性 多见于印度、巴基斯坦、中东以及波利尼西亚人群，亚洲人与白种人发病率之比为(4.4~7.5)∶1[2]。

2. 地理因素 中东、地中海地区、新西兰以及沙特阿拉伯地区更为多见[2]，可能与当地高温及紫外线暴露有关。

3. 遗传 圆锥角膜家族史[4]。

4. 性别 男性多见[5]，但尚不明确是否有性别倾向。

5. 全身特应性疾病 如哮喘、湿疹和特应性皮炎。圆锥角膜患者中特应性疾病的发生率约为50%。

6. 眼部疾病 习惯性非正常揉眼[6]、眼表特应性反应[7]、春季角结膜炎、边缘性角膜变性。

7. 基因 圆锥角膜患者可合并后部多形性角膜营养不良、Leber 先天性黑矇、唐氏综合征、先天性白内障、Apert 综合征、Crouzon 综合征、Angelman 综合征、Noonan 综合征、Ehlers-Danlos 综合征、颗粒状角膜营养不良、成骨发育不全，以及二尖瓣脱垂等遗传性疾病。近年来，研究发现与圆锥角膜相关的 3 个可疑致病基因：*RAB3GAP1*[8]、*HGF*[9]、*LOX*[10]。

【临床表现】

1. 病史

（1）常有眼部过敏性疾病及习惯性非正常揉眼病史；

（2）多在青少年期发病，也可 20 多岁甚至 30 岁以后发病；

（3）几乎均为双眼，但双眼病程进展不一，男性多于女性。

2. 症状

（1）视力进行性下降。近视散光度数加深，频繁更换眼镜，但视力矫正效果逐渐下降；

（2）晚期因角膜水肿，可有视力急剧下降及疼痛。

3．体征

（1）角膜中央或中下方局部变薄，曲度前凸（图3-1-1）；

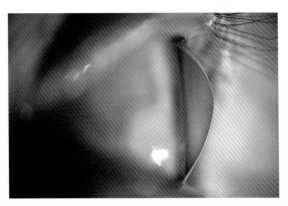

图 3-1-1　圆锥角膜中央变薄、前凸

（2）Fleischer 环：圆锥基底部的角膜上皮铁质沉着，呈淡褐色，环形或半环形。其原因为泪液中的铁质沉积（图3-1-2）；

（3）Vogt 线：出现于角膜深基质层的细小垂直条纹，对眼球轻加压后可消失（图3-1-3）；

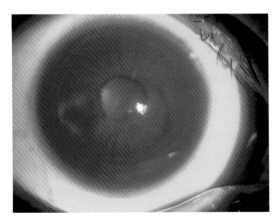

图 3-1-2　Fleischer 环

角膜中周部棕褐色环形线，横椭圆形，5mm×9mm，提示为圆锥锥底。

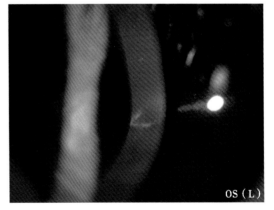

图 3-1-3　Vogt 线

角膜中央深基质可见多量垂直细小条纹（Vogt 线），对眼球加压后可消失。

（4）Munson 征：角膜前凸明显的患者向下注视时，下睑缘受压呈 V 形（图3-1-4）；

（5）角膜基质瘢痕：角膜中央明显变薄凸起部位的基质可见致密瘢痕，顶端可形成凸起的结节（图3-1-5）；

（6）急性水肿：为角膜后弹力层急性破裂，房水进入角膜造成基质和上皮的急性水肿。一般在6～10周水肿可消退，并形成角膜瘢痕（图3-1-6）；

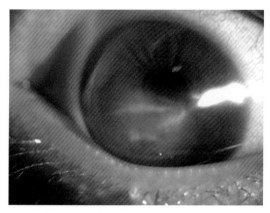

图 3-1-4　Munson 征

眼球下转时,下睑缘因角膜顶压膨隆呈 V 形。

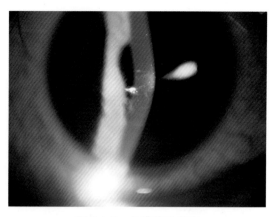

图 3-1-5　角膜基质瘢痕

角膜中央变薄前凸,可见深基质瘢痕形成。

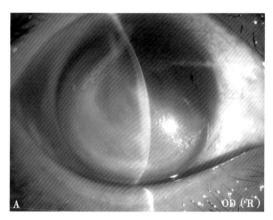

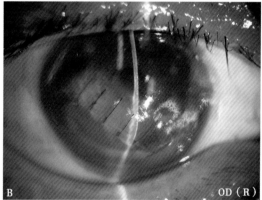

图 3-1-6　圆锥角膜急性水肿,角膜缝合前后

A. 右眼圆锥角膜,角膜中央基质及上皮明显水肿、凸起,视力指数 /50cm；B. 同一患者角膜缝合 + 前房注气术后 1 周,中央角膜间断缝线在位,基质水肿明显减轻,视力 0.05。

（7）其他相关疾病

1）全身性疾病:Down 综合征、Marfan 综合征、骨形成不全、Apert 综合征、甲状腺功能减退、二尖瓣脱垂；

2）眼部疾病:春季卡他性结膜炎、后部圆锥晶状体、眼睑松弛综合征、蓝色巩膜、小角膜、视网膜色素变性、Leber 先天性黑矇。

【诊断】

1. 有屈光不正病史,视力进行性下降；

2. 矫正视力≤1.0；

3. 裂隙灯显微镜检查　无明显改变或有以下体征:角膜基质变薄、锥状向前膨隆、Vogt 线、Fleischer 环、上皮或上皮下瘢痕；

4. 角膜地形图检查　现在临床主要应用的是 Pentacam 三维眼前节分析系统,通常通过屈光四联图（图 3-1-7）和 BAD 增强扩张图（Belin/Ambrosio enhanced ectasia display）（图 3-1-8）进行圆锥角膜的筛查诊断。

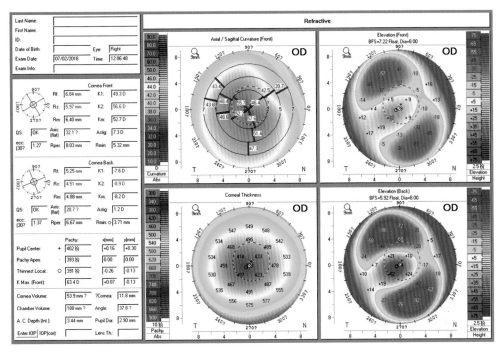

图 3-1-7　圆锥角膜患者右眼屈光四联图

患者右眼角膜曲率 $K1$ 为 49.3D，$K2$ 为 56.6D，最大角膜曲率（K_{max}）为 63.4D，角膜最薄点厚度为 391μm，相应处前表面高度为 +29μm，后表面高度为 +64μm，角膜前表面最高点、后表面最高点、角膜最薄点位置和曲率最大值位置有对应关系，角膜顶点向下偏移，提示圆锥角膜。

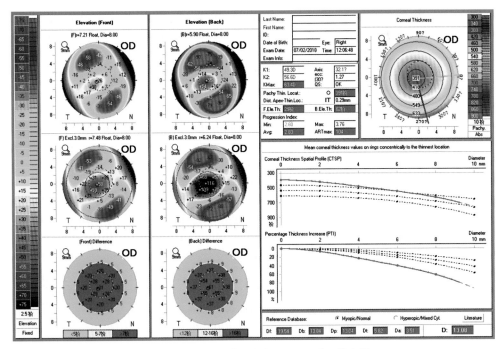

图 3-1-8　圆锥角膜患者右眼 BAD 增强扩张图

图 3-1-7 患者右眼的 BAD 增强扩张图上角膜曲率、前后表面高度、ART_{max}、角膜厚度百分比递增曲线均为红色，5 个偏差指数及总体偏差指数均为红色，进一步提示圆锥角膜。

（1）Rabinowitz 法[11]：角膜中央的平均屈光度＞46.5D；下方与上方 3mm 角膜屈光度差值（I−S 值）＞1.26D；双眼角膜中央屈光度差值＞0.92D。

（2）改良 Rabinowitz-McDonnell 法[12]：角膜中央的平均屈光度＞47.2D，和/或 I−S 值＞1.4D。该法敏感性高（96%），特异性稍低（85%）。

近年来，又有学者提出了通过可视化角膜生物力学分析仪（corneal visualization Scheimpflug technology，Corvis ST）（图 3-1-9）联合眼前节综合分析仪诊断亚临床期圆锥角膜[13, 14]。其中 CBI（corvis biomechanical index）指 Corvis 角膜生物力学指数，BAD.D（Belin/Ambrósio

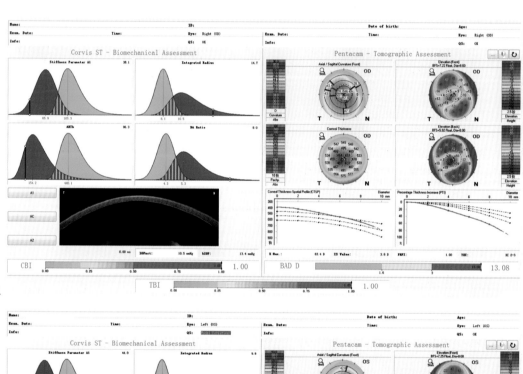

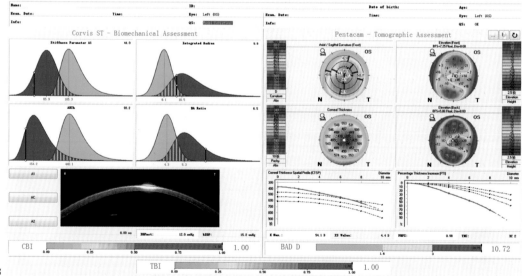

图 3-1-9 图 3-1-7 患者双眼生物力学地形图综合分析图

A. 右眼 CBI 1.0，BAD.D 13.08，TBI 1.0，单项指数及综合指数 TBI 均提示圆锥角膜；B. 左眼 CBI 1.0，BAD.D 10.72，TBI 1.0，单项指数及综合指数 TBI 均提示圆锥角膜，再结合患者屈光四联图、BAD 增强扩张图结果，诊断为双眼临床期圆锥角膜，行双眼角膜胶原交联治疗。

Deviation-D）指 BAD 图 D 值（总体偏差指数），TBI（tomographic and biomechanical index）指断层扫描生物力学综合指数。

在其他检查结果无明显异常的情况下，CBI＞0.5 和／或 BAD.D＞1.6 可诊断为亚临床期圆锥角膜；而 TBI 在圆锥角膜的诊断中的特异性和敏感性比 CBI 和 BAD.D 更高，其中 TBI＞0.29 可诊断为亚临床期圆锥角膜，TBI＞0.79 可诊断为临床期圆锥角膜[14]。

【分级】

圆锥角膜有多种分级标准，随着学者们对圆锥角膜研究的深入和检查设备的更新迭代，圆锥角膜的分级标准也在与时俱进。以下介绍国际上认可度较高、使用最为广泛的几种分级标准：

1. Amsler-Krumeich（A-K）分级制度[15]

1 级：偏心趋陡，近视和／或散光＜5.0D，K_{mean}＜48.0D（图 3-1-10）；

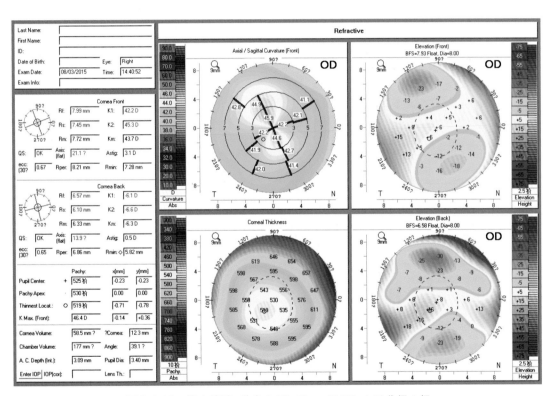

图 3-1-10　偏心趋陡，散光 3.1D，K_{mean} 43.7D，A-K 分级 1 级

2 级：近视和／或散光＞5.0D 但＜8.0D，K_{mean}＜53.0D，无角膜瘢痕，角膜顶点厚度＞400μm（图 3-1-11）；

3 级：近视和／或散光＞8.0D 但＜10.0D，K_{mean}＞53.0D，无角膜瘢痕，角膜顶点厚度＜400μm 但＞300μm（图 3-1-12）；

4 级：视力矫正无助，K_{mean}＞55.0D，角膜中央瘢痕，角膜顶点厚度＜300μm（图 3-1-13）。

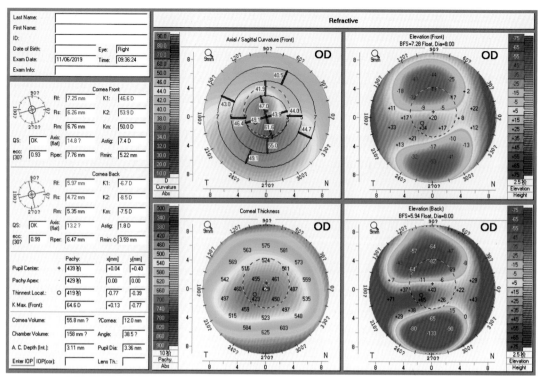

图 3-1-11　偏心趋陡，散光 7.4D，K_{mean} 50.0D，角膜顶点厚度 429μm，无角膜瘢痕，A-K 分级 2 级

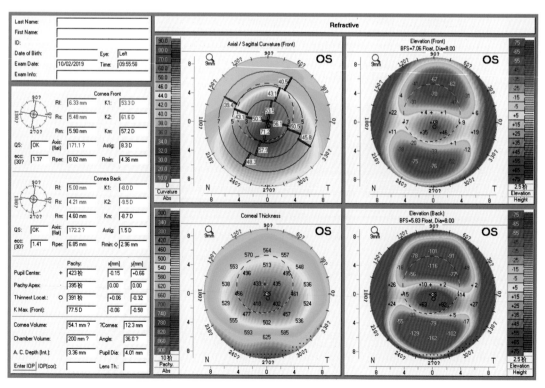

图 3-1-12　散光 8.3D，K_{mean} 57.2D，角膜顶点厚度 395μm，无角膜瘢痕，A-K 分级 3 级

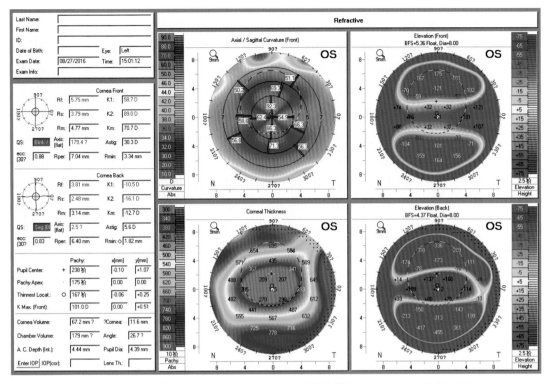

图 3-1-13　视力矫正无助，K_{mean} 70.7D，角膜顶点厚度 175μm，A-K 分级 4 级

2. ABCD 分级制度[16]　基于 A-K 分级制度，但解决了 A-K 法的一些不足之处：①缺乏后表面数据；②依据角膜顶点而不是最薄点；③缺乏对视力的考虑；④不同参数不能不同分级；⑤鉴别正常与异常的能力弱。本文结合实际病例展示分级标准（表 3-1-1、图 3-1-14～图 3-1-18）。

A：anterior radius of curvature，ARC，前表面曲率半径；

B：posterior radius of curvature，PRC，后表面曲率半径；

C：corneal pachymetry at thinnest，角膜最薄点厚度；

D：distance best corrected vision，最佳矫正视力。

并加上修饰符：无角膜瘢痕（-），有瘢痕但虹膜纹理清晰（+），有瘢痕伴虹膜纹理不清（++）。

表 3-1-1　圆锥角膜 ABCD 分级制度

分级	A	B	C	D	角膜瘢痕
0 级	>7.25mm	>5.90mm	>490μm	≥1.0	-
1 级	>7.05mm	>5.70mm	>450μm	<1.0	-, +, ++
2 级	>6.35mm	>5.15mm	>400μm	<0.5	-, +, ++
3 级	>6.15mm	>4.95mm	>300μm	<0.2	-, +, ++
4 级	<6.15mm	<4.95mm	≤300μm	<0.05	-, +, ++

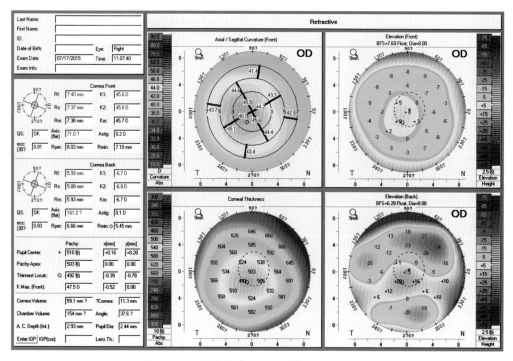

图 3-1-14　圆锥角膜 ABCD 分级：A0B0C0D0

A：ARC，前表面曲率半径 7.38mm；B：PRC，后表面曲率半径 5.93mm；C：角膜最薄点厚度 492μm；
D：最佳矫正视力 1.0，无角膜瘢痕（−）。

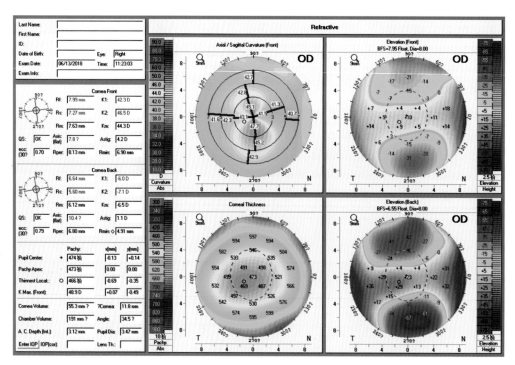

图 3-1-15　圆锥角膜 ABCD 分级：A0B0C1D1

A：ARC，前表面曲率半径 7.63mm；B：PRC，后表面曲率半径 6.12mm；C：角膜最薄点厚度 466μm；
D：最佳矫正视力 0.8，无角膜瘢痕（−）。

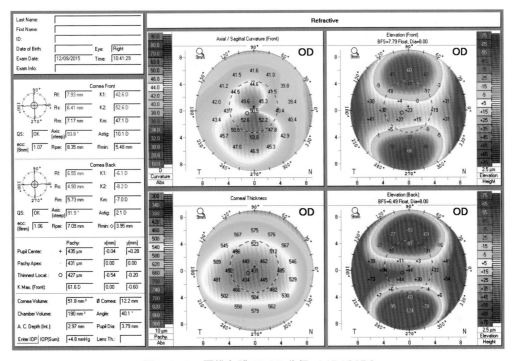

图 3-1-16 圆锥角膜 ABCD 分级：A1B1C2D2

A：ARC，前表面曲率半径 7.17mm；B：PRC，后表面曲率半径 5.73mm；C：角膜最薄点厚度 427μm；
D：最佳矫正视力 0.4，无角膜瘢痕（-）。

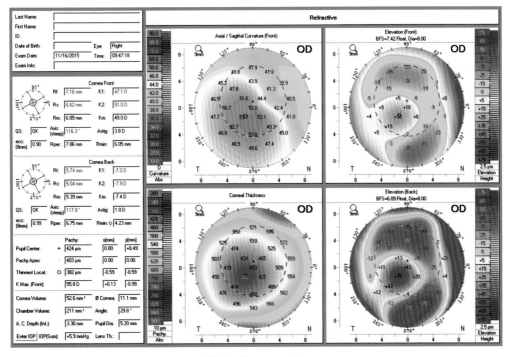

图 3-1-17 圆锥角膜 ABCD 分级：A2B2C3D2

A：ARC，前表面曲率半径 6.89mm；B：PRC，后表面曲率半径 5.39mm；C：角膜最薄点厚度 382μm；
D：最佳矫正视力 0.4，有瘢痕但虹膜纹理清晰（+）。

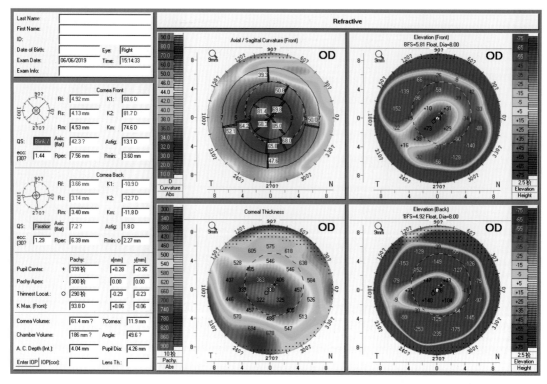

图 3-1-18　圆锥角膜 ABCD 分级：A4B4C4D3

A：ARC，前表面曲率半径 4.53mm；B：PRC，后表面曲率半径 3.40mm；C：角膜最薄点厚度 290μm；D：最佳矫正视力 0.15，有瘢痕但虹膜纹理清晰（+）。

3. 另外，还有 Pentacam 三维眼前节分析系统自带的圆锥角膜地形图分级（topographical keratoconus classification，TKC）[17]（表 3-1-2）：

表 3-1-2　TKC 分级

	配戴框镜视力	配戴接触镜视力	ISV	KI	异常值	Rmin	检影法	角膜
早期征兆	1.0～1.2	1.0～1.2	<30	1.04～1.07	所有 4 个值都正常	7.8～6.7	没有清晰光源或影动	直接检眼镜检查：角膜透明，不凸起，水平，椭圆或圆形的中心或稍偏心阴影
1 级	0.8～1.2	1.0	30～55	1.07～1.15	有时 1 个值异常	7.5～6.5	变形的检影镜反射	角膜透明，Fleischer 环在基底部顶端，直接检眼镜可清晰看到圆锥和锥底，顶端厚度降低不能被直接看出，但能被检测出

续表

	配戴框镜视力	配戴接触镜视力	ISV	KI	异常值	Rmin	检影法	角膜
2级	0.3~1.0	0.7~1.0	55~90	1.10~1.25	经常有1个值异常	6.9~5.3	清晰的检影法很难施行	通常角膜仍然透明，顶端稍变薄并最终将偏心，局部或完整的 Fleischer 环，并可能看到 Vogt 线
3级	0.15~0.7	0.5~1.0	90~150	1.15~1.45	至少1个值异常	6.6~4.8	清楚的检影法几乎不可能施行	顶端变薄，偏心并且通常轻度混浊。清楚和完整的 Fleischer 环、Vogt 线，最终出现 Munson 征
4级	0.05~0.2	0.2~0.5	>150	>1.50	至少1个值异常	<5 或无法测量	检影法不可能施行	在顶点区角膜通常有瘢痕或不透明，Munson 征很明显，这是圆锥角膜最终的阶段

数据说明

异常值：包括配戴框镜视力，配戴接触镜视力，ISV 和 KI。

ISV（index of surface variano）（表面变异指数）：测量个别角膜半径与中位数的偏差，所有不规则角膜表面（瘢痕、散光、接触镜引起的形变、圆锥角膜，等等），该值会升高。

IVA（index of vertical asymmetry）（垂直非对称性指数）：以水平子午线作为对称轴，比较角膜上半部分和下半部分的对称性。散光轴、圆锥角膜或边缘扩张，该值会升高。

KI（keratoconus index）（圆锥角膜指数）：典型圆锥角膜的该值会升高。

CKI（center keratoconus index）（中心圆锥角膜指数）：中央圆锥角膜的该值会升高。

IHA（index of height asymmetry）（高度非对称性指数）：以水平子午线作为对称轴，比较角膜上半部分和下半部分的对称性，类似于 IVA 指数，但更客观和敏感。

IHD（index of height decentration）（高度轴偏心指数）：测量垂直方向的高度数据轴位偏离程度（非集中化），圆锥角膜的该值会升高。

Rmin（smallest radius）（最小半径）：测量范围内最小（轴向）曲率半径。圆锥角膜的该值会升高。

TKC0~4级以实际病例形式呈现如下（图 3-1-19~图 3-1-22）。

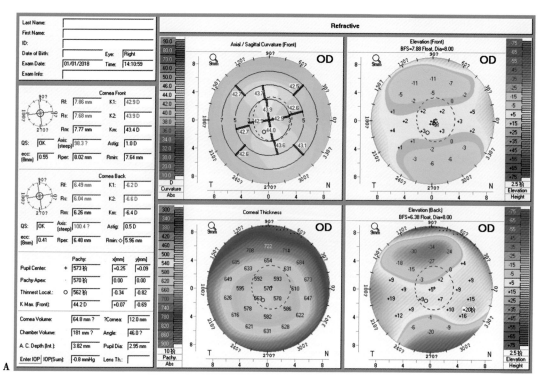

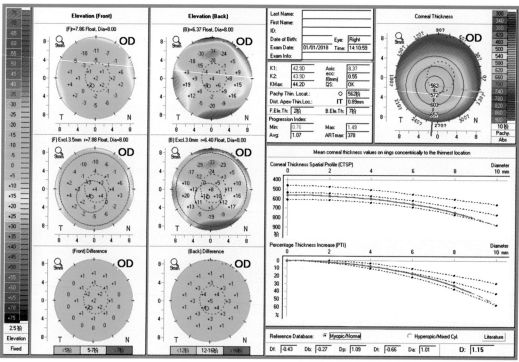

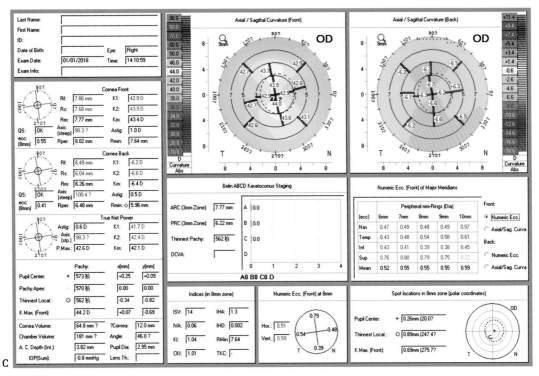

图 3-1-19　单眼圆锥角膜患者,右眼为正常角膜,TKC 0 级

A. 患者右眼屈光四联图;B. 患者右眼 Pentacam BAD 增强扩张图;C. 患者右眼 TKC 分级图,配戴框架眼镜视力 1.2,ISV:14,KI:1.04,Rmin:7.64,角膜透明。

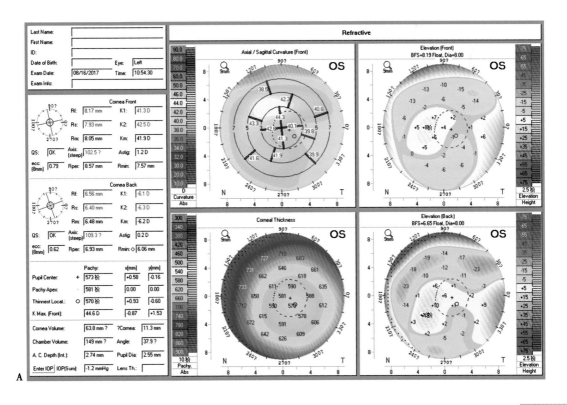

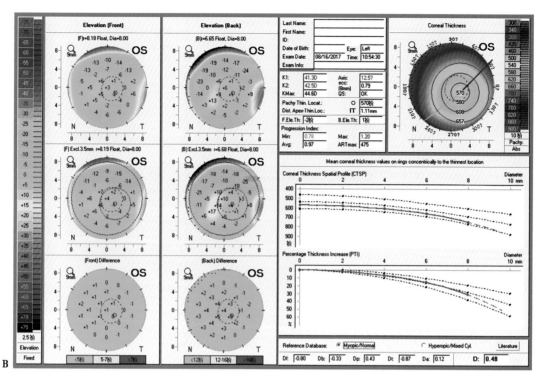

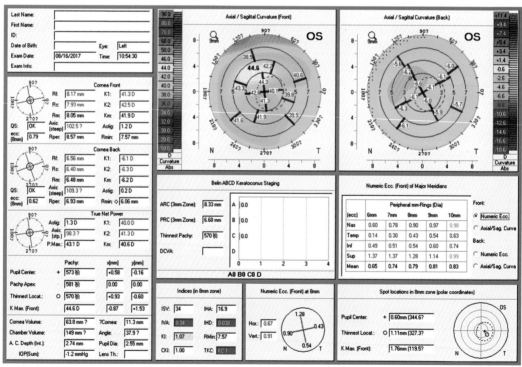

图 3-1-20　图 3-1-19 单眼圆锥角膜患者，左眼 TKC 1 级

A. 患者左眼屈光四联图；B. 患者左眼 Pentacam BAD 增强扩张图；C. 患者左眼 TKC 分级图，配戴框架眼镜视力 0.8，ISV：34，KI：1.07，Rmin：7.57，角膜透明。

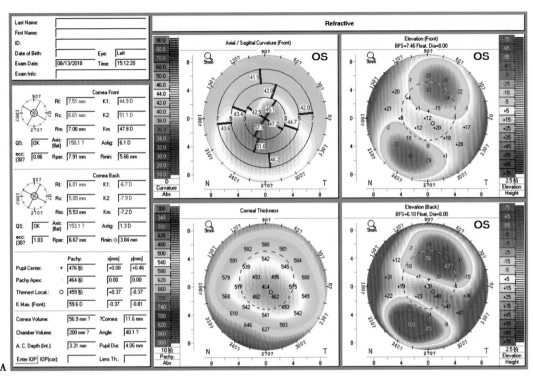

A

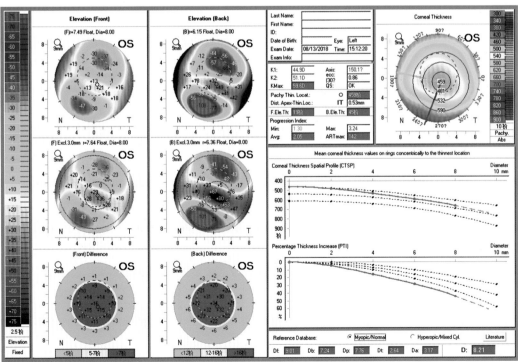

B

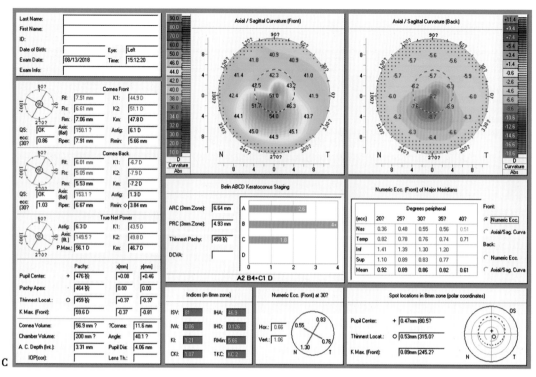

图 3-1-21 圆锥角膜 TKC 2 级

A. 患者左眼屈光四联图；B. 患者左眼 Pentacam BAD 增强扩张图；C. 患者左眼 TKC 分级图，配戴框架眼镜视力 0.8，ISV：81，KI：1.21，Rmin：5.66，角膜透明，顶端轻度变薄，Fleischer 环可见。

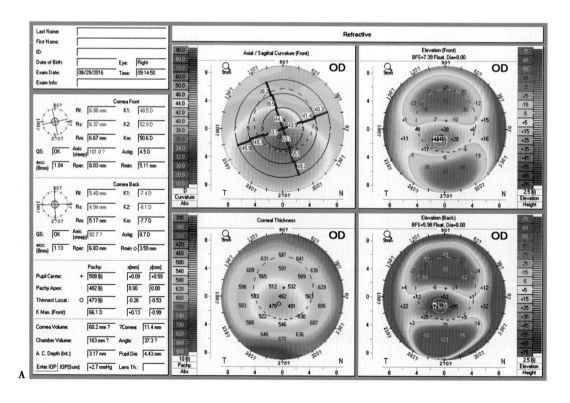

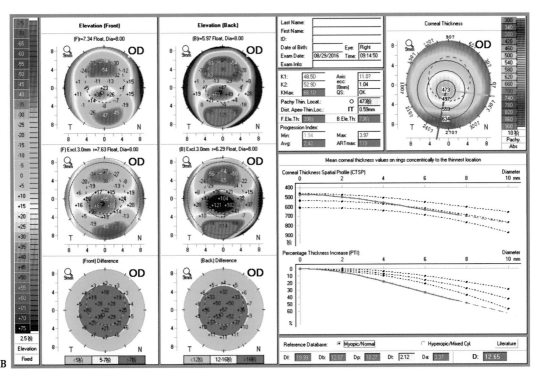

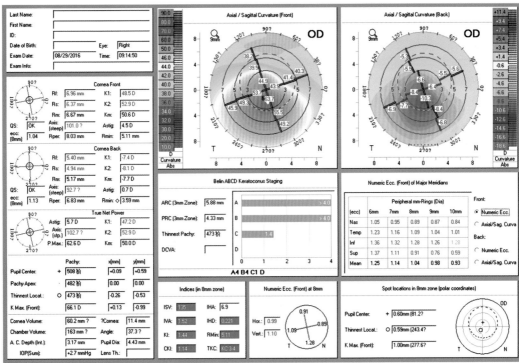

图 3-1-22　圆锥角膜 TKC 3~4 级

A. 患者右眼屈光四联图；B. 患者右眼 Pentacam BAD 增强扩张图；C. 患者右眼 TKC 分级图，配戴框架眼镜视力 0.5，ISV：135，KI：1.44，Rmin：5.11，角膜透明，顶端轻度变薄，Fleischer 环、Vogt 线可见。

注：TKC 分级为 Pentacam 系统软件自带功能，每次检查结束后自动生成。

【治疗】

根据疾病的程度，可以选择角膜接触镜，角膜基质环植入术（intrastromaI corneaI ring segment，ICRS），角膜胶原交联（corneal collagen cross-linking，CXL），以及联合准分子激光，包括准分子激光治疗性角膜切削术（phototherapeutic keratectomy，PTK），准分子激光屈光性角膜切削术（photorefractive keratectomy，PRK）和有晶体眼人工晶体植入术（implantable collamer lens，ICL），严重患者需行角膜移植术[1, 18]。

（王浩宇　曾庆延）

参 考 文 献

[1] GOMES J A，TAN D，RAPUANO C J，et al. Global consensus on keratoconus and ectatic diseases. Cornea，2015，34（4）：359-369.

[2] MIGUEL R-J. Keratoconus: a review. Cont Lens Anterior Eye，2010，33（3）：157-166.

[3] HASHEMI H，HEYDARIAN S，HOOSHMAND E，et al. The prevalence and risk factors for keratoconus: A systematic review and meta-analysis. Cornea，2020，39（2）：263-270.

[4] KENNEDY R H，BOURNE W M，DYER J A. A 48-year clinical and epidemiologic study of keratoconus. Am J Ophthalmol，1986，101（3）：267-273.

[5] WAGNER H，BARR J T，ZADNIK K. Collaborative longitudinal evaluation of keratoconus（CLEK）study: Methods and findings to date. Cont Lens Anterior Eye，2007，30（4）：223-232.

[6] HARRISON R J，KLOUDA P T，EASTY D L，et al. Association between keratoconus and atopy. Br J Ophthalmol，1989，73（10）：816-822.

[7] BAWAZEER A M，HODGE W G，LORIMER B. Atopy and keratoconus: a multivariate analysis. Br J Ophthalmol，2000，84（8）：834-836.

[8] XIAOHUI L. A genome-wide association study identifies a potential novel gene locus for keratoconus，one of the commonest causes for corneal transplantation in developed countries. Hum Mol Genet，2012，21（2）：421-429.

[9] KATHRYN P B. Association of polymorphisms in the hepatocyte growth factor gene promoter with keratoconus. Invest Ophthalmol Vis Sci，2011，52（11）：8514-8519.

[10] XIAOHUI L. Two-stage genome-wide linkage scan in keratoconus sib pair families. Invest Ophthalmol Vis Sci，2006，47（9）：3791-3795.

[11] RABINOWITZ Y. Computer-assisted corneal topography in keratoconus. Refract Corneal Surg，1989，5（6）：400-408.

[12] MAEDA N，KLYCE S D，SMOLEK M K. Comparison of methods for detecting keratoconus using video-keratography. Arch Ophthalmol，1995，113（7）：870-874.

[13] VINCIGUERRA R，AMBRÓSIO R，ROBERTS C J，et al. Biomechanical characterization of subclinical keratoconus without topographic or tomographic abnormalities. J Refract Surg，2017，33（6）：399-407.

[14] AMBRÓSIO R，LOPES B T，FARIA-CORREIA F，et al. Integration of Scheimpflug-based corneal tomography and biomechanical assessments for enhancing ectasia detection. J Refract Surg，2017，33（7）：434-443.

[15] ALIÓ J L，SHABAYEK M H. Corneal higher order aberrations：A method to grade keratoconus. J Refract Surg，2006，22（6）：539-545.

[16] ONG K，HORSFALL W，CONWAY E M，et al. Keratoconus：The ABCD grading system. Klin Monbl Augenheilkd，2016，233（06）：701-707.

[17] HUSEYNLI S，SALGADO-BORGES J，ALIO J L. Comparative evaluation of Scheimpflug tomography parameters between thin non-keratoconic，subclinical keratoconic，and mild keratoconic corneas. Eur J Ophthalmol，2018，28（5）：521-534.

[18] 曾庆延，李绍伟. 图解角膜病诊疗. 北京：人民卫生出版社，2020.

第二节　屈光术后角膜扩张

屈光术后角膜扩张（corneal ectasia after refractive surgery）是一种罕见的在角膜屈光术后发生的潜在严重并发症。其特点为屈光术后角膜生物力学异常，引起非炎症性进行性变薄、膨出或变形，导致最佳矫正视力逐渐丧失。

【病因学】

发病机制不明，可能是多因素疾病。目前认为屈光术后角膜扩张的危险因素有以下几点[1]：

1. 圆锥角膜或顿挫型圆锥角膜（forme fruste keratoconus）　顿挫型圆锥角膜或称可疑圆锥角膜，指非常轻微的或亚临床期圆锥角膜[2]。或者有圆锥角膜家族遗传史。

2. 其他角膜疾病　其他可引起角膜扩张的疾病，如透明边缘角膜变性等。

3. 角膜地形图不规则　有学者发现约 50% 的屈光术后角膜扩张患者，术前存在角膜地形图不规则，如角膜地形图上方或下方倾斜变陡，以及不对称的蝴蝶征[3]。KISA% 指数[4]为一种量化圆锥角膜患者地形图特征的指数，其计算公式为 KISA% = K×(I−S)×AST×SRAX×100，其中 K 值为角膜中央陡峭值，I−S 值为下方曲率与上方曲率不对称差值，AST 指数为规则角膜散光值，SRAX 指数为圆锥角膜不规则散光值。如果 KISA%＞100% 提示圆锥角膜的可能性，需警惕屈光手术后角膜扩张风险[5,6]。有研究表明，34.8% 的患者术前角膜地形图不规则，术后逐渐发展为角膜扩张[7]。

4. 残留基质厚度（residual stromal bed，RSB）低　可导致屈光术后残留基质厚度偏低的因素主要有高度近视、术前偏薄的角膜厚度（＜500μm）、偏厚的 LASIK 瓣。Seiler 等[8]提出，建议屈光术后角膜残留基质最薄厚度不低于 250μm。Binder 等[9]认为，RSB＜300μm 是 LASIK 术后角膜扩张的危险因素。目前，关于 RSB 的安全阈值没有定论[10]，因为角膜厚度的生物力学参数不是恒定的，其后 2/3 内聚拉伸强度是逐渐减弱的，对于相同的 RSB 值，不同的术前角膜厚度，角膜的损伤是不同的[11]。RSB 对扩张风险的评估基于对切除组织的间接测量，因此其准确性明显低于组织改变率。

5. 组织改变率（percentage of tissue altered，PTA）高　PTA =（FT＋AD）/CCT，其中 FT 即角膜瓣厚度，AD 即消融深度，CCT 即术前中央角膜厚度[12]。PTA 关注的是术前角膜厚度，结合准分子消融转化为术后角膜生物力学。相较于 RSB 而言，PTA 更加侧重考虑个体化的精确测量与分析。有学者发现角膜地形图表现正常的眼，当 PTA≥40% 时，发生屈光术后角膜扩张的风险较高[13]。

6. 术前较薄的角膜厚度　术前偏薄的角膜厚度，虽然可能仍然在正常范围之内，但是目前也被认为是一项灵敏性较低的预测屈光术后角膜扩张的因素之一，因为同样的消融意味着较薄的角膜有更高的 PTA。并且圆锥角膜比正常角膜薄[14, 15]，虽然并没有检测到疾病的临床迹象，但是术前角膜厚度偏低可能是疾病的预兆。有研究表明，角膜地形图正常的眼，术前中央角膜厚度 <510μm，其术后角膜扩张的风险很低[12]。但是，如果术前中央角膜厚度值 <480μm 则应保持警惕，因为这些人群普遍患有圆锥角膜[11]。

7. 高度近视　研究表明，高度近视屈光术后发生角膜扩张的概率明显高于中低度近视人群[16, 17]。认为高度近视可能代表计算 PTA 方程中的一部分，即消融深度。

8. SMILE　小切口透镜取出（small incision lenticule extraction, SMILE）是一种无瓣透镜取出术，与 LASIK 手术相比对外周胶原纤维的破坏相对较少。对角膜生物力学的完整性影响较小，但是仍然不能避免角膜扩张的风险。偏薄的 RSB 目前同样被认为是 SMILE 术后角膜扩张的危险因素之一。但是许多学者对于 SMILE 术后角膜扩张的危险因素进行了一些探索。目前提出改进的 PTA（mPTA），其计算公式为 mPTA $=[(S/L) \times CT + LT]/CCT$，其中，$S$ 为 SMILE 切口长度与帽周长的比值，L 为 LASIK 瓣切口长度与瓣总周长的比值，CT 是帽/瓣的厚度，LT 为最大微透镜厚度，CCT 为中央角膜厚度，该研究认为根据改进的 PTA（mPTA）公式计算的值接近或超过 20% 可能代表高风险[10]。

9. 揉眼　揉眼是发生圆锥角膜的一个重要危险因素。对眼睛的摩擦可能引起角膜温度升高、上皮细胞变薄、角膜中炎症介质浓度增加、酶活性异常、眼压增加，以及锥体前端胶原纤维之间的滑移，机械性创伤和/或高流体静力作用还会导致角膜基质细胞改变[18]。但是每个人揉眼的频率以及对角膜的压力都不同，判断揉眼对角膜的真实影响具有挑战性。

对于屈光术后患者而言，其角膜瘢痕使角膜强度降低，更容易受到揉眼相关创伤的影响。有圆锥角膜穿透性角膜移植术后圆锥角膜复发的病例报道，该患者有过敏性结膜炎，有剧烈的揉眼病史[19]。

10. 年龄偏小　年龄是目前最有争议的危险因素[11]。对于角膜地形图正常的眼而言，年龄最有可能是患者内在生物力学特性的主要信息来源[20]。有学者发现，年龄 <30 岁患者易发生屈光术后角膜扩张[17]，但目前尚有争议。可能是较年轻患者的角膜理论上具有较低的角膜内聚拉伸强度，这种强度会随着时间的推移而改变[21]，也可能是因为圆锥角膜是一种进行性的疾病，年轻的患者尚未发展出可检测到的形态学异常体征[22]。

11. 妊娠期　有关于患者 LASIK 术后怀孕期间发生角膜扩张的病例报道，可能与怀孕期间激素的变化影响结缔组织生物力学稳定性有关[23]。

12. 扩张风险评分系统（ectasia risk score system, ERSS）[3]　有学者开发了一种综合筛查方法，即 ERSS，可有效检测 LASIK 术后存在扩张的风险。该评分系统对术前角膜地形图模式、预测的残留基质厚度、年龄、术前角膜厚度和术前等效球面屈光以加权方式进行分配分数。以累积的点数为基础将风险分类为：0~2 分为低风险，3 分为中度风险，4 分为高风险。

13. 其他　边缘手术候选人指根据 ERSS，有些被评为中度风险的人群。在这些人群中发现的风险因素虽然在一些研究中被提到，但是仍需更多证据，包括慢性创伤（揉眼）、屈光状态不稳定、最佳矫正视力 <20/20、圆锥角膜家族史，以及男性[3, 17]。屈光不稳定可能是角膜形态进行性改变的一种迹象。在圆锥角膜的报道中男性高发，这些都是需要考虑的因素。当然，仍有一些患者屈光术后虽然发生了角膜扩张，但是没有危险因素的存在[24, 25]。

【临床表现】

1. 病史　角膜屈光术后角膜扩张多数发生在准分子激光原位角膜磨镶术（laser in situ keratomileusis，LASIK）后，而不是准分子激光屈光性角膜切削术（photorefractive keratectomy，PRK）后。近期的系统分析研究表明，PRK术后角膜扩张发病率为0.020%，LASIK术后角膜扩张的发病率是PRK的4.5倍，为0.090%，SMILE术后角膜扩张的发病率最低，为0.011%，但这有可能与SMILE在全球范围开展时间尚短有关[26]。约50%的病例为术后1年内发病，80%的病例为术后2年内发病[17]。汉口爱尔眼科医院研究显示，约一半患者为术后10年确诊，可能与患者术后未定期复查、视力下降明显方到院检查有关，这也提示屈光术后定期复查的重要性。

2. 症状　早期常无明显症状，随着病情进展，通常表现为视力下降。开始可矫正，发展严重者最佳矫正视力低于1.0。

3. 体征　屈光术后近视及散光进展，不规则散光增加，最佳矫正视力下降，可能会与屈光回退混淆。随着时间的推移，中央及旁中央角膜扩张变薄。

4. 角膜地形图　早期常表现为不规则散光，可伴随下方角膜曲率变陡，前后表面高度升高，变陡区域角膜进一步变薄（图3-2-1）。并随着病情的进展逐渐加重。

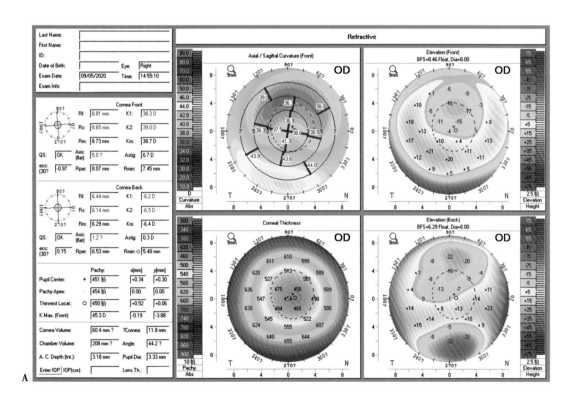

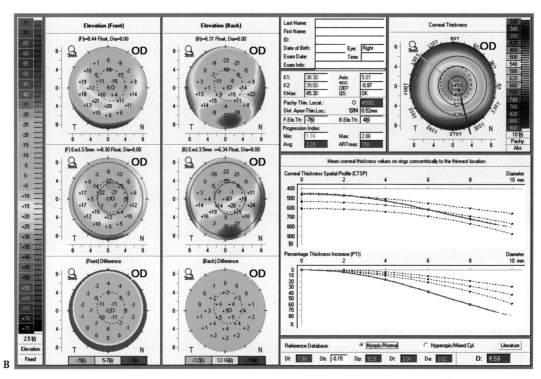

B

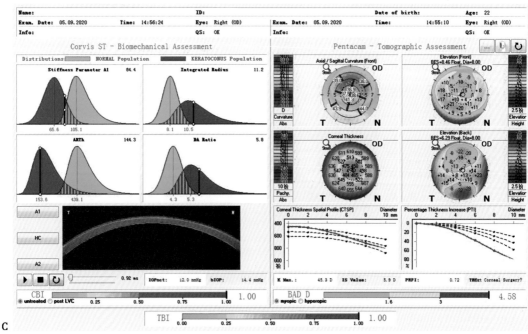

C

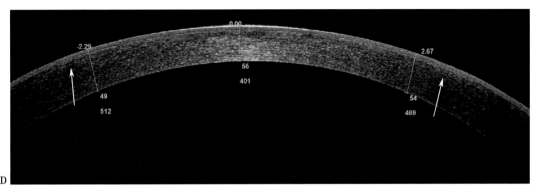

D

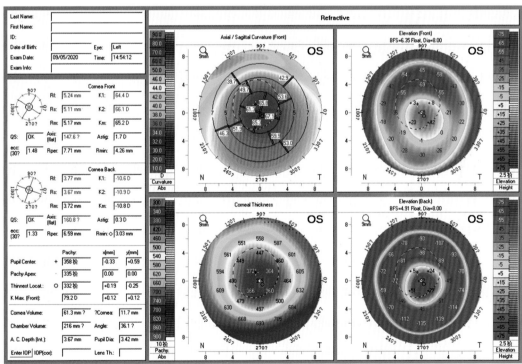

E

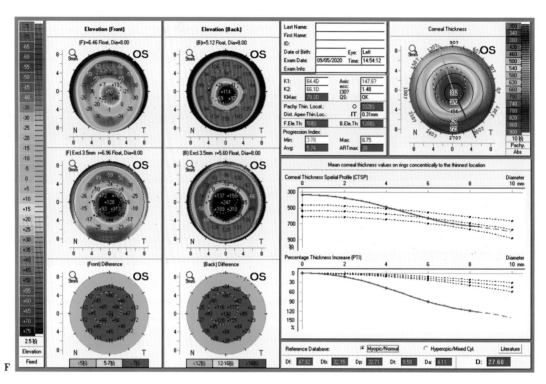

F

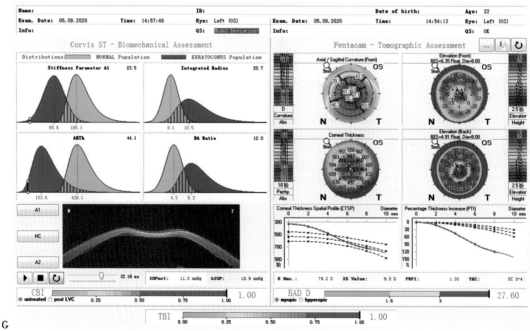

G

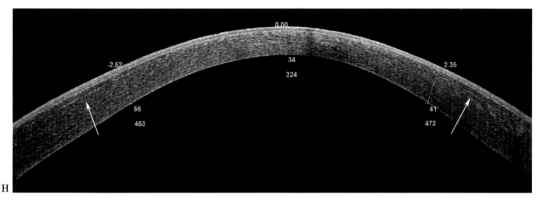

图 3-2-1　双眼继发性圆锥角膜

患者,男,22岁,4年前双眼 LASIK 屈光手术史,主诉"双眼视力下降3年半",诊断为双眼继发性圆锥角膜。A. 右眼 Pentacam 屈光四联图,角膜曲率 $K1$ 为 38.3D,$K2$ 为 39.0D,下方最大角膜曲率(K_{max})为 45.3D,增高。相应处前后表面高度升高,矫正视力 −1.00DS＝1.0;B. 右眼 BAD 增强扩张图角膜曲率、前后表面高度、角膜厚度百分比递增曲线均异常,结合左眼确诊继发性圆锥角膜,提示右眼继发性圆锥角膜;C. 右眼生物力学 CBI 1.0,BAD.D 1.0,单项指数及综合指数 TBI 均提示继发性圆锥角膜;D. 右眼前节 OCT 隐约可见屈光手术界面(白色箭头所示);E. 左眼 Pentacam 屈光四联图,角膜曲率 $K1$ 为 64.4D,$K2$ 为 66.1D,最大角膜曲率(K_{max})为 79.2D,角膜最薄点厚度为 332μm。相应处前表面高度为 ＋50μm,后表面高度为 ＋92μm。裸眼视力 CF/ 眼前 20cm,矫正无提高;F. 右眼 BAD 增强扩张图角膜曲率、前后表面高度、ART_{max}、角膜厚度百分比递增曲线、5 个偏差指数及总体偏差指数均为红色,提示继发性圆锥角膜;G. 左眼生物力学 CBI 1.0,BAD.D 1.0,单项指数及综合指数 TBI 均提示继发性圆锥角膜;H. 左眼前节 OCT 清晰可见屈光手术界面(白色箭头所示)。

5. 角膜生物力学　LASIK 术后,随着角膜有效厚度的降低会导致角膜生物力学强度的减弱。中央角膜基质的前 40% 是角膜的最强区域,比后 60% 的角膜基质强 50%,具有更强的凝聚力拉伸强度[18]。因此,厚瓣、更深的消融留下薄的残留基质床,对角膜生物力学的完整性有着更大的影响。研究表明,LASIK 术后角膜基质愈合有限且不完全,在角膜中央和旁中央区的基质层间瘢痕仅有较少细胞,该瘢痕的拉伸强度非常弱,平均为正常角膜基质的 2.4%。相反,位于更表浅位置的 LASIK 瓣的创面边缘愈合时,会产生 10 倍强的纤维化的瘢痕,此处瘢痕含有更多的细胞,其平均拉伸强度为正常角膜基质的 28.1%[27]。对于大多数人来讲没有什么临床后果,但是对于小部分人群而言,角膜生物力学的完整性显著丧失,使他们更有可能发展为角膜扩张。

6. 前节 OCT　LASIK/SMILE 术后早期可见瓣 / 帽界限,可进行瓣 / 帽厚度及 RSB 厚度测量。

【诊断】

主要依据病史与体征,结合角膜地形图帮助诊断。需与透明角膜边缘变性(PMD)、圆锥角膜等疾病相鉴别。

【治疗】

治疗分为非侵入性、微小侵入性及侵入性治疗方法。

（一）非侵入性治疗

1. 框架眼镜　早期轻度的角膜扩张需密切随访观察视力及角膜形态是否稳定,如尚稳定可配戴框架眼镜。

2. 硬性透氧性角膜接触镜（rigid gas permeable lens，RGP） RGP 是治疗不规则散光的主要方法，对大多数屈光术后角膜扩张治疗效果良好。

3. 巩膜镜 对 RGP 不能耐受者，可考虑配戴舒适度更佳的巩膜镜治疗。

（二）微小侵入性治疗

1. 角膜胶原交联（详见第五章第一节） 如角膜形态恶化，伴或不伴视力下降，应尽早行 CXL。原则上角膜最薄点厚度应 >400μm。

目前，CXL 在屈光术后角膜扩张中的应用已被美国、欧洲及其他地区批准。CXL 可以阻止角膜扩张，甚至可能逆转扩张。已有前瞻性、多中心、随机对照临床试验表明，CXL 能够有效改善患者 K_{max} 值、裸眼视力及最佳矫正视力[28]。但是存在一定不良事件，包括角膜混浊、点状角膜炎、角膜内皮细胞减少、眼痛、视物模糊等[28]。

2. 角膜基质环（intracorneal ring segment，ICRS） 角膜基质环是植入于角膜中周部基质的环形物质，能够改变角膜的曲率和形状，使周围角膜变陡，中央角膜变平。因此，角膜基质环的植入能够有效提高视力，减少屈光不正。

3. SMILE 透镜植入联合交联 有学者在 SMILE 囊袋内植入异体 SMILE 透镜再进行快速 CXL 治疗，发现可改善患者矫正视力，且没有出现感染或排斥反应等，但是仍需要长期随访观察[29]。

（三）侵入性治疗

深板层角膜移植术 / 穿透性角膜移植术 若为圆锥角膜晚期或上述治疗无效，可行角膜移植手术。有研究表明不到 8% 的患者需要角膜移植手术[30]。首选深板层角膜移植术（图 3-2-2）。

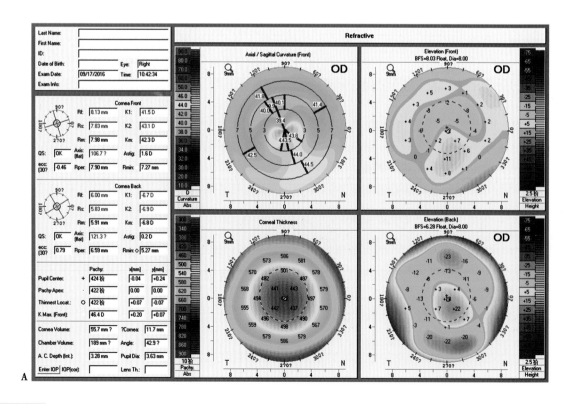

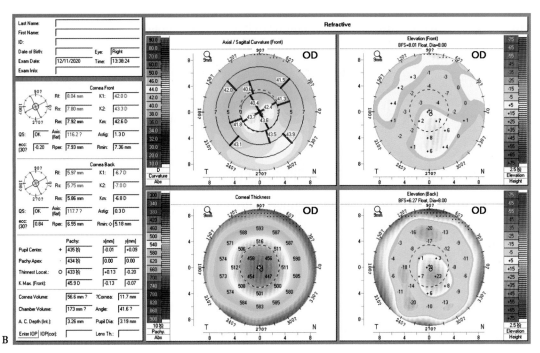

B

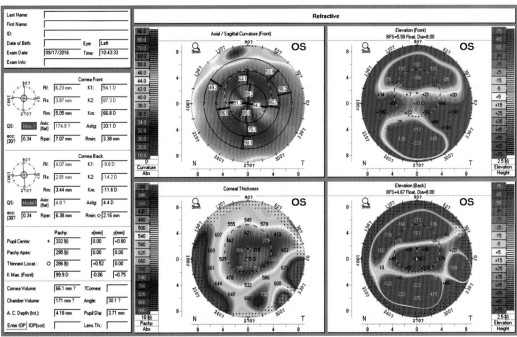

C

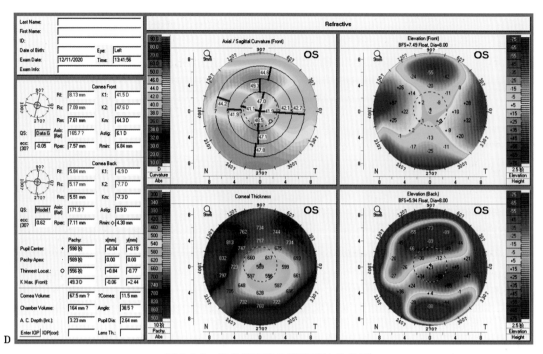

图 3-2-2　继发性圆锥角膜双眼治疗前后

患者，男，22 岁，2 年半前双眼 LASIK 手术史，主诉"双眼视力下降 1 年"，诊断为双眼继发性圆锥角膜。2017 年 1 月，行右眼角膜胶原交联（0.1% 核黄素离子导入 10min，紫外线照射强度 10mW/cm²，照射 9min）。2016 年 9 月，行左眼深板层角膜移植术。

A. 术前右眼 Pentacam 屈光四联图，角膜曲率 $K1$ 为 41.5D，$K2$ 为 43.1D，最大角膜曲率（K_{max}）为 46.4D，角膜最薄点厚度为 422μm。相应处前表面高度为 +2μm，后表面高度为 +18μm。裸眼视力 0.2，矫正视力 $-1.75DS/-1.50DC \times 105 = 1.0$。B. 术后近 4 年右眼 Pentacam 屈光四联图，角膜曲率 $K1$ 为 42.0D，$K2$ 为 43.3D，最大角膜曲率（K_{max}）为 45.9D，角膜最薄点厚度为 433μm。相应处前表面高度为 +3μm，后表面高度为 +18μm。裸眼视力 0.6，矫正视力 $-2.00DS/-1.50DC \times 100 = 0.8$。C. 术前左眼 Pentacam 屈光四联图，角膜曲率 $K1$ 为 54.1D，$K2$ 为 87.3D，最大角膜曲率（K_{max}）为 99.9D，角膜最薄点厚度为 286μm。相应处前表面高度为 +41μm，后表面高度为 +156μm。裸眼视力 0.08，矫正视力 $-11.500DS/-7.25DC \times 45 = 0.3$。D. 术后 4 年左眼 Pentacam 屈光四联图，角膜曲率 $K1$ 为 41.5D，$K2$ 为 47.6D，最大角膜曲率（K_{max}）为 49.3D，角膜最薄点厚度为 556μm。相应处前表面高度为 -2μm，后表面高度为 +21μm。裸眼视力 0.5，矫正视力 $-3.50DS/-2.00DC \times 160 = 0.6$。

（乔　晨　曾庆延）

参 考 文 献

[1] GIRI P，AZAR D T. Risk profiles of ectasia after keratorefractive surgery. Curr Opin Ophthalmol，2017，28（4）：337-342.

[2] KIRGIZ A，KARAMAN ERDUR S，ATALAY K，et al. The role of ocular response analyzer in differentiation of forme fruste keratoconus from corneal astigmatism. Eye Contact Lens，2019，45（2）：83-87.

[3] RANDLEMAN J B，TRATTLER W B，STULTING R D. Validation of the Ectasia Risk Score System for preoperative laser in situ keratomileusis screening. Am J Ophthalmol，2008，145（5）：813-818.

[4] RABINOWITZ Y S，RASHEED K. KISA% index：a quantitative videokeratography algorithm embodying minimal topographic criteria for diagnosing keratoconus. J Cataract Refract Surg，1999，25（10）：1327-1235.

[5] DURAND L, MONNOT J P, BURILLON C, et al. Complications of radial keratotomy: eyes with kerato-conus and late wound dehiscence. Refract Corneal Surg, 1992, 8(4): 311-314.

[6] MAMALIS N, MONTGOMERY S, ANDERSON C, et al. Radial keratotomy in a patient with keratoconus. Refract Corneal Surg, 1991, 7(5): 374-346.

[7] SPADEA L, CANTERA E, CORTES M, et al. Corneal ectasia after myopic laser in situ keratomileusis: a long-term study. Clin Ophthalmol, 2012, 6: 1801-1813.

[8] SEILER T, KOUFALA K, RICHTER G. Iatrogenic keratectasia after laser in situ keratomileusis. J Refract Surg, 1998, 14(3): 312-317.

[9] BINDER P S, TRATTLER W B. Evaluation of a risk factor scoring system for corneal ectasia after LASIK in eyes with normal topography. J Refract Surg, 2010, 26(4): 241-250.

[10] MOSHIRFAR M, ALBARRACIN J C, DESAUTELS J D, et al. Ectasia following small-incision lenticule extraction(SMILE): a review of the literature. Clin Ophthalmol, 2017, 11: 1683-1688.

[11] SANTHIAGO M R, GIACOMIN N T, SMADJA D, et al. Ectasia risk factors in refractive surgery. Clin Ophthalmol, 2016, 10: 713-720.

[12] SANTHIAGO M R, SMADJA D, GOMES B F, et al. Association between the percent tissue altered and post-laser in situ keratomileusis ectasia in eyes with normal preoperative topography. Am J Ophthalmol, 2014, 158(1): 87-95.

[13] SANTHIAGO M R. Percent tissue altered and corneal ectasia. Curr Opin Ophthalmol, 2016, 27(4): 311-315.

[14] RUISENOR VAZQUEZ P R, GALLETTI J D, MINGUEZ N, et al. Pentacam Scheimpflug tomography findings in topographically normal patients and subclinical keratoconus cases. Am J Ophthalmol, 2014, 158(1): 32-40.

[15] AMBROSIO R Jr., ALONSO R S, LUZ A, et al. Corneal-thickness spatial profile and corneal-volume distribution: tomographic indices to detect keratoconus. J Cataract Refract Surg, 2006, 32(11): 1851-1859.

[16] RANDLEMAN J B, RUSSELL B, WARD M A, et al. Risk factors and prognosis for corneal ectasia after LASIK. Ophthalmology, 2003, 110(2): 267-275.

[17] RANDLEMAN J B, WOODWARD M, LYNN M J, et al. Risk assessment for ectasia after corneal refrac-tive surgery. Ophthalmology, 2008, 115(1): 37-50.

[18] MCMONNIES C W. Mechanisms of rubbing-related corneal trauma in keratoconus. Cornea, 2009, 28(6): 607-615.

[19] YENIAD B, ALPARSLAN N, AKARCAY K. Eye rubbing as an apparent cause of recurrent keratoconus. Cornea, 2009, 28(4): 477-479.

[20] DAWSON D G, RANDLEMAN J B, GROSSNIKLAUS H E, et al. Corneal ectasia after excimer laser keratorefractive surgery: histopathology, ultrastructure, and pathophysiology. Ophthalmology, 2008, 115(12): 2181-2191.

[21] RANDLEMAN J B, DAWSON D G, GROSSNIKLAUS H E, et al. Depth-dependent cohesive tensile strength in human donor corneas: implications for refractive surgery. J Refract Surg, 2008, 24(1): S85-S89.

[22] SOETERS N, VAN DER VALK R, TAHZIB N G. Corneal cross-linking for treatment of progressive kera-toconus in various age groups. J Refract Surg, 2014, 30(7): 454-460.

[23] HAFEZI F，KOLLER T，DERHARTUNIAN V，et al. Pregnancy may trigger late onset of keratectasia after LASIK. J Refract Surg，2012，28（4）：242-243.

[24] TATAR M G，AYLIN KANTARCI F，YILDIRIM A，et al. Risk factors in post-LASIK corneal ectasia. J Ophthalmol，2014，2014：204191.

[25] SAAD A，GATINEL D. Bilateral corneal ectasia after laser in situ keratomileusis in patient with isolated difference in central corneal thickness between eyes. J Cataract Refract Surg，2010，36（6）：1033-1035.

[26] MOSHIRFAR M，TUKAN A N，BUNDOGJI N，et al. Ectasia after corneal refractive surgery：A systematic review. Ophthalmol Ther，2021，10（4）：753-776.

[27] SCHMACK I，DAWSON D G，MCCAREY B E，et al. Cohesive tensile strength of human LASIK wounds with histologic，ultrastructural，and clinical correlations. J Refract Surg，2005，21（5）：433-445.

[28] HERSH P S，STULTING R D，MULLER D，et al. U.S. multicenter clinical trial of corneal collagen crosslinking for treatment of corneal ectasia after refractive surgery. Ophthalmology，2017，124（10）：1475-1484.

[29] GANESH S，BRAR S，BOWRY R. Management of small-incision lenticule extraction ectasia using tissue addition and pocket crosslinking. J Cataract Refract Surg，2021，47（3）：407-412.

[30] WOODWARD M A，RANDLEMAN J B，RUSSELL B，et al. Visual rehabilitation and outcomes for ectasia after corneal refractive surgery. J Cataract Refract Surg，2008，34（3）：383-388.

第三节　透明边缘角膜变性

透明边缘角膜变性（pellucid marginal corneal degeneration，PMD）是一种罕见的非炎症性、进展性、以周边角膜扩张为特点的疾病。常见于中青年男性，累及下方周边角膜，病变区呈新月形。

【病因学】

1. 病因不明，无遗传特征。

2. 部分学者认为 PMD 和圆锥角膜是同一种疾病的不同表现形式。

3. 也有些研究表明 PMD 与系统性疾病所致眼部的摩擦相关 [1-3]。

4. 组织病理学上，PMD 患者角膜无炎性细胞，基质黏多糖增加，Bowman 层不规则断裂。

【临床表现】

1. 病史

（1）多见于中青年男性（年龄 20～50 岁），常无明确相关病史。

（2）多为双眼发病，也可单眼发病。

（3）进展缓慢，常以年计。

2. 症状

（1）早期无自觉症状，逐渐出现视力下降，或长期低视力。

（2）当出现急性角膜水肿和 / 或自发性角膜穿孔时，可出现急性眼红、眼痛、畏光，伴视力下降。

3. 体征

（1）验光显示为较大度数的不规则散光 / 逆规散光。

（2）角膜下方周边部新月形变薄，一般累及 4～8 点区域，变薄区与角膜缘有 1～2mm 正常角膜间隔。变薄区透明，也可表现为上皮及浅中基质瘢痕样混浊，但上皮完整，无脂质沉着及新生血管长入。变薄区上方角膜凸出，向前下方隆起，呈下垂状。从侧面看呈"啤酒肚"样外观。

（3）后弹力层常见与角膜缘平行的褶皱，当轻压角膜时，褶皱会暂时消失。无 Fleischer 环、Vogt 条纹和 Munson 征，可与圆锥角膜相鉴别。

（4）角膜急性水肿消失后，则会有新生血管长入和角膜瘢痕的形成。

4. 角膜地形图　典型的 PMD 角膜地形图呈"蟹爪样"（lobster claw）改变[4]，又称为"蝴蝶纹"（butterfly）[5]、"龙虾纹"（lobster）[6] 或"吻鸽状"（kissing dove）[7] 改变（图 3-3-1）。

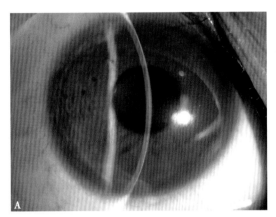
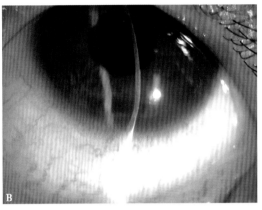

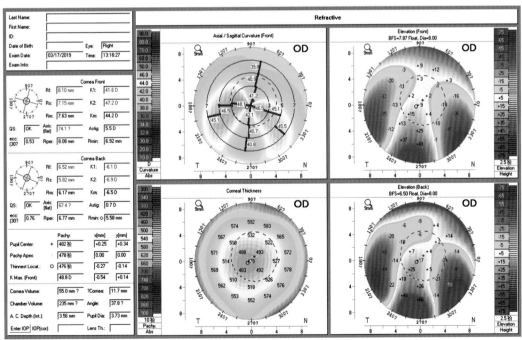

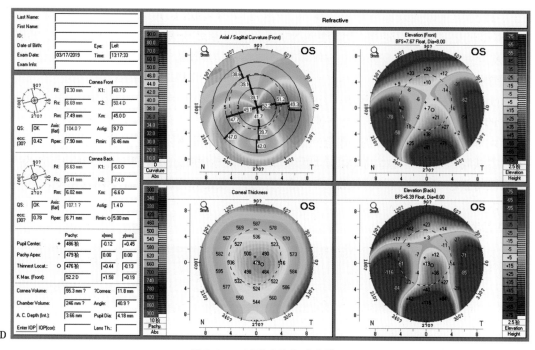

图 3-3-1　透明边缘角膜变性

患者,男,26 岁,双眼视力下降 10 年,左眼视物不清 2 个月,诊断为双眼透明边缘角膜变性。

A. 右眼角膜下方 4～8 点位周边角膜稍变薄,呈新月形,视力 0.02,矫正视力 -4.50DS/-5.00DC×65→1.0;

B. 左眼角膜下方角膜稍前凸,4～8 点位周边角膜变薄,呈新月形,视力 0.02,矫正视力 -2.50DS/-8.75DC×105→0.7;C,D. 该患者双眼 Pentacam 屈光四联图,见鼻侧和颞侧角膜曲率明显不规则变陡,呈"蟹爪样"改变,下方前后表面高度显著升高。

【诊断】

本病诊断主要依据病史、裂隙灯显微镜和角膜地形图检查。

鉴别诊断:

圆锥角膜:多青少年发病,可出现 Fleischer 环、Vogt 线、Munson 征,以及 Rizutti 现象;

Terrien 边缘变性:多见于中老年男性,可有角膜浸润和脂质沉积。

【治疗】

治疗方案与疾病的严重程度有关。

1. 早期

(1)框架眼镜:最常用的治疗方法是配戴框架眼镜。大多数患者可以通过配戴具有高折射率透镜的球柱镜片获得较好的矫正视力。

(2)软性复曲面接触镜和巩膜镜:但是可能出现角膜水肿或角膜新生血管等并发症。

2. 中期

(1)硬性透氧性角膜接触镜(RGP):当角膜轻度扩张时,上述方法不能有效改善视力,可配戴 RGP[8]。

(2)角膜基质环(ICRS)植入术:国内尚无。

(3)角膜胶原交联(CXL)[9](详见第五章第二节):目前,CXL 在 PMD 的应用尚未得到正式批准。但是在临床研究中已经取得了较好的临床效果，研究表明 CXL 可以稳定角膜生物力学，轻微提高患者视力。为了提高 PMD 患者的视力，一些学者进行了探索，行 PRK 联合 CXL 治疗 PMD，可以极大地改善患者视力，结果令人鼓舞[10, 11]。

简要治疗过程如下：首先刮除角膜上皮，然后根据角膜地形图制订 PRK，治疗区域为 5.0mm，PRK 手术后立刻进行 CXL。相关并发症与 CXL 治疗圆锥角膜相同。同时，也有学者将 PTK 替代 PRK 进行角膜上皮切削，再进行快速 CXL 来控制疾病的进展[12]。

3. 晚期 为矫正严重的角膜散光和防止角膜穿孔，可考虑行角膜移植手术治疗。具体手术方式可根据病灶的大小、区域等具体分析。由于 PMD 患者病变区域在角膜缘附近，穿透性角膜移植术会增加移植排斥、缝合诱导的并发症和角膜新生血管的发生率。相对理想的术式是指环状角膜移植或新月形板层角膜移植。部分视力差且不能耐受 RGP 的中期 PMD 患者，也可考虑上述手术治疗。

4. 急性期 当出现角膜急性水肿或穿孔时，可采用多种手术方式进行治疗，包括：
（1）角膜缝合术；
（2）生物胶的使用；
（3）配戴角膜绷带镜；
（4）新月形或指环状板层角膜移植术；
（5）穿透性角膜移植术；
（6）大植片深板层角膜移植术。

（乔 晨 曾庆延）

参 考 文 献

[1] DUNDAR H, KARA N, KAYA V, et al. Unilateral superior pellucid marginal degeneration in a case with ichthyosis. Cont Lens Anterior Eye, 2011, 34（1）: 45-48.

[2] FERNANDEZ-BARBOZA F, VERDIGUEL-SOTELO K, HERNANDEZ-LOPEZ A. Pellucid marginal degeneration and corneal ulceration, associated with Sjogren syndrome. Rev Med Inst Mex Seguro Soc, 2009, 47（1）: 77-82.

[3] SII F, LEE G A, SANFILIPPO P, et al. Pellucid marginal degeneration and scleroderma. Clin Exp Optom, 2004, 87（3）: 180-184.

[4] MARTINEZ-ABAD A, PINERO D P. Pellucid marginal degeneration: Detection, discrimination from other corneal ectatic disorders and progression. Cont Lens Anterior Eye, 2019, 42（4）: 341-349.

[5] KOC M, TEKIN K, INANC M, et al. Crab claw pattern on corneal topography: pellucid marginal degeneration or inferior keratoconus? Eye（Lond）, 2018, 32（1）: 11-18.

[6] BELIN M W, ASOTA I M, AMBROSIO R Jr., et al. What's in a name: keratoconus, pellucid marginal degeneration, and related thinning disorders. Am J Ophthalmol, 2011, 152（2）: 157-162.

[7] GRUENAUER-KLOEVEKORN C, FISCHER U, KLOEVEKORN-NORGALL K, et al. Pellucid marginal corneal degeneration: evaluation of the corneal surface and contact lens fitting. Br J Ophthalmol, 2006, 90（3）: 318-323.

[8] JINABHAI A, RADHAKRISHNAN H, O'DONNELL C. Pellucid corneal marginal degeneration: A review. Cont lens anterior eye, 2011, 34（2）: 56-63.

[9] YONG J J, HATCH K M. Corneal cross-linking: An effective treatment option for pellucid marginal degeneration. Semin Ophthalmol, 2019, 34(7-8): 512-517.

[10] KYMIONIS G D, KARAVITAKI A E, KOUNIS G A, et al. Management of pellucid marginal corneal degeneration with simultaneous customized photorefractive keratectomy and collagen crosslinking. J Cataract Refract Surg, 2009, 35(7): 1298-1301.

[11] STOJANOVIC A, ZHANG J, CHEN X, et al. Topography-guided transepithelial surface ablation followed by corneal collagen cross-linking performed in a single combined procedure for the treatment of keratoconus and pellucid marginal degeneration. J Refract Surg, 2010, 26(2): 145-152.

[12] CAGIL N, SARAC O, YESILIRMAK N, et al. Transepithelial phototherapeutic keratectomy followed by corneal collagen crosslinking for the treatment of pellucid marginal degeneration: Long-term results. Cornea, 2019, 38(8): 980-985.

第四章 角膜胶原交联治疗圆锥角膜

第一节 适应证与治疗方案选择

圆锥角膜的非手术治疗选择包括框架眼镜及角膜接触镜。早中期圆锥角膜患者通常从框架眼镜矫正开始治疗。一旦框架眼镜矫正效果不佳,患者需配戴角膜接触镜,通过建立新的前部屈光表面来改善视力,但配戴角膜接触镜并不能阻止圆锥角膜的进一步扩张[1]。

尽管圆锥角膜的病因目前尚不明确,但胶原纤维在决定角膜形状和生物力学性能方面所起的重要作用已被广泛认同。角膜胶原交联(corneal collagen cross-linking, CXL)通过光氧化治疗原理,利用紫外线核黄素反应诱导胶原蛋白糖基化,产生活性氧自由基(reactive oxygen species, ROS)促进胶原纤维间共价键的生成,减少胶原酶的溶解作用,增强角膜对变形的抵抗力,提高角膜基质坚固性,使其形态稳定[2-4],对于延缓角膜扩张、阻止圆锥角膜的病程发展有极大优势[5, 6]。

根据圆锥角膜和扩张性疾病全球专家共识[7],需要采用 CXL 治疗的圆锥角膜类型包括:①临床进展期的圆锥角膜;②屈光手术后的角膜扩张症;③可预见进展的圆锥角膜;④已有圆锥角膜的眼接受过其他形式的角膜手术者(例如:角膜基质环植入术或激光光学角膜切削术)。同时,共识中也强调,关于亚临床期圆锥角膜应用 CXL 尚无共识。对有进展证据的圆锥角膜应用 CXL 没有年龄的上限或下限要求,对没有进展证据的圆锥角膜,尚无共识明确应用 CXL 的下限年龄,但 CXL 在 40 岁以上的患者中很少应用。

自 CXL 出现以来,技术不断改良,除了稳定角膜病变,还兼顾视力的提升。根据不同的操作方式,可分为去上皮 CXL、经上皮 CXL,以及 CXL 联合屈光性表层切削、CXL 联合有晶状体眼人工晶状体植入术等多种联合治疗术式。

一、经典交联方案——去上皮角膜胶原交联

1997 年,Spörl 等[8]首次在猪、兔角膜上进行 CXL 以增强角膜生物力学强度,经大量研究验证胶原交联反应激活条件后,Wollensak 等[5]于 1998 年使用核黄素(维生素 B_2)联合紫外线 A(UVA)的去上皮 CXL 治疗临床中晚期进展性圆锥角膜。现已有大量文献证实 CXL 治疗圆锥角膜的安全性和有效性[2, 9, 10]。

CXL 标准治疗方案(Dresden 方案)是用角膜刀机械去除上皮,亦有采用酒精浸泡去除上皮,准分子激光治疗性角膜切削术(phototherapeutic keratectomy, PTK)现已用于 CXL 去上皮。有大量研究表明 PTK 法去除上皮的同时能调节前角膜表面形态,术后患者裸眼视力(UCVA)与最佳矫正视力(BCVA)、屈光效果、角膜形态均优于传统方法[11-13],但 Gaster 等[14]

认为 PTK 与传统法相比去上皮 CXL 术后的视力、屈光结果及曲率变化无明显差异。

快速角膜胶原交联（accelerated CXL，A-CXL）是一种改良 CXL，其原理基于布森 - 罗斯科定律，即通过减少辐照时间，但相应增加辐照强度保持总能级恒定，可以获得相同的光化学效应。目前可用的设备可以实现高达 45mW/cm² 的辐照强度，与标准 CXL 相比，A-CXL 主要优点是缩短了治疗时间，增加了患者舒适度，从理论上讲，治疗时间的缩短可降低感染风险[15]。尽管在照射强度和治疗时间方面有几种不同的方案，但最近的许多研究证明了 A-CXL 在圆锥角膜稳定性方面的安全性和有效性[16, 17]。不同研究中所呈现的治疗方案的差异，使得很难得出关于 A-CXL 与标准 CXL 相比的安全性和有效性的确切结论。为了建立理想的替代方案，还需要更多随机对照试验进一步研究。

Raiskup 等[18]经过对 24 名患者的 34 只眼长达 10 年随访后证实，标准 CXL 术后患者 UCVA、BCVA 显著提高，角膜 K 值均有明显改善（术前平均 K_{max} 为 53.2D，术后平均 K_{max} 为 49.56D），角膜内皮无损害、疗效确切、可靠。在圆锥角膜处于晚期、进展比成年患者更迅速的儿童患者中，术后 1 年、3 年及 10 年随访数据表明，标准 CXL 在阻止病情进展方面有效，其中在 10 年的随访中，近 80% 的患者经过 CXL 治疗后有效减缓了圆锥角膜的进展，但还需更长期的观察评估其远期疗效[4, 19]。

研究发现 0.36mW/cm² 的 UVA 照射对兔角膜内皮细胞有细胞毒性，这相当于人角膜厚度低于 400μm 时的效应[5, 20]。研究观察去上皮 CXL 术后可能出现剂量相关的角膜细胞凋亡，主要影响角膜前部 300μm 的组织[21, 22]。因此术前应该检测角膜厚度，为保证 CXL 安全性，照射前角膜厚度至少为 400μm[23, 24]。这也限制了去上皮 CXL 在部分角膜偏薄患者中的应用。

此外，去除角膜上皮可导致 CXL 潜在的不良反应，如术后疼痛、角膜炎、角膜基质混浊（haze）形成等并发症，且总体发生率可高达 20%[25-27]。其中术后疼痛是最常见的主诉。有研究显示，43% 的患者在第 1 天有 4 或 5 级疼痛，而在第 2 天下降到 24%，角膜绷带镜与止痛药物以及冷敷是目前用于减少术后疼痛的主要方法。无防腐剂冷藏人工泪液也可以缓解症状[28]。术后角膜炎的发生包括感染性角膜炎和无菌性的角膜浸润，已报道在相关病例中频繁使用类固醇激素对无菌性角膜浸润效果良好[29]。Koller 等前瞻性研究了 117 只眼去上皮 CXL 术后角膜基质混浊的发生率，结果表明，在术后 1 个月几乎所有眼均可发生，在术后 12 个月其严重程度有所改善，并指出 CXL 相关的基质混浊比角膜屈光术后相关的上皮下 haze 更深[29]。

二、保留上皮角膜胶原交联——跨上皮角膜胶原交联

为降低 CXL 不良反应的发生率，同时也扩大 CXL 在角膜偏薄患者中的应用，近年来有研究探索保留角膜上皮的跨上皮 CXL（tranepithelial corneal collagen crosslinking，TE-CXL，又称经上皮 CXL）。

保留上皮可提高手术安全性，提升患者舒适度，但完整的角膜上皮会减少核黄素渗透，基质内浓度往往不理想，上皮对紫外线也有一定阻隔作用，进而影响 CXL 疗效。Wollensak 等[30]对比去上皮 CXL 和 TE-CXL 治疗后的兔眼发现，由于核黄素渗透不佳、在基质层分布不均，TE-CXL 对角膜生物力学改变仅为去上皮 CXL 的 1/5。有研究显示，尽管 TE-CXL 与去上皮 CXL 短期内临床疗效相似，且可避免上皮愈合不佳等问题，但 23% 的患者在 1 年后

出现圆锥角膜持续进展[31]。

为提高核黄素上皮渗透性，多项研究探索使用促渗剂如苯扎氯铵（BAC）[32]、丁卡因[33]、乙二胺四乙酸（EDTA）[34]、曲美他醇[35]等，通过松弛上皮细胞的紧密连接促进核黄素的扩散。但研究表明，部分促渗剂反复使用可损伤角膜上皮，且可能存在角膜内皮毒性[34]，治疗效果均低于经典 CXL 方式，因此，促渗剂的临床应用还有待进一步研究。

目前认为离子导入治疗相较促渗剂是一种效果更佳的无创角膜给药方式，更具研究前景。离子导入治疗通过电离运动促进核黄素向基质内输送，并可通过调整溶液浓度、电流强度、通电时间等方式提高核黄素跨上皮效率。我们团队研究结果显示，采用离子导入方式可有效阻止圆锥角膜进展，且离子导入持续时间 10min 组比 5min 组显示更好的临床疗效，与去上皮交联更为接近[36]。也有研究显示，随访 2 年离子导入交联所致的细胞凋亡角膜深度较浅，角膜生物力学改变较经典 CXL 有限[37]。

TE-CXL 可减少术中不适感，降低感染风险，减少角膜混浊，保留上皮也可以让患者更快地恢复视力，但因整体效果偏弱，一般适合术前角膜厚度偏薄（<450μm）的圆锥角膜患者。

三、角膜胶原交联联合角膜内基质环

角膜内基质环（intrastromal corneal ring segment，ICRS）可明显改善圆锥角膜的视觉质量和角膜地形图参数，但不能延缓疾病进展[38]。有研究表明，ICRS 联合 CXL 植入术能有效阻止圆锥角膜的发展，与单独进行 ICRS 或 CXL 治疗相比，联合治疗方法可能改善更佳[39, 40]。多项研究评价了 CXL 联合 ICRS 治疗的安全性和有效性，患者裸眼视力（UDVA）、矫正视力（CDVA）和屈光度数显著改善，柱镜和角膜曲率明显降低[38, 41-44]。Greenstein 等[45] 报道了 ICRS 植入并同时或序贯行 CXL 后角膜高阶像差（high order aberration，HOA）的改善，但高阶像差改善与主客观视觉改善间无显著相关性。

关于 CXL 应该在 ICRS 植入之前或之后、以及同期或序贯进行，目前仍然缺乏共识[46]。El-Raggal 等[46] 研究表明，当 ICRS 和 CXL 同时进行时疗效最佳；El-Raggal 等[47] 认为若行 CXL 后再行 ICRS，需修改激光功率设置，在 CXL 术后角膜中制作 ICRS 飞秒激光通道（femtosecond laser channel creation）更为困难，因此在 CXL 前或与 CXL 同时进行通道切割和 ICRS 植入更佳。亦有其他研究已经证明，植入 ICRS 后再进行 CXL 治疗疗效更佳[39]。

ICRS 植入联合 CXL 可以改善角膜曲率，减少不规则散光，延缓疾病进展，恢复功能性视力，适用于偏中心圆锥高度不规则散光且矫正远视力不佳的圆锥角膜患者。

最新的一项前瞻性随机对照研究比较了单纯行 CXL 和 CXL 联合飞秒激光辅助的 ICRS 术，结果表明两种方法在术中和术后均未见并发症[44]。Hersh 等人[41] 在 198 例 198 只眼的研究中分析对比了同期和续贯进行 ICRS 联合 CXL 手术方案，报道了 6 例并发症，其中 2 例感染性角膜炎，4 例基质环相关并发症，经处理均得到缓解。一项纳入 43 只眼的多中心研究报道了 1 例基质环暴露并发症，6 例圆锥角膜进一步进展[42]。

四、角膜胶原交联联合角膜屈光切削

圆锥患者的进展性角膜前凸可致近视和严重散光，CXL 可有效阻止圆锥角膜进展，但残留的屈光不正仍待解决，患者往往仍需配戴硬性角膜接触镜以提高视力。因此，CXL 联合角膜屈光手术有望在阻止病程进展的同时改善患者的视功能。目前，CXL 联合屈光手术

主要包括准分子激光屈光性角膜切削联合 CXL(PRK-CXL),准分子激光治疗性角膜切削术去除上皮联合 CXL(PTK-CXL)。PTK-CXL 已在去上皮 CXL 部分介绍,不再赘述。

Kanellopoulos 等[48]曾研究了 325 例圆锥角膜患者,比较同日在角膜地形图引导下行 PRK 联合 CXL 与 CXL 术后 6 个月行 PRK 手术效果。研究内容包括:视力、屈光度、角膜曲率、中央角膜厚度、内皮细胞计数、角膜 haze、角膜扩张进展情况。结果表明,同日联合手术较序贯手术更好。Kanellopoulos 等认为,同时手术的优势有三:①同时手术减少患者误工时间;②序贯手术会导致受损的角膜基质细胞在 PRK 后补充,并可能被激活为成纤维细胞形成 haze;③ CXL 术后再行 PRK 会导致已经加固的交联层被去除。近年来,Kanellopoulos 等研究表明,经过 10 年随访证实,PRK 联合 CXL 在控制圆锥角膜进展和改善视功能方面具有长期的安全性和有效性,在视力、角膜厚度、角膜曲率等方面 1～10 年间变化不大[49-51]。2019 年,我们团队首次在国内报道了像差引导的去上皮准分子激光屈光性角膜切削术联合 A-CXL 治疗早期圆锥角膜的临床疗效和安全性。我们的研究结果显示:术后裸眼视力、最佳矫正视力、角膜前表面平坦曲率($K1$)、角膜前表面陡峭曲率($K2$)、角膜前表面最大角膜曲率均较术前改善,上皮下神经纤维密度,浅、中层基质细胞密度较术前降低,深基质及内皮细胞密度无明显变化,4mm 直径分析区域角膜总像差与角膜球差较术前降低[52]。

五、角膜胶原交联联合有晶状体眼人工晶状体植入术

除 PRK、PTK 联合术式外,CXL 联合有晶状体眼人工晶状体(phakic intraocular len,PIOL)植入术也是一种联合治疗方式,可进一步优化圆锥角膜的疗效。相比 PRK 等术式,PIOL 可矫正高达 18D 近视和 6D 散光,术后短期即可得到良好视觉改善,并且具有可逆性,极大保护了角膜组织的完整性。目前主要有两种类型的人工晶状体用于眼内屈光矫正:虹膜固定型(iris fixated)和后房型(posterior chamber)人工晶状体。后房型人工晶状体为主流选择。

初步研究(6 个月～2 年短期随访)结果显示[53,54],CXL-PIOL 植入可作为一种替代方法纠正进展期圆锥角膜且不耐受角膜接触镜患者的中高度屈光不正[55-57]。多项研究评估了进展性圆锥角膜在 CXL 后行后房型 PIOL 植入的远期疗效,随访期间视力有明显改善,个别患者在 2 年时观察到远视漂移,但并不影响视力结果[53,54]。长期随访中并未观察到明显的内皮细胞数量减少,但仍然建议每年监测内皮细胞计数[53,58]。CXL-PIOL 作为一种较新兴的角膜胶原交联联合手术,术式的稳定性和潜在并发症仍需长期的前瞻性研究与队列研究进一步评估。

随着诊疗设备的发展和各级地区对疾病认识的不断提高,圆锥角膜的早期诊断能力已较前大大改善,近年来,不断更新的治疗手段给患者和临床医生提供了更多的选择,现将各类型的手术适应证和禁忌证等加以总结(表 4-1-1)。

表 4-1-1　圆锥角膜治疗方案选择

方案	适应证	禁忌证	不良反应
Epi-off CXL	角膜厚度 450～500μm	眼内及眼附属器活动性炎症、严重全身性疾病不能配合者、病毒性角结膜炎活动期	术后疼痛、角膜炎、角膜基质 haze

续表

方案	适应证	禁忌证	不良反应
TE-CXL	角膜厚度 400～450μm	同上	交联线深度较浅，整体效果较弱
CXL-ICRS	进展期圆锥角膜且不耐受角膜接触镜患者的中高度屈光不正。同期手术，或植入 ICRS 后再行 CXL	严重的中央角膜瘢痕	感染性角膜炎、基质环暴露、移位、层间变性等相关并发症
CXL-角膜屈光切削	进展期或稳定期圆锥角膜，一般角膜厚度＞500μm。一般同期手术	眼内及眼附属器活动性炎症、严重全身性疾病不能配合者，角膜中央厚度＜450μm，角膜基质或内皮营养不良者	感染性角膜炎、角膜屈光切削相关并发症
CXL-PIOL	稳定期圆锥角膜且不耐受角膜接触镜患者的中高度屈光不正，或 CXL 后角膜稳定。综合验光矫正视力 0.5 以上	眼内及眼附属器活动性炎症、严重全身性疾病不能配合者、角膜内皮营养不良	角膜内皮失代偿、继发性青光眼、晶状体植入相关并发症

（杨万举　曾庆延）

参 考 文 献

[1] PEDROTTI E, CHIEREGO C, BONACCI E, et al. New treatments for keratoconus. Int Ophthalmol, 2020, 40(7): 1619-1623.

[2] RAISKUP-WOLF F, HOYER A, SPOERL E, et al. Collagen crosslinking with riboflavin and ultraviolet-A light in keratoconus: long-term results. Journal of cataract and refractive surgery, 2008, 34(5): 796-801.

[3] MAGLI A, FORTE R, TORTORI A, et al. Epithelium-off corneal collagen cross-linking versus transepithelial cross-linking for pediatric keratoconus. Cornea, 2013, 32(5): 597-601.

[4] MAZZOTTA C, TRAVERSI C, BAIOCCHI S, et al. Corneal collagen cross-linking with riboflavin and ultraviolet a light for pediatric keratoconus: Ten-year results. Cornea, 2018, 37(5): 560-566.

[5] WOLLENSAK G, SPOERL E, SEILER T. Riboflavin/ultraviolet-A-induced collagen crosslinking for the treatment of keratoconus. American journal of ophthalmology, 2003, 135(5): 620-627.

[6] WITTIG-SILVA C, WHITING M, LAMOUREUX E, et al. A randomized controlled trial of corneal collagen cross-linking in progressive keratoconus: preliminary results. J Refract Surg, 2008, 24(7): S720-S725.

[7] GOMES J A, TAN D, RAPUANO C J, et al. Global consensus on keratoconus and ectatic diseases. Cornea, 2015, 34(4): 359-369.

[8] SPORL E, HUHLE M, KASPER M, et al. Increased rigidity of the cornea caused by intrastromal cross-linking. Der Ophthalmologe, Zeitschrift der Deutschen Ophthalmologischen Gesellschaft, 1997, 94(12): 902-906.

[9] LEONI-MESPLIE S, MORTEMOUSQUE B, TOUBOUL D, et al. Scalability and severity of keratoconus in children. Am J Ophthalmol, 2012, 154(1): 56-62.

[10] HASHEMI H, SEYEDIAN M A, MIRAFTAB M, et al. Corneal collagen cross-linking with riboflavin and ultraviolet a irradiation for keratoconus: long-term results. Ophthalmology, 2013, 120(8): 1515-1520.

[11] KAPASI M, BAATH J, MINTSIOULIS G, et al. Phototherapeutic keratectomy versus mechanical epithelial removal followed by corneal collagen crosslinking for keratoconus. Can J Ophthalmol, 2012, 47 (4): 344-347.

[12] KAPASI M, DHALIWAL A, MINTSIOULIS G, et al. Long-term results of phototherapeutic keratectomy versus mechanical epithelial removal followed by corneal collagen cross-linking for keratoconus. Cornea, 2016, 35 (2): 157-161.

[13] GRENTZELOS M A, LIAKOPOULOS D A, SIGANOS C S, et al. Long-term comparison of combined t-PTK and CXL (Cretan Protocol) versus CXL with mechanical epithelial debridement for keratoconus. J Refract Surg, 2019, 35 (10): 650-655.

[14] GASTER R N, BEN MARGINES J, GASTER D N, et al. Comparison of the effect of epithelial removal by transepithelial phototherapeutic keratectomy or manual debridement on cross-linking procedures for progressive keratoconus. J Refract Surg, 2016, 32 (10): 699-704.

[15] KYMIONIS G D, KONTADAKIS G A, HASHEMI K K. Accelerated versus conventional corneal crosslinking for refractive instability: an update. Curr Opin Ophthalmol, 2017, 28 (4): 343-347.

[16] YILDIRIM Y, OLCUCU O, GUNAYDIN Z K, et al. Comparison of accelerated corneal collagen cross-linking types for treating keratoconus. Curr Eye Res, 2017, 42 (7): 971-975.

[17] LOMBARDO M, LOMBARDO G. Noninvasive real-time assessment of riboflavin consumption in standard and accelerated corneal crosslinking. J Cataract Refract Surg, 2019, 45 (1): 80-86.

[18] RAISKUP F, THEURING A, PILLUNAT L E, et al. Corneal collagen crosslinking with riboflavin and ultraviolet-A light in progressive keratoconus: ten-year results. Journal of cataract and refractive surgery, 2015, 41 (1): 41-46.

[19] MCANENA L, DOYLE F, O'KEEFE M. Cross-linking in children with keratoconus: a systematic review and meta-analysis. Acta ophthalmologica, 2017, 95 (3): 229-239.

[20] SANTHIAGO M R, RANDLEMAN J B. The biology of corneal cross-linking derived from ultraviolet light and riboflavin. Exp Eye Res, 2021, 202: 108355.

[21] SALMAN A G. Transepithelial corneal collagen crosslinking for progressive keratoconus in a pediatric age group. Journal of cataract and refractive surgery, 2013, 39 (8): 1164-1170.

[22] MA J, WANG Y, WEI P, et al. Biomechanics and structure of the cornea: implications and association with corneal disorders. Surv Ophthalmol, 2018, 63 (6): 851-861.

[23] SPOERL E, HUHLE M, SEILER T. Induction of cross-links in corneal tissue. Exp Eye Res, 1998, 66 (1): 97-103.

[24] KYMIONIS G D, PORTALIOU D M, DIAKONIS V F, et al. Corneal collagen cross-linking with riboflavin and ultraviolet-A irradiation in patients with thin corneas. Am J Ophthalmol, 2012, 153 (1): 24-28.

[25] CAPOROSSI A, MAZZOTTA C, PARADISO A L, et al. Transepithelial corneal collagen crosslinking for progressive keratoconus: 24-month clinical results. Journal of cataract and refractive surgery, 2013, 39 (8): 1157-1163.

[26] RAISKUP F, SPOERL E. Corneal crosslinking with riboflavin and ultraviolet A. Part II. Clinical indications and results. Ocul Surf, 2013, 11 (2): 93-108.

[27] WAN K H, IP C K, KUA W N, et al. Transepithelial corneal collagen crosslinking using iontophoresis

versus the Dresden protocol in progressive keratoconus: A meta-analysis. Clinical & Experimental Ophthalmology, 2021, 49(3): 228-241.

[28] GHANEM V C, GHANEM R C, DE OLIVEIRA R. Postoperative pain after corneal collagen cross-linking. Cornea, 2013, 32(1): 20-24.

[29] KOLLER T, MROCHEN M, SEILER T. Complication and failure rates after corneal crosslinking. J Cataract Refract Surg, 2009, 35(8): 1358-1362.

[30] WOLLENSAK G, IOMDINA E. Biomechanical and histological changes after corneal crosslinking with and without epithelial debridement. Journal of cataract and refractive surgery, 2009, 35(3): 540-546.

[31] SOETERS N, WISSE R P, GODEFROOIJ D A, et al. Transepithelial versus epithelium-off corneal cross-linking for the treatment of progressive keratoconus: a randomized controlled trial. Am J Ophthalmol, 2015, 159(5): 821-828.

[32] KOPPEN C, WOUTERS K, MATHYSEN D, et al. Refractive and topographic results of benzalkonium chloride-assisted transepithelial crosslinking. Journal of cataract and refractive surgery, 2012, 38(6): 1000-1005.

[33] GATZIOUFAS Z, SABATINO F, ANGUNAWELA R. Tetracaine-enhanced transepithelial corneal collagen crosslinking. Journal of cataract and refractive surgery, 2016, 42(7): 1106.

[34] TORRICELLI A A, FORD M R, SINGH V, et al. BAC-EDTA transepithelial riboflavin-UVA crosslinking has greater biomechanical stiffening effect than standard epithelium-off in rabbit corneas. Exp Eye Res, 2014, 125: 114-117.

[35] CIFARIELLO F, MINICUCCI M, DI RENZO F, et al. Epi-Off versus Epi-On corneal collagen cross-linking in keratoconus patients: A comparative study through 2-year follow-up. Journal of ophthalmology, 2018, 29, 2018: 4947983.

[36] LIAO K, HU M, CHEN F, et al. Clinical and microstructural changes with different iontophoresis-assisted corneal cross-linking methods for keratoconus. Int J Ophthalmol, 2019, 12(2): 219-225.

[37] BIKBOVA G, BIKBOV M. Standard corneal collagen crosslinking versus transepithelial iontophoresis-assisted corneal crosslinking, 24 months follow-up: randomized control trial. Acta Ophthalmol, 2016, 94(7): e600-e606.

[38] KYMIONIS G D, GRENTZELOS M A, PORTALIOU D M, et al. Corneal collagen cross-linking(CXL) combined with refractive procedures for the treatment of corneal ectatic disorders: CXL plus. J Refract Surg, 2014, 30(8): 566-576.

[39] COSKUNSEVEN E, JANKOV M R 2nd, HAFEZI F, et al. Effect of treatment sequence in combined intrastromal corneal rings and corneal collagen crosslinking for keratoconus. Journal of cataract and refractive surgery, 2009, 35(12): 2084-2091.

[40] ZAKY A G, KHALAFALLAH M T, SARHAN A E. Combined corneal cross-linking and 320 degrees intrastromal corneal ring segments in progressive keratoconus: one-year results. Graefes Arch Clin Exp Ophthalmol, 2020, 258(11): 2441-2447.

[41] HERSH P S, ISSA R, GREENSTEIN S A. Corneal crosslinking and intracorneal ring segments for keratoconus: A randomized study of concurrent versus sequential surgery. Journal of cataract and refractive surgery, 2019, 45(6): 830-839.

[42] SALEEM M I H, IBRAHIM ELZEMBELY H A, ABOZAID M A, et al. Three-year outcomes of cross-link-ing plus（combined cross-linking with femtosecond laser intracorneal ring segments implantation）for management of keratoconus. Journal of ophthalmology, 2018, 2018: 6907573.

[43] YEUNG S N, KU J Y, LICHTINGER A, et al. Efficacy of single or paired intrastromal corneal ring segment implantation combined with collagen crosslinking in keratoconus. Journal of cataract and refractive surgery, 2013, 39（8）: 1146-1151.

[44] SHARMA I P, BAKSHI R, CHAUDHRY M. Corneal collagen cross-linking with and without simultaneous intrastromal corneal ring segment implantation: One-year pilot study. European journal of ophthalmology, 2021, 31（1）: 61-68.

[45] GREENSTEIN S A, CHUNG D, ROSATO L, et al. Corneal higher-order aberrations after crosslinking and intrastromal corneal ring segments for keratoconus. Journal of cataract and refractive surgery, 2020, 46（7）: 979-985.

[46] EL-RAGGAL T M. Sequential versus concurrent KERARINGS insertion and corneal collagen cross-linking for keratoconus. The British journal of ophthalmology, 2011, 95（1）: 37-41.

[47] EL-RAGGAL T M. Effect of corneal collagen crosslinking on femtosecond laser channel creation for intra-stromal corneal ring segment implantation in keratoconus. Journal of cataract and refractive surgery, 2011, 37（4）: 701-705.

[48] KANELLOPOULOS A J. Comparison of sequential vs same-day simultaneous collagen cross-linking and topography-guided PRK for treatment of keratoconus. J Refract Surg, 2009, 25（9）: S812-S818.

[49] KANELLOPOULOS A J, ASIMELLIS G. Keratoconus management: long-term stability of topogra-phy-guided normalization combined with high-fluence CXL stabilization（the Athens Protocol）. J Refract Surg, 2014, 30（2）: 88-93.

[50] KANELLOPOULOS A J, BINDER P S. Collagen cross-linking（CCL）with sequential topography-guided PRK: a temporizing alternative for keratoconus to penetrating keratoplasty. Cornea, 2007, 26（7）: 891-895.

[51] KANELLOPOULOS A J. Ten-year outcomes of progressive keratoconus management with the athens protocol（Topography-guided partial-refraction PRK combined with CXL）. J Refract Surg, 2019, 35（8）: 478-483.

[52] 陈芬, 谌丹, 雷晓华, 等. 像差引导的准分子激光联合角膜胶原交联治疗早期圆锥角膜的临床观察. 中华眼视光学与视觉科学杂志, 2019, 21（10）: 751-758.

[53] SHAFIKSHAHEEN M, EL-KATEB M, EL-SAMADOUNY M A, et al. Evaluation of a toric implantable collamer lens after corneal collagen crosslinking in treatment of early-stage keratoconus: 3-year follow-up. Cornea, 2014, 33（5）: 475-480.

[54] ANTONIOS R, DIRANI A, FADLALLAH A, et al. Safety and visual outcome of visian toric ICL implan-tation after corneal collagen cross-linking in keratoconus: Up to 2 years of follow-up. J Ophthalmol, 2015, 2015: 514834.

[55] GÜELL J L, MORRAL M, BARBANY M, et al. Role of corneal cross-linking and phakic intraocular lens implantation in progressive keratoconus. Int J KeratEct Cor Dis, 2018, 7（1）: 26-30.

[56] KUMMELIL M K, HEMAMALINI M S, BHAGALI R, et al. Toric implantable collamer lens for keratoco-nus. Indian J Ophthalmol, 2013, 61（8）: 456-460.

[57] KYMIONIS G D，GRENTZELOS M A，KARAVITAKI A E，et al. Combined corneal collagen cross-link-
ing and posterior chamber toric implantable collamer lens implantation for keratoconus. Ophthalmic Surg
Lasers Imaging，2011，17，42：e22-e25.

[58] GUELL J L，MORRAL M，MALECAZE F，et al. Collagen crosslinking and toric iris-claw phakic intraocu-
lar lens for myopic astigmatism in progressive mild to moderate keratoconus. Journal of cataract and refrac-
tive surgery，2012，38（3）：475-484.

第二节　去上皮角膜胶原交联

去上皮角膜胶原交联术（epithelium-off corneal collagen cross-linking，epi-off CXL）是经典的角膜胶原交联术式，目前开展的胶原交联方法大部分建立在德累斯顿（Dresden）方案之上。此法为去除角膜中央直径为 7mm 的上皮后，角膜表面点 0.1% 核黄素溶液 30min，然后 UVA（370nm，3mW/cm²）照射 30min，照射总能量为 5.4J/cm²[1]。经过 10 多年的发展，为提升治疗安全性及术后视觉效果，去上皮 CXL 参数在不断探索优化，主要包括去上皮的方法、照射强度、照射时间等，以及在控制圆锥角膜病变同时提升视觉质量的屈光性表层切削联合角膜胶原交联[2]。

照射参数优化主要在提升照射强度、缩短照射时间。研究表明，将照射强度提高到 9mW/cm²，照射时间 10min，照射总能量为 5.4J/cm² 不变，以及将照射强度提高到 30mW/cm²，照射时间为 4min，照射总能量增加到 7.2J/cm²，对控制圆锥角膜进展均有很好的效果[3]。

改良去上皮的方法最常用的为准分子激光去上皮法。与机械去上皮法比较，激光去上皮术后角膜散光以及术后视力均较后者有明显改善[4]。CXL 潜在的治疗意义也在进一步扩大，不仅限于扩张性角膜疾病，感染性角膜炎、溶解性角膜病变以及其他角膜病变等也得到了广泛的应用。

【适应证】

进展期圆锥角膜，18 岁以下的圆锥角膜，屈光术后角膜扩张、边缘性角膜变性、角膜透明边缘变性[5]等。

注意：保证术中去除上皮后，角膜厚度＞400μm。

【禁忌证】

1. 绝对禁忌证

（1）眼内活动性炎症，如葡萄膜炎等；

（2）病毒性角膜炎活动期；

（3）附属器化脓性炎症，如慢性泪囊炎、溃疡性睑缘炎，要待化脓性感染治愈后方可行角膜手术；

（4）严重心脑血管等全身性疾病，精神类疾病等；

（5）妊娠期妇女；

（6）对手术疗效不理解的患者等。

2. 相对禁忌证

（1）角膜最大曲率＞65D；

（2）有病毒性角膜炎病史；

（3）有角膜上皮愈合不良病史；

（4）严重未控制的自身免疫性疾病。

【手术步骤】（图 4-2-1）

1．术前准备　1% 毛果芸香碱滴眼液点眼，每 5min 1 次，共 3 次，缩瞳以减少紫外线对晶状体及视网膜的影响。

2．麻醉表面麻醉　各种原因无法配合的患者，可行神经安定镇痛联合表面麻醉。

3．去除角膜上皮

（1）机械刀去上皮：角膜上皮刀去除角膜中央 9mm 区域上皮组织。尽量使边缘光滑，有利于术后上皮愈合。

（2）准分子激光去上皮：因圆锥角膜上皮厚度不均一，呈中央薄周边厚的面包圈形。激光进行均一的切削有助于一定程度上改善前表面形态，提升术后视觉质量。一般采用 TransPTK 模式，设定切削深度为 50～55μm，切削区直径 9mm。

4．核黄素导入　0.1% 核黄素点眼，每 3min 1 次，点 10 次，共 30min；或加速扩散型核黄素点眼，每 90s 1 次，共 10min。VibeX Rapid 为不含右旋糖酐的 0.1% 核黄素，扩散率为标准核黄素的 2 倍。

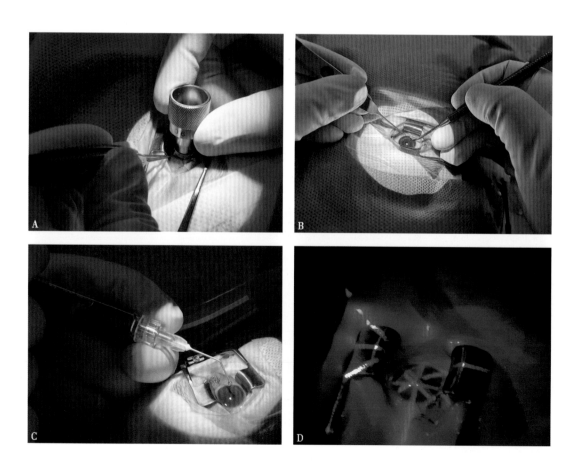

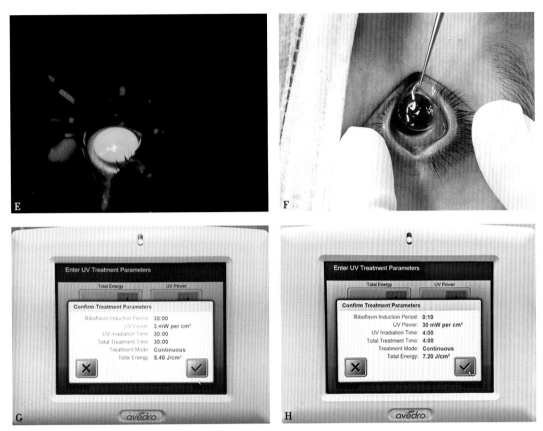

图 4-2-1　去上皮 CXL 手术步骤

A. 9mm 角膜环钻圈定、刮除角膜上皮范围；B. 上皮刀机械性刮除中央 9mm 范围角膜上皮组织；C. 角膜表面点 0.1% 核黄素；D. "双十字"交叉对焦；E. 直径 9mm 紫外线光斑照射角膜；F. 术后配戴角膜绷带镜；G. Dresden 方案标准去上皮 CXL 参数设置；H. KXL 系统快速去上皮 CXL 参数设置。

5. 紫外线照射　波长为 365nm 紫外线，强度 3～30mW/cm²，连续或脉冲式照射，照射时间依总能量和能量强度而定，总照射能量一般为 5.4J/cm²，光斑直径一般为 9mm。临床上常用的快速交联设备（KXL）系统推荐总照射能量为 7.2J/cm²。照射过程中平衡盐液每 90s 点眼，保持角膜湿润。

6. 术毕，常规使用绷带镜。上复方妥布霉素地塞米松滴眼液或眼膏包眼。

笔者团队于 2014 年 4 月—2020 年 8 月期间，对诊断为进展期圆锥角膜 92 人（其中男性 55 人，女性 37 人，年龄在 6～43 岁之间）进行去上皮 CXL。其中准分子激光治疗性角膜切削术联合角膜胶原交联术（CXL-plus-PTK）36 人，快速去上皮角膜胶原交联术（30W/cm²，7.2J/cm²）（High-Fluence A-CXL）25 人，去上皮角膜胶原交联术（VEGA：10W/cm²，5.4J/cm²）（A-CXL）31 人，随访 1 年，视力及角膜地形图相关指标变化值结果如下（表 4-2-1）。

CXL-plus-PTK 组和 A-CXL 组的 K_{mean} 和 K_{max} 值均显著下降，其中 CXL-plus-PTK 组下降最为显著；各组裸眼视力和矫正视力均有改善，其中 A-CXL 组裸眼视力改善最明显，CXL-plus-PTK 组矫正视力改善最明显。

表 4-2-1　不同去上皮角膜胶原交联术随访 1 年资料

观察指标	CXL-plus-PTK	High-Fluence A-CXL	A-CXL
△UDVA（LogMAR）（裸眼视力）	-0.05 ± 0.24	$-0.14\pm0.26^{*}$	$-0.16\pm0.24^{**}$
△CDVA（LogMAR）（矫正视力）	$-0.09\pm0.11^{**}$	-0.06 ± 0.16	$-0.08\pm0.17^{**}$
△SE/D（等效球镜）	0.02 ± 2.36	-0.02 ± 2.58	0.27 ± 2.05
△K_{mean}/D（平均角膜曲率）	$-0.56\pm0.97^{**}$	-0.08 ± 0.69	$-0.36\pm0.78^{**}$
△K_{max}/D（最大角膜曲率）	$-1.93\pm1.70^{**}$	-0.60 ± 1.90	$-0.97\pm1.54^{**}$
progression rate/n[a]（进展比）	0%（0）	12%（3）	9.38%（3）
△MCT/μm（最薄点角膜厚度）	$-15\pm13^{**}$	$-8\pm17^{*}$	$-9\pm19^{*}$

CXL-plus-PTK＝准分子激光治疗性角膜切削术联合角膜胶原交联术；High-Fluence A-CXL＝快速去上皮角膜胶原交联术（30W/cm²，7.2J/cm²）；A-CXL＝去上皮角膜胶原交联术（VEGA：10W/cm²，5.4J/cm²）；圆锥角膜进展定义：术后 1 年内 K_{max} 增加超过 1D 或者 CDVA 降低超过 2 行；* 表示 $P<0.05$，差异有统计学意义；** 表示 $P<0.01$，差异有统计学意义。

【典型病例】

患者 1，男，22 岁，圆锥角膜。左眼行机械去除上皮 CXL，0.1% 核黄素点眼 30min，紫外线强度 3mW/cm²，照射时长 30min。治疗前及术后随访资料见图 4-2-2。

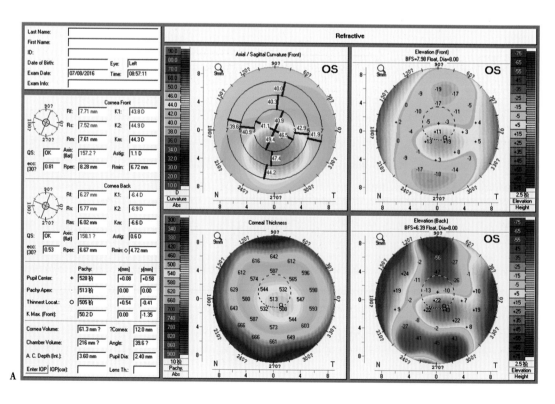

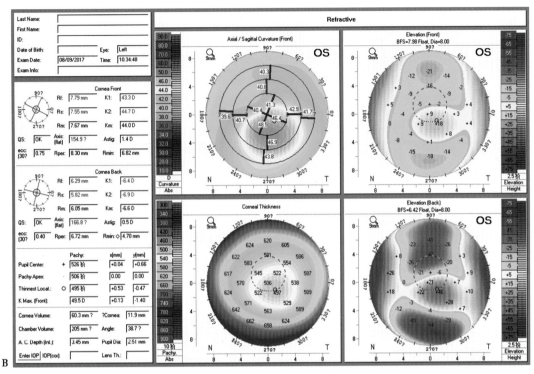

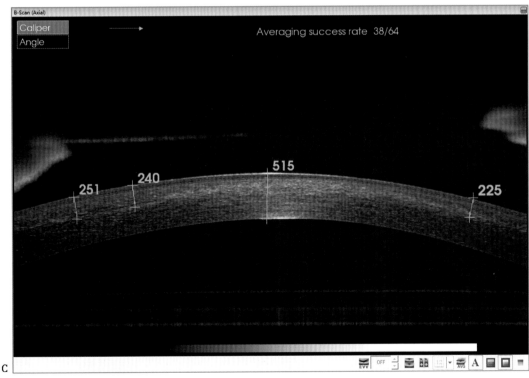

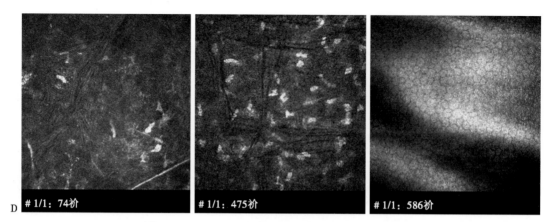

图 4-2-2 Dresden 方案经典角膜胶原交联治疗前后

A. 术前 Pentacam 屈光四联图，最大曲率 50.2D，裸眼视力 0.15，矫正视力 −3.25DS/−3.00DC × 90 = 0.9；
B. 交联术后 1 年，Pentacam 屈光四联图，最大曲率 49.5D，裸眼视力 0.15，矫正视力 −4.25DS/−0.75DC ×
100 = 0.9；C. 交联术后 1 个月，前节 OCT 检查可见角膜前部基质信号增强，部分区域可见分界线，深度达
250μm；D. 交联术后 1 年，激光共聚焦显微镜检查角膜前部基质细胞形态不规则，密度降低，深部胶原纤
维增粗、排列整齐，内皮细胞形态正常。

　　患者 2，男，18 岁，圆锥角膜。右眼行机械去上皮快速角膜胶原交联，0.1% 核黄素（ViberX
Rapid）点眼 10min，紫外线照射强度 30mW/cm²，连续照射 4min。治疗前及术后随访资料见
图 4-2-3。

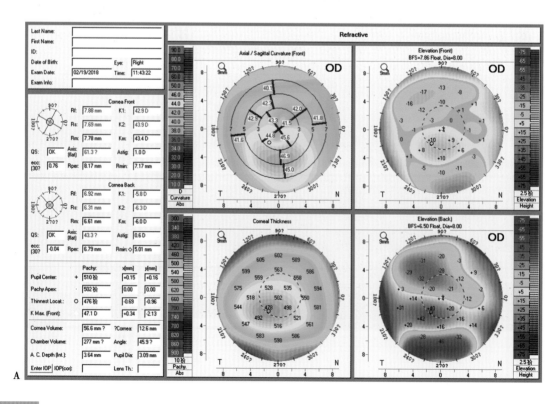

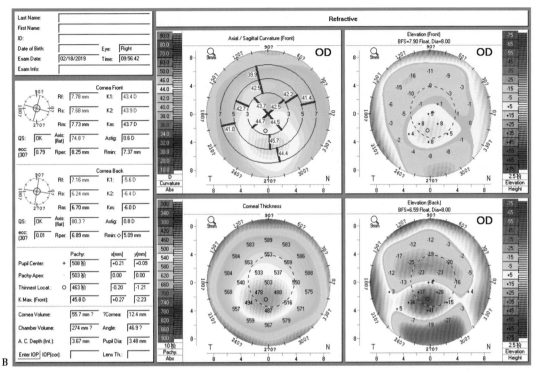

B

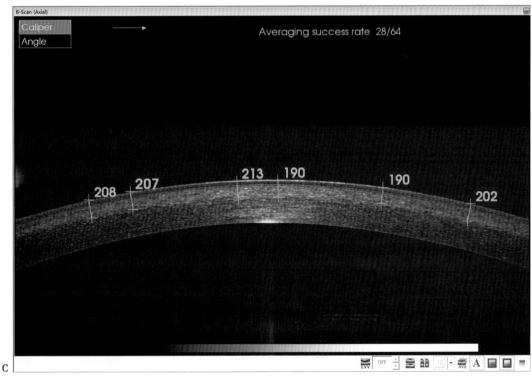

C

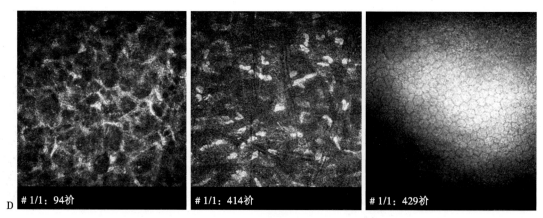

图 4-2-3　机械去上皮快速角膜胶原交联治疗圆锥角膜前后

A. 术前 Pentacam 屈光四联图，最大曲率 47.1D，裸眼视力 0.15，矫正视力 −6.50DS/−1.75DC×60＝0.9；
B. 交联术后 1 年，Pentacam 屈光四联图，最大曲率 45.8D，裸眼视力 0.15，矫正视力 −6.75DS/−0.75DC×
35＝1.0；C. 交联术后 1 个月，前节 OCT 检查可见角膜前部基质信号增强，深度约 200μm；D. 交联术后 1
年，激光共聚焦显微镜检查角膜前部基质细胞形态不规则，密度降低，胶原纤维呈蜂窝状，深部基质纤维排
列规则，内皮细胞形态正常。

　　患者 3，男，23 岁，圆锥角膜，左眼行准分子激光去上皮快速角膜胶原交联，0.1% 核黄素
点眼 10min，紫外线照射强度 30mW/cm²，连续照射 4min。治疗前及术后随访资料见图 4-2-4。

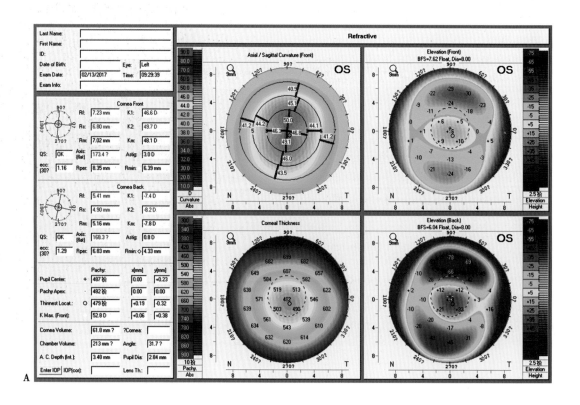

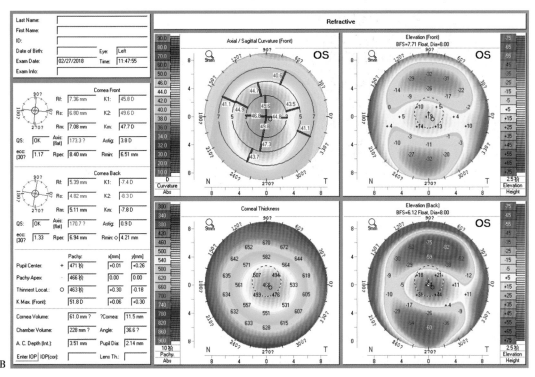

B

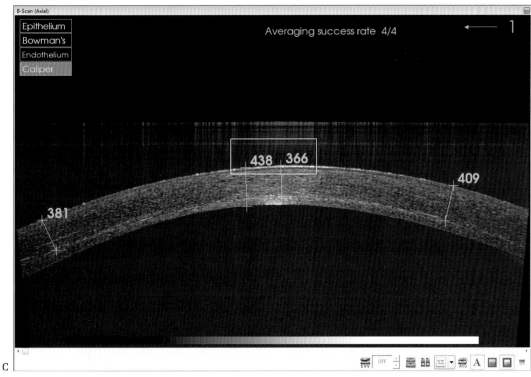

C

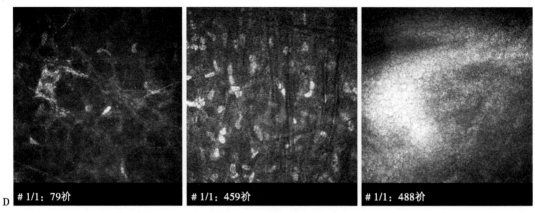

图 4-2-4　准分子激光去上皮角膜胶原交联治疗圆锥角膜前后

A. 术前 Pentacam 屈光四联图，最大曲率 52.8D，裸眼视力 0.1，矫正视力 −10.50DS/−2.75DC×180＝0.5；
B. 交联术后 1 年，Pentacam 屈光四联图，最大曲率 51.8D，裸眼视力 0.25，矫正视力 −7.75DS/−4.00DC×180＝0.8；C. 交联术后 1 个月，前节 OCT 检查可见角膜前部基质信号增强，部分区域可见分界线，深度达 380μm；D. 交联术后 1 年，激光共聚焦显微镜检查角膜前部基质细胞形态不规则，密度明显降低，胶原纤维呈蜂窝状，深部基质纤维排列规则，内皮细胞形态正常。

（谌　丹　曾庆延）

参 考 文 献

[1] WOLLENSAK G，SPOERL E，SEILER T. Riboflavin/ultraviolet-A induced collagen crosslinking for the treatment of keratoconus. Am J Ophthalmol，2003，135：620-627.

[2] 陈芬，谌丹，雷晓华，等. 像差引导的准分子激光联合角膜胶原交联治疗早期圆锥角膜的临床观察. 中华眼视光学与视觉科学杂志，2019，21（10）：751-758.

[3] LANG PAUL Z，HAFEZI NIKKI L，KHANDELWAL SUMITRA S，et al. Comparative functional outcomes after corneal crosslinking using standard，accelerated，and accelerated with higher total fluence protocols. Cornea，2019，38：433-441.

[4] GRENTZELOS MICHAEL A，LIAKOPOULOS DIMITRIOS A，SIGANOS CHARALAMBOS S，et al. Long-term comparison of combined t-PTK and CXL（Cretan Protocol）versus CXL with mechanical epithelial debridement for keratoconus. J Refract Surg，2019，35：650-655.

[5] CAGIL N，SARAC O，YESILIRMAK N，et al. Transepithelial phototherapeutic keratectomy followed by corneal collagen crosslinking for the treatment of pellucid marginal degeneration：Long-term results. Cornea，2019，38：980-985.

第三节　经上皮角膜胶原交联

经上皮角膜胶原交联（epithelium-on corneal collagen cross-linking，epi-on CXL）是在去上皮角膜胶原交联的基础上进行的改进。经上皮 CXL 的出现，扩大了角膜胶原交联技术的应用范围，尤其对于去除角膜上皮后角膜厚度 <400μm 的患者 [1-3] 以及儿童患者 [4-5] 更为安全。而且，经上皮交联可以大大减少术后并发症，如术后疼痛、感染、非感染性炎症、角膜混浊及角膜溶解等。但缺点是核黄素为亲水性物质，完整的角膜上皮对核黄素吸收和扩散有

一定影响,对紫外线也有一定屏障作用,而角膜上皮的保留使角膜基质在交联反应中供氧不如去上皮交联充足,导致交联反应强度降低,影响手术的远期效果[6-8]。

为提升治疗效应,经上皮交联技术主要在增加核黄素渗透性、促进核黄素扩散,提高紫外线能量以补偿上皮吸收,以及利用脉冲照射形式改善术中角膜基质供氧需求等方面进行改进。常用的增加上皮通透性的方法有离子导入法和促渗药物法,改善基质供氧的方法为高能量时采用 1:1 脉冲照射。

离子导入法是通过微电流增加药物渗透性的物理技术。在额部电极和角膜金属环建立电流通路,利用电流发射器连接电流通路形成电场效应和电位梯度,一般将初始电流设置为 0.5mA,根据患者耐受度增加至 1mA。这种方法在角膜胶原交联中称为离子电渗介导的跨上皮 CXL(transepithelial corneal collagen cross-linking with iontophoresis, I-CXL)。研究证实其交联效应优于其他跨上皮交联技术,最为接近去上皮 CXL 效果[9],而且较去上皮交联术后角膜变薄情况发生更少。

促渗药物法是在核黄素中加用苯扎氯胺(BAC)、依地酸二钠(EDTA)、甲氨蝶呤、苯甲酸盐、乙二胺四乙酸等渗透增强剂,使上皮细胞连接疏松,增强核黄素在基质中的渗透与浓度。

高能量紫外线脉冲照射常用模式为 45mW/cm²,总照射能量提升到 7.2J/cm²,采用照射 1s 停 1s 的方法,增加交联时角膜基质供氧,保证交联反应强度[10]。

【适应证】

角膜厚度偏薄的圆锥角膜,屈光术后角膜扩张、边缘性角膜变性、角膜透明边缘变性等。注意:要求角膜最薄点厚度≥400μm。

【禁忌证】

同去上皮 CXL。另外,离子导入法对有心脏疾病或安装起搏器患者慎用。

【手术步骤】

1. 离子导入经上皮 CXL(图 4-3-1)

(1)术前准备:缩瞳,减少紫外线对晶状体及视网膜的影响。

(2)麻醉:表面麻醉,而各种原因无法配合的患者,神经安定镇痛联合表面麻醉。麻醉后充分生理盐水冲洗结膜囊。

(3)核黄素导入:额部酒精消毒后贴电极片,海绵吸干角膜表面及结膜囊水分,固定负压吸引金属罩杯于角膜边缘,连接电流发生器,使导线、电流发生器、罩杯形成环路。罩杯内注入 0.1% 带有负电荷的核黄素,没过金属网格,选择 1mA 电流挡,离子导入操作时间持续 5min,自动结束后,可选择再次导入,共 10min。

(4)紫外线照射:波长为 365nm 紫外线,强度 10mW/cm²,连续照射 9min。总照射能量为 5.4J/cm²。照射过程中平衡盐液 1 次 /min 点眼,保持角膜湿润。

(5)术毕涂妥布霉素地塞米松眼膏包眼。

2. 促渗剂经上皮 CXL(图 4-3-2)

(1)术前准备:缩瞳,减少紫外线对晶状体及视网膜的影响。

(2)麻醉:表面麻醉。

(3)点用含促渗剂(BAC、EDTA)浓度为 0.25% 的透上皮型核黄素(ParaCel Part 1),每 90s 1 次,共 4min;随后用含 0.22% 核黄素(ParaCel Part 2)冲洗角膜并完全覆盖角膜,每 90s 1 次,共 6min。点药总时间为 10min。

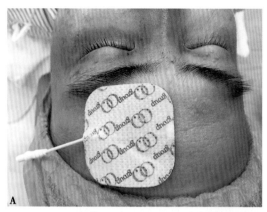
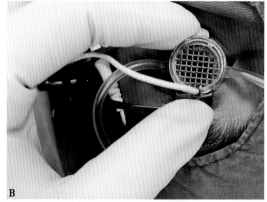
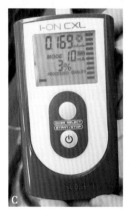
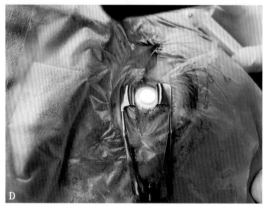

图 4-3-1 离子电渗介导的跨上皮 CXL 步骤

A. 额部消毒后贴电极片；B. 负压吸引金属罩杯于角膜缘，连接电流发生器，罩杯内注入 0.1% 核黄素；C. 选择 1mA 电流挡，连续导入 5min 或者 10min；D. 紫外线照射中央 9mm 范围角膜。

（4）紫外线照射：波长为 365nm 紫外线，KXL 系统推荐照射强度 45mW/cm²，一般采用脉冲式照射模式，增加交联过程中角膜对氧气的吸收利用，总照射能量 7.2J/cm²。照射过程中平衡盐液 1 次/min 点眼，保持角膜湿润。

（5）术毕戴角膜绷带镜，涂妥布霉素地塞米松眼膏包眼。

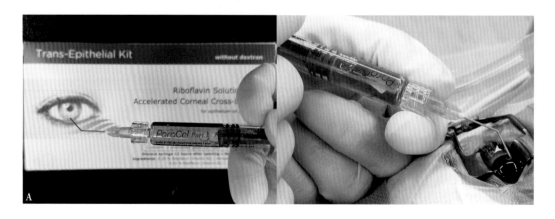

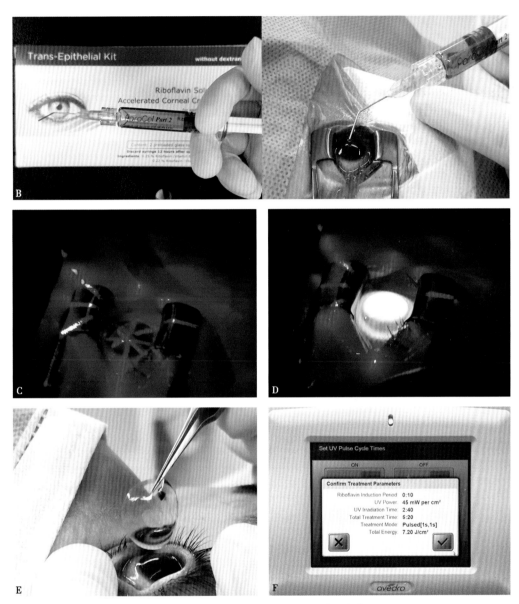

图 4-3-2　KXL 系统快速跨上皮交联手术步骤

A. 点用 0.25% 透上皮型核黄素（ParaCel Part 1），每 90s 1 次，共 4min；B. 用 0.22% 核黄素（ParaCel Part 2）冲洗角膜并完全覆盖角膜后，每 90s 1 次，共 6min；C. "双十字"交叉对焦；D. 直径 9mm 紫外线光照射角膜；E. 术后配戴角膜绷带镜；F. KXL 系统快速跨上皮 CXL 参数设置。

　　笔者团队在 2015 年 12 月—2016 年 2 月期间，对于诊断为进展期圆锥角膜 42 人 42 眼（其中男性 26 人，女性 16 人，年龄在 15～29 岁之间），进行经上皮 CXL 治疗。其中 I-CXL 5min 18 眼，I-CXL 10min 24 眼。术后 1 年，两组患者术后裸眼视力和矫正视力均得到改善。I-CXL 10min 组 K_{max} 值降低 0.94D±3.00D（$P=0.033$），差异有统计学意义。术后 1 个月时，角膜基质线最清晰，I-CXL 10min 组平均深度（260±36）μm；I-CXL 5min 组平均深度为（246±44）μm。术后 1 个月时两组的基底神经密度较基线水平下降最大（$P<0.001$），术后 1 年逐渐升高并趋于稳定。术后 1 年，两组内皮细胞密度比较差异无统计学意义（$P=0.169$）[11]。

【典型病例 1】

患者，女，21 岁，圆锥角膜，右眼行 0.1% 核黄素离子导入 10min，紫外线照射强度 10mW/cm²，连续照射 9min。治疗前及术后随访资料见图 4-3-3。

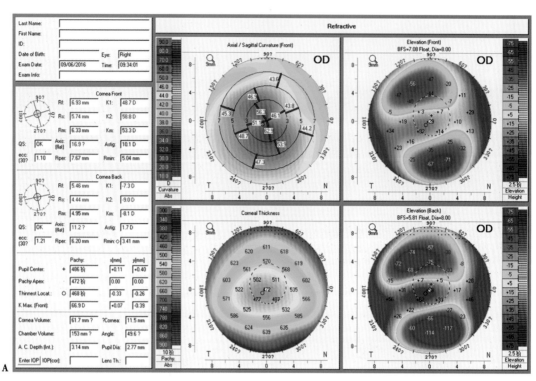

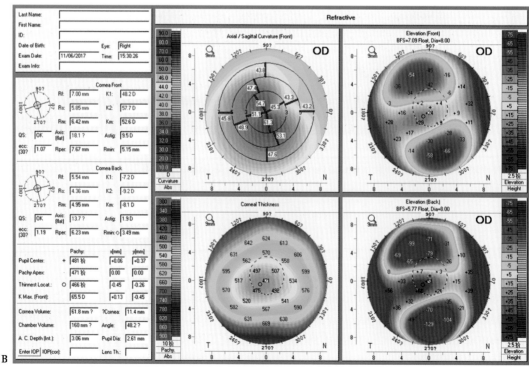

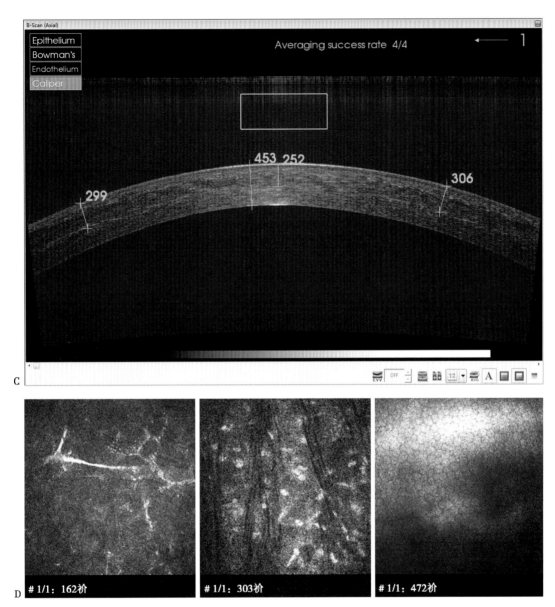

图 4-3-3　离子导入角膜胶原交联治疗圆锥角膜前后

A. 术前 Pentacam 屈光四联图，K_{max} 66.9D，裸眼视力 0.1，矫正视力 −2.50DS/−1.75DC×15＝0.4；B. 术后 1 年 Pentacam 屈光四联图，K_{max} 65.5D，裸眼视力 0.12，矫正视力 −2.75DS/−2.25DC×20＝0.5；C. 术后 1 个月交联线清晰可见，深度约 300μm；D. 术后 1 年激光共聚焦显微镜检查浅层纤维呈蜂窝状，角膜基质 300μm 之前可见基质纤维增粗，交织呈网状，内皮细胞形态正常。

【典型病例 2】

患者，男，23 岁，圆锥角膜，右眼行快速经上皮角膜胶原交联，点用 0.25% 透上皮型核黄素（ParaCel Part 1），每 90s 1 次，共 4min，用 0.22% 核黄素（ParaCel Part 2）冲洗角膜并完全覆盖角膜后，每 90s 1 次，共 6min，紫外线照射强度 45mW/cm²，1∶1 脉冲照射 5min20s。治疗前及术后随访资料见图 4-3-4。

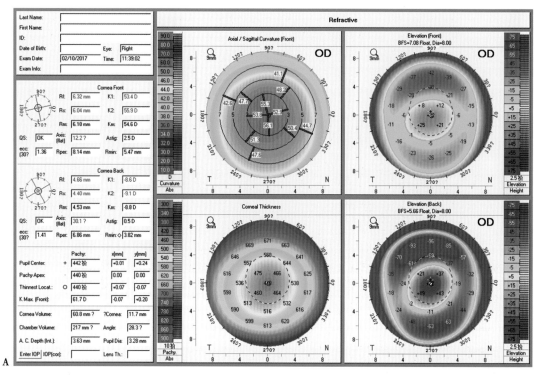

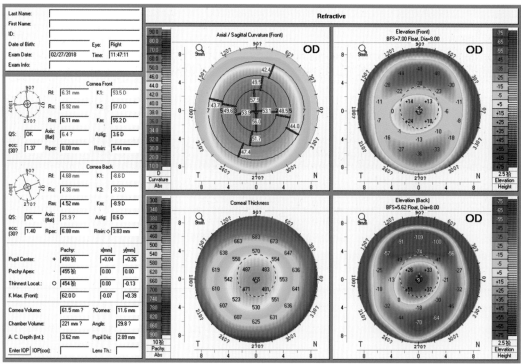

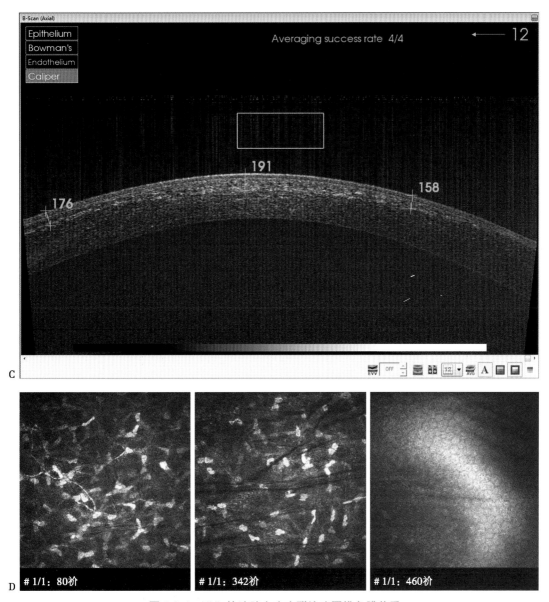

图 4-3-4 KXL 快速跨上皮交联治疗圆锥角膜前后

A. 术前 Pentacam 屈光四联图，K_{max} 61.7D，裸眼视力 0.06，矫正视力 −16.25DS/−3.50DC×180＝0.7；B. 术后 1 年 Pentacam 屈光四联图，K_{max} 62D，裸眼视力 0.15，矫正视力 −15.25DS/−3.75DC×10＝0.8；C. 术后 1个月角膜前部基质信号增强，深度约 170μm；D. 术后 10 个月激光共聚焦显微镜检查浅层纤维呈蜂窝状，角膜基质 300μm 之前可见基质纤维增粗，交织呈网状，内皮细胞形态正常。

（谌 丹 曾庆延）

参 考 文 献

[1] 胡敏，曾庆延. 不同经上皮角膜胶原交联方法治疗进展期圆锥角膜的早期疗效观察. 国际眼科杂志，2018，18(1)：45-49.

[2] AKKAYA S，ULUSOY DM，DURU Z，et al. Long-term outcomes of accelerated corneal cross-linking in the treatment of keratoconus：Comparison of hypotonic riboflavin solution with standard riboflavin solution. J Refract Surg，2020，36(2)：110-117.

[3] VINCIGUERRA P，ROSETTA P，LEGROTTAGLIE E F，et al. Iontophoresis CXL with and without epithelial debridement versus standard CXL：2-year clinical results of a prospective clinical study. J Refract Surg，2019，35：184-190.

[4] ERASLAN M，TOKER E，CERMAN E，et al. Efficacy of epithelium-off and epithelium-on corneal collagen cross-linking in pediatric keratoconus. Eye Contact Lens，2017，43：155-161.

[5] TIAN M，JIAN W，ZHANG X，et al. Three-year follow-up of accelerated transepithelial corneal cross-linking for progressive paediatric keratoconus. The British journal of ophthalmology，2020，104(11)：1608-1612.

[6] BUZZONETTI L，PETROCELLI G，VALENTE P，et al. Iontophoretic transepithelial collagen cross-linking versus epithelium-off collagen cross-linking in pediatric patients：3-year follow-up. Cornea，2019，38：859-863.

[7] SPADEA L，DI GENOVA L，TONTI E. Corneal stromal demarcation line after 4 protocols of corneal crosslinking in keratoconus determined with anterior segment optical coherence tomography. J Cataract Refract Surg，2018，44(5)：596-602.

[8] TORRES-NETTO E A，KLING S，HAFEZI N，et al. Oxygen diffusion may limit the biomechanical effectiveness of iontophoresis-assisted transepithelial corneal cross-linking. J Refract Surg，2018，34：768-774.

[9] LOMBARDO M，GIANNINI D，LOMBARDO G，et al. Randomized controlled trial comparing transepithelial corneal cross-linking using iontophoresis with the dresden protocol in progressive keratoconus. Ophthalmology，2017，124(6)：804-812.

[10] ZIAEI M，GOKUL A，VELLARA H，et al. Prospective two year study of changes in corneal density following transepithelial pulsed，epithelium-off continuous and epithelium-off pulsed，corneal crosslinking for keratoconus. Cont Lens Anterior Eye，2020，43(5)：458-464.

[11] LIAO K，HU M，CHEN F，et al. Clinical and microstructural changes with different iontophoresis-assisted corneal cross-linking methods for keratoconus. Int J Ophthalmol，2019，12：219-225.

第四节　角膜胶原交联联合屈光性表层切削

目前，角膜胶原交联(corneal collagen cross-linking，CXL)已成为控制早中期圆锥角膜病情进展的主要治疗方式。但对圆锥角膜患者的管理并不单纯局限于稳定病情、防止角膜进展到急性水肿和瘢痕期，患者屈光状态的改善也亟待解决。圆锥角膜患者传统的视力改善途径包括配戴框架眼镜或者硬性高透氧性角膜接触镜(rigid gas permeable contact lens，RGPCL)。因圆锥角膜患者角膜形态不规则、不规则散光大，多数患者单纯配戴框架眼镜矫正效果差及戴镜舒适度差；而 RGP 存在验配及配戴过程复杂、部分患者无法耐受等情况。近些年，将 CXL 与辅助屈光手术结合起来，阻止角膜进一步扩张的同时增强功能性视觉效果的手术方法越来越有吸引力。这类手术统称为"CXL plus"，其中包括结合准分子激光屈光性角膜切削术（photorefractive keratectomy，PRK），准分子激光治疗性角膜切削术（phototherapeutic keratectomy，PTK），角膜基质环（intrastromal corneal ring segment，ICRS）植入术，有晶状体眼人工晶状体（phakic intraocular lens，PIOL）植入术或者这些技术的多种组合。

2007 年，Kanellopoulos 等[1]首次报道圆锥角膜患者于 CXL 1 年后行地形图引导 PRK 手术（topography-guided photorefractive keratectomy，TG-PRK），术后 18 个月，裸眼视力达到 20/20。之后关于 TG-PRK 与 CXL 联合手术开展了诸多研究[2-10]，包括 CXL 与 TG-PRK 的先后顺序、间隔时间、CXL 类型等（表 4-4-1）。研究表明，CXL 同步联合 TG-PRK 对角膜扩张性疾病患者的视力及角膜曲率等参数的改善程度明显优于其他方式。其中一项研究[4]对比 CXL 术后半年行 TG-PRK（127 眼）与 CXL 同步联合 TG-PRK 治疗圆锥角膜（198 眼）的疗效，结果显示，后者裸眼视力、最佳矫正视力的提高幅度更大，等效球镜、柱镜及角膜曲率下降更明显，而且角膜基质 haze 发生概率更低。其中的原因可能有：交联后角膜的消融率可能不同于正常角膜的消融率，可造成两步法——先行 CXL、再行 PRK 的方案产生一定的屈光误差。另外，在 PRK 过程中消融已交联的角膜组织会削弱了 CXL 的益处。随着研究的进展，人们制定了雅典方案（Athens protocol）[11]。该方案过程如下：准分子激光消融角膜上皮（50μm）、地形图引导部分角膜基质消融（最大切削量 50～80μm），再继续联合行 CXL（能量 10mW/cm²，持续照射 10min）。因单纯 CXL 本身即可降低角膜前表面曲率，且这种变化可持续至术后 6～12 月甚至更长时间，故同时行 TG-PRK 和 CXL 的联合方案也存在一定的不可预测性。随着对交联技术以及联合方案的不断探索，高阶像差引导的 PRK 联合快速 CXL 也报道了不错的视力改善。结合相关研究与笔者团队的临床经验[12]，对角膜像差引导的 PRK（wavefront-guided photorefractive keratectomy，WG-PRK）联合 CXL 方案建议如下：

【适应证】

1. 早期圆锥角膜；

2. 角膜最薄点厚度 > 500μm。

【禁忌证】

1. 严重干眼；

2. 病毒性角膜炎病史；

3. 既往有角膜屈光手术史；

4. 妊娠或哺乳期；

5. 眼前后节的活动性炎症；

6. 未控制的自身免疫性疾病。

【手术设计原则】

1. 角膜基质总切削量一般不大于 50μm，剩余角膜基质床厚度大于 400μm，其目的不同于单纯屈光手术，不要试图过多矫正屈光度。因交联本身也有降低角膜曲率的效果，一般设计矫正量在近视和散光的 70%。

2. 切削光学区 6.0～7.0mm，可根据角膜切削量适当缩小光区，以节约角膜厚度。

3. 联合手术应先行个性化角膜表层激光切削术，再同时行 CXL。

表 4-4-1 PRK 联合 CXL 研究

作者	试验设计	眼数	方案	随访时间	结果	并发症
Kanellopoulos 等[1]	病例报道	1 眼	左眼 PRK 同步联合 CXL；右眼不予处理	18 个月	左眼视力明显改善，病情稳定；右眼病情进展	左眼视力明显改善，病情稳定；右眼病情进展
Kanellopoulos, Binder[2]	前瞻性·病例系列研究	32 眼	Athens protocol	27 个月（6~59 月）	30 眼 K 值降低	6.25% haze；6.25% 病情进展
Kanellopoulos, Asimellis[3]	前瞻性·病例系列研究	231 眼	Athens protocol	36 个月	平坦 K 值降低 −3.34D	无
Kanellopoulos[4]	回顾性、对照研究	127 眼同时 TG-PRK + CXL 对照 198 眼先行 CXL，后行 TG-PRK	Athens protocol	（36±18）个月（24~68 个月）	同时 TG-PRK + CXL 组：平均 K 值降低（3.5±1.3）D；先行 CXL，后行 TG-PRK 组：平均 K 值降低（2.75±1.3）D	19 眼 haze（分步手术组：17 眼；同时联合手术组：2 眼）
Tuwairqi; Sinjab[5]	前瞻性·病例系列研究	22 眼	Athens protocol	12 个月	K 值均有下降，其中 55% 有统计学意义	无
Alessio 等[6]	前瞻性、非随机	34 眼，其中 17 眼 CXL，17 眼 PRK + CXL	Athens protocol	24 个月	单纯 CXL 组：平均 K 值降低 −1.15D；PRK + CXL 组：平均 K 值降低 −2.07D	无

续表

作者	试验设计	眼数	方案	随访时间	结果	并发症
Ohana 等[7]	回顾性研究	98眼	Athens protocol	（25.3±11.5）个月（12~36个月）	平均 K 值降低 −4.03D	5% haze
Iqbal 等[8]	前瞻性，非随机	125眼，其中58眼CXL，67眼PRK+CXL	Athens protocol	24个月	单纯CXL组：平均 K 值降低 −2.12D；PRK+CXL组：平均 K 值降低 −1.44D	CXL组：12.1% haze，1.7%基质瘢痕；PRK+CXL组：5.9% haze，1.3%基质瘢痕
Gore 等[9]	前瞻性，非随机，历史对照	47眼	Athens protocol	24个月	陡峭 K 值降低 −5.4D，平坦 K 值降低 −1.1D	1眼感染性角膜炎
Nattis 等[10]	回顾性对照研究	62眼，其中34眼PRK（矫正前表面不规则以及屈光度），28眼地形图引导PRK（矫正前表面不规则，不矫正屈光度）	先行CXL，再行PRK	PRK术后6个月	PRK组：平均 K 值降低 −0.36D；地形图引导PRK组：K 值无变化	无

Athens protocol，雅典方案。

【手术步骤】

1. 术前准备　行角膜地形图检查,测得角膜像差。结合患者角膜厚度、角膜地形图、屈光状态设计个性化 WG-TransPRK 方案。原则为在保证剩余角膜基质床厚度 >400μm 的前提下,选择性地去除严重影响视觉质量的高阶像差以及部分近视、散光。设计完毕后,保存设计方案。

2. 个性化准分子激光屈光性角膜切削术　根据术前设计方案,于激光机输入相关参数,一次性完成切削角膜上皮及部分基质。

3. CXL(步骤同去上皮角膜胶原交联术)　在准分子激光消融治疗结束后,冲洗角膜表面,上皮刀刮除周边角膜上皮至 9mm 直径。使用 VibeX Rapid(0.1% 核黄素、羟丙基甲基纤维素)点眼完全覆盖裸露角膜基质,每 90s 1 次,共 10min;交联机设置波长为 365nm 紫外线,强度 30mW/cm^2,总能量为 7.2J/cm^2,光斑直径 9mm,连续照射模式照射角膜,共 4min。照射结束后戴绷带镜,妥布霉素地塞米松眼膏涂眼或醋酸泼尼松龙滴眼液点眼,眼罩遮眼。

【术后处理原则】

1. 促进角膜上皮修复　不含防腐剂的人工泪液点眼,建议使用 3 个月以上。

2. 预防感染　抗生素眼液使用 2 周。

3. 局部抗炎　术后角膜上皮修复后,加用 0.1% 氟米龙滴眼液点眼,4 次 /d,每周递减 1 次,一般使用时间 1 个月。

4. 术后早期应观察角膜上皮修复情况及角膜炎症情况。

5. 术后常规 1 周、2 周、1 个月、3 个月、6 个月复查,应重点观察 haze 及病情是否进展等。若病情稳定,之后每半年复查 1 次。

6. 术后 3 个月内避免强紫外线照射。

【并发症及处理】

交联术后并发症详见第八章。有下述两点与常规 CXL 有所不同,注意观察。

1. haze　报道 PRK 与 CXL 联合手术较单纯 PRK 术后 haze 发生率为低。但仍应注意密切随访,如发生 haze,可增加激素用量进行控制,并密切观察眼压。同时,注意避免强紫外线照射。

2. 角膜分界线　表现为术后早期角膜基质中一条明显的分界线,会随着时间延长逐渐变淡,PRK 联合 CXL 术后分界线常较单纯 CXL 深,部分可接近后弹力层。故术中紫外线照射时,应确保角膜厚度大于 400μm,以免影响内皮。分界线不影响视力,无须处理。

笔者团队[12]观察了 2016 年 4 月—2017 年 6 月期间 7 例(12 眼)行 WG-PRK 联合 CXL 治疗的早期圆锥角膜患者。术后 12 个月,UCVA(Log MAR)从 0.77±0.25 改善到 0.34±0.26,50% 眼 BCVA 提高 1 行视标,25% 眼提高 2 行视标或更多;角膜前表面 $K1$、$K2$、K_{max} 均较术前明显降低,分别从 43.85D±1.72D、46.64D±2.36D、48.88D±3.62D 降至 40.63D±2.13D、42.27D±1.89D、45.43D±1.54D;4mm 直径分析区域角膜总像差、角膜球差降低。

【典型病例】

患者,女,29 岁,双眼视力进行性下降 10 年。右眼术前裸眼视力为 0.5,综合验光结果:−2.00DS/−0.50DC×10＝1.0。术前角膜地形图见图 4-4-1。患者于 2019 年 7 月 3 日行右眼 WG-PRK 联合 CXL。术后 1 个月,右眼裸眼视力为 1.2。术后 1 年(图 4-4-2)及术后 2 年(图 4-4-3),右眼裸眼视力均为 1.0。

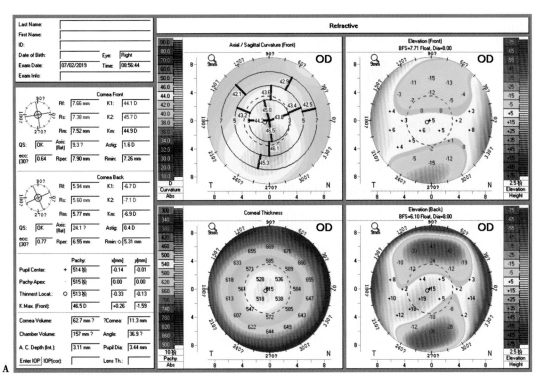

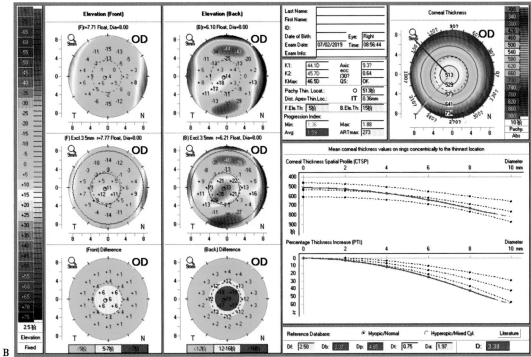

图 4-4-1　右眼术前角膜地形图

A. 右眼术前 Pentacam 屈光四联图，$K1$ 44.1D，$K2$ 45.7D，K_{max} 46.5D；B. Belin 图，前表面高度 5μm，后表面高度 15μm。

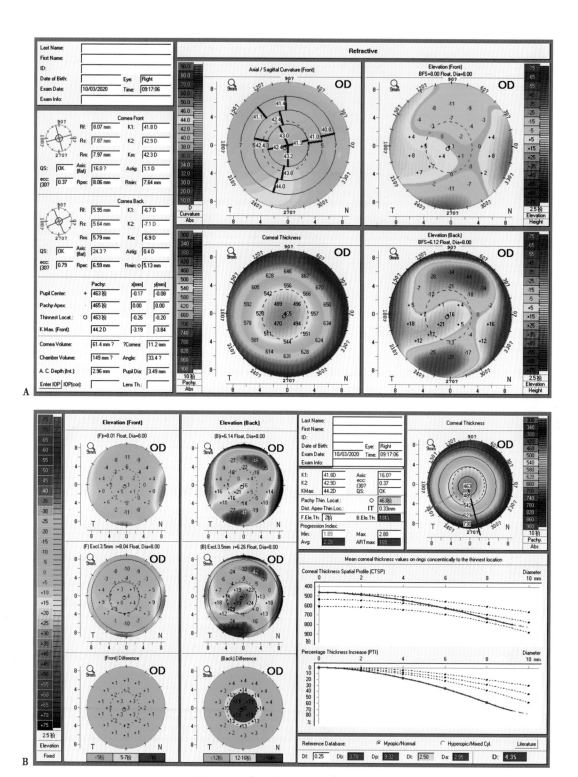

图 4-4-2 右眼术后 1 年角膜地形图

A，B. 右眼术后 1 年 Pentacam 屈光四联图及 Belin 图，$K1$ 41.8D，$K2$ 42.9D，K_{max} 44.2D，裸眼视力 1.0。

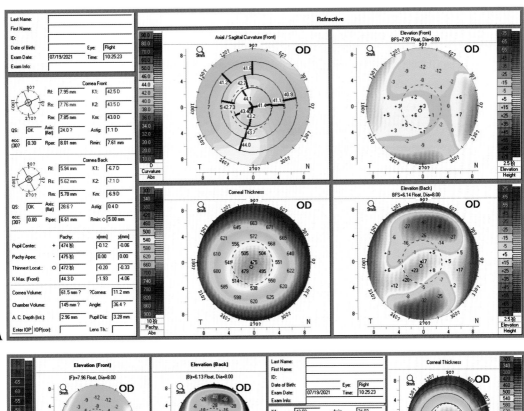

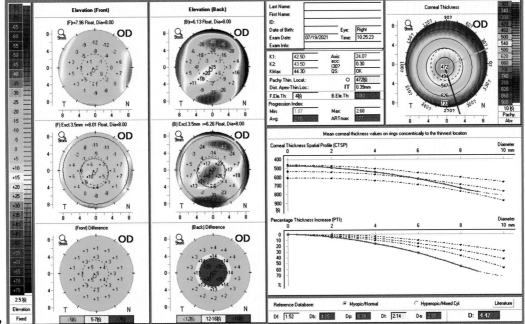

图 4-4-3　右眼术后 2 年角膜地形图

A，B. 右眼术后 2 年 Pentacam 屈光四联图及 Belin 图，$K1$ 42.5D，$K2$ 43.5D，K_{max} 44.3D，裸眼视力 1.0。

（戚梦莹　陈　芬　曾庆延）

参 考 文 献

[1] KANELLOPOULOS A J, BINDER P S. Collagen cross-linking（CCL）with sequential topography-guided PRK: a temporizing alternative for keratoconus to penetrating keratoplasty. Cornea, 2007, 26（7）: 891-895.

[2] KANELLOPOULOS A J, BINDER P S. Management of corneal ectasia after LASIK with combined, same-day, topography-guided partial transepithelial PRK and collagen cross-linking: the athens protocol. J Refract Surg, 2011, 27（5）: 323-331.

[3] KANELLOPOULOS A J, ASIMELLIS G. Keratoconus management: long-term stability of topography-guided normalization combined with high-fluence CXL stabilization（the Athens Protocol）. J Refract Surg, 2014, 30（2）: 88-93.

[4] KANELLOPOULOS A J. Comparison of sequential vs same-day simultaneous collagen cross-linking and topography-guided PRK for treatment of keratoconus. J Refract Surg, 2009, 25（9）: S812-S818.

[5] TUWAIRQI W S, SINJAB M M. Safety and efficacy of simultaneous corneal collagen cross-linking with topography-guided PRK in managing low-grade keratoconus: 1-year follow-up. J Refract Surg, 2012, 28（5）: 341-345.

[6] ALESSIO G, L'ABBATE M, SBORGIA C, et al. Photorefractive keratectomy followed by cross-linking versus cross-linking alone for management of progressive keratoconus: two-year follow-up. Am J Ophthalmol, 2013, 155（1）: 54-65.

[7] OHANA O, KAISERMAN I, DOMNIZ Y, et al. Outcomes of simultaneous photorefractive keratectomy and collagen crosslinking. Can J Ophthalmol, 2018, 53（5）: 523-528.

[8] IQBAL M, ELMASSRY A, TAWFIK A, et al. Standard cross-linking versus photorefractive keratectomy combined with accelerated cross-linking for keratoconus management: a comparative study. Acta Ophthalmol, 2019, 97（4）: e623-e631.

[9] GORE D M, LEUCCI M T, ANAND V, et al. Combined wavefront-guided transepithelial photorefractive keratectomy and corneal crosslinking for visual rehabilitation in moderate keratoconus. J Cataract Refract Surg, 2018, 44（5）: 571-580.

[10] NATTIS A, DONNENFELD E D, ROSENBERG E, et al. Visual and keratometric outcomes of keratoconus patients after sequential corneal crosslinking and topography-guided surface ablation: Early United States experience. J Cataract Refract Surg, 2018, 44（8）: 1003-1011.

[11] KRUEGER R R, KANELLOPOULOS A J. Stability of simultaneous topography-guided photorefractive keratectomy and riboflavin/UVA cross-linking for progressive keratoconus: case reports. J Refract Surg, 2010, 26（10）: S827-832.

[12] 陈芬, 谌丹, 雷晓华, 等. 像差引导的准分子激光联合角膜胶原交联治疗早期圆锥角膜的临床观察. 中华眼视光与视觉科学杂志, 2019, 21（10）: 751-758.

第五节　角膜胶原交联联合有晶状体眼人工晶状体植入术

圆锥角膜患者常用的视力改善手段包括配戴框架眼镜和角膜接触镜。因圆锥角膜患者角膜形态不规则、不规则散光大，多数患者单纯配戴框架眼镜矫正效果差。而硬性角膜接触镜存在验配及配戴过程复杂、部分患者无法耐受等情况。有晶状体眼人工晶状体植入术（phakic intraocular lens implantation，PIOL）因不切削角膜，已成为薄角膜、高度近视散光患者的首选屈光矫正手术方式。

目前临床上广泛使用的是后房型 PIOL——可植入胶原镜（implantable collamer lens，ICL）。任何改变角膜生物力学的因素，如角膜屈光手术使得角膜厚度变薄、去除前弹力层等，均有增加圆锥角膜病情进展的风险。研究[1]报道，无论是正常眼还是圆锥角膜眼，在 ICL 植入后角膜的生物力学参数，如角膜滞后量（corneal hysteresis，CH）及角膜阻力因子（corneal resistance factor，CRF）均无明显变化，提示这种手术技术不会显著影响角膜生物力学因素。另外，ICL/Toric ICL（TICL）具有大范围的屈光矫正能力，使得 PIOL 植入术成为圆锥角膜稳定期矫正视力的优选方式之一。

2008 年，Kamiya 等[2]首次报道了 2 例稳定期圆锥角膜患者因高度近视及散光植入 TICL 的成功案例。之后其又跟踪报道了 21 眼 /11 例圆锥角膜患者植入 TICL 术后 3 年的临床效果[3]，术后 3 年平均裸眼 logMAR 视力为 −0.06±0.11；平均最佳矫正 logMAR 视力为 −0.12±0.09；3 年观察期间，屈光度、角膜曲率与术前比较均无明显变化，仅 1 例患者因散光轴位偏移而再次调位。Hashemian 等[4]跟踪报道了 13 例 23 眼圆锥角膜行 TICL 植入术后 5 年的临床结果。术后 5 年平均球镜从 −5.35D±2.82D 降至 −0.78D±1.31D，平均柱镜从 −3.14D±1.58D 降至 −1.56D±1.53D；安全性指数为 1.47±0.32，有效性指数为 1.24±0.34，无一眼最佳矫正视力丢失，19 眼获得 1 行甚至多行矫正视力的提升，内皮丢失率为 7.88%，5 年观察期角膜曲率和眼压较术前无明显变化，仅 1 例患者术后 2 年发生圆锥角膜的进展。作者认为，TICL 是矫正稳定期圆锥角膜屈光不正安全有效、可预测性高的一种手段。

对于进展期圆锥角膜，因病情仍存在不断进展的可能，角膜曲率及屈光度数会随之变化，故单纯植入 ICL/TICL 不适用于进展期圆锥角膜。CXL 目前已被证实可有效阻止 / 控制圆锥角膜进展。故可以通过 CXL 与 PIOL 两者联合来实现控制进展期圆锥角膜病情进展及改善视力。Kymionis 等[5]报道了 1 例 29 岁进展期圆锥角膜患者 CXL 术后 1 年行 TICL 植入术的临床结果，联合手术后 3 个月，裸眼视力从指数提升到 20/40，最佳矫正视力从 20/100 提升至 20/30，术中及术后均无并发症。Shaheen 等[6]对 11 例 16 眼进展期圆锥角膜患者行 CXL-TICL 的患者进行长达 3 年的临床随访发现：术后第 3 年，平均等效球镜及柱镜分别为 0.00D±0.18D、−0.05D±0.14D，所有患者的目标屈光度在 ±0.50D 之间，平均拱高（509±141.47）μm，平均眼压为（11.94±1.12）mmHg，无一例术中及术后并发症，平均内皮丢失率为 8.98%。故进展期圆锥角膜也可以通过联合手术方案达到良好屈光矫正的治疗效果。

【适应证】

目前，关于圆锥角膜患者植入 ICL/TICL 的适应证尚未统一。可参照正常人群行 ICL/TICL 的适应证，如下：

1. 屈光度数稳定；

2. 中央区角膜透明；

3. 中央前房深度>2.8mm；

4. 内皮细胞密度>2 000/cm²；

5. 角膜横径10.8~13.0mm；

6. 无眼部活动性炎症；

7. 无青光眼；

8. 无影响视力的白内障；

9. 无严重的眼底疾病，如视网膜脱离、黄斑病变及视神经病变等。

【手术时机】

关于CXL术后多久可联合ICL/TICL植入存在争议。多数学者认为CXL术后圆锥角膜无进展、屈光度稳定1年以上方可行ICL/TICL植入术。也有学者认为CXL术后4~6个月、等效球镜变化在±0.50D时即可行手术。

【手术步骤】

手术操作与正常人群行ICL/TICL过程一致。术前，根据计算软件，订购合适尺寸及屈光度的ICL/Toric ICL。术前3d开始预防性使用抗生素滴眼液点眼。术前常规进行术眼散瞳及表面麻醉。于3点/9点方位角膜缘做一宽度为3.00mm角膜隧道切口，前房注入黏弹剂，用穿刺刀于6点/12点方位角膜缘做一辅助切口，借助人工晶状体推注器将ICL从角膜隧道切口推入前房，用调位钩将ICL固定在睫状沟内，生理盐水充分置换黏弹剂，形成水密前房。若为TICL，需在术前于角膜上行定位标记，待TICL被置于睫状沟后，按照TICL订购单中旋转度数要求，将TICL轴向旋转至正确位置。其余手术操作步骤同前所述。

【术后处理原则】

1. 预防感染　抗生素眼液使用2周。

2. 抗炎治疗　术后第1周给予强效糖皮质激素点眼，如醋酸泼尼松龙滴眼液或妥布霉素地塞米松滴眼液点眼，第2周改为低浓度糖皮质激素，如0.1%氟米龙滴眼液，逐渐减量至停药。

3. 降眼压治疗　根据术后眼压情况选择性用药，包括局部或全身降眼压药物。

4. 术后常规1d、1周、2周、1个月、3个月、6个月复查，应重点观察前房反应、ICL位置及圆锥角膜病情是否进展等。若病情稳定，之后每年复查1次。

【并发症及处理】

1. 高眼压　与黏弹剂残留、前房炎症反应等相关。根据情况可给予前房放液、使用降眼压药物以及抗炎药物等对症处理。

2. 术后拱高异常　拱高作为评价ICL术后安全性最重要的指标之一，是指人工晶状体后表面到自身晶状体前表面的垂直距离。拱高过高，ICL会推挤虹膜前移，易导致房角关闭，以及与虹膜摩擦、色素播散而导致继发性青光眼。拱高过低，使得ICL与自身晶状体机械性接触摩擦，或阻碍晶状体营养代谢而导致前囊下白内障的发生。若出现拱高过低或过高时，需要更换合适型号的ICL/TICL或者及时取出。

3. 角膜水肿　常在术后早期出现，与术后炎症反应、术中操作等有关。一般随着炎症反应减轻，角膜水肿逐渐恢复正常。若术中操作不当，严重损伤角膜内皮时，可引起角膜持续水肿。

4. PIOL 旋转　部分圆锥角膜患者散光度数高，TICL 小幅度的轴位偏移即可引起明显的屈光改变，导致视力下降。存在二次调位术可能。

5. 圆锥角膜病情继续进展　根据病情可再次行角膜胶原交联或者角膜移植术。

【典型病例】

患者，男，20 岁，诊断为双眼圆锥角膜。裸眼视力：右眼 0.4，左眼 0.12；IOP：右眼 9mmHg，左眼 15mmHg；综合验光：右眼 −3.75DS/−4.50DC×45＝0.8，左眼 −2.75DS＝1.0；Pentacam 角膜地形图：右眼：$K1$ 44.9D，$K2$ 49.5D，K_{max} 58.5D，左眼：$K1$ 43.0D，$K2$ 43.6D，K_{max} 44.1D（图 4-5-1）。于 2017 年 8 月 31 日行右眼经上皮 CXL，于 2017 年 9 月 1 日行左眼准分子激光治疗性角膜切削术联合 CXL。术后 2 年，裸眼视力：右眼 0.5，左眼 0.25；IOP：右眼 10mmHg，左眼 13mmHg；综合验光：右眼 −2.75DS/−4.00DC×35＝0.8，左眼 −2.50DS＝1.0；Pentacam 角膜地形图：右眼：$K1$ 45.0D，$K2$ 49.4D，K_{max} 57.5D，左眼：$K1$ 42.6D，$K2$ 43.3D，K_{max} 44.0D（图 4-5-2）。病情稳定，现因工作需求，要求摘镜。

ICL 术前：角膜横径：右眼：11.20mm，左眼：11.30mm；角膜内皮计数：右眼 2 866.6/mm²，左眼 2 858.4/mm²。

诊疗经过：右眼植入 TICL（直径 12.6mm，度数：9.50DS/+6.00DC×142），左眼植入 ICL（直径 12.6mm；度数：−3.50DS），手术过程顺利。

ICL 术后 3 个月复查：裸眼视力：右眼 0.8，左眼 1.0；综合验光：右眼 +1.00/−2.25×5＝1.0，左眼：PL＝1.2。Pentacam 角膜地形图：右眼：$K1$ 44.7D，$K2$ 49.9D，K_{max} 57.8D，左眼：$K1$ 42.4D，$K2$ 43.0D，K_{max} 44.0D（图 4-5-3）。前节 OCT 拱高：右眼 531μm，左眼 388μm。

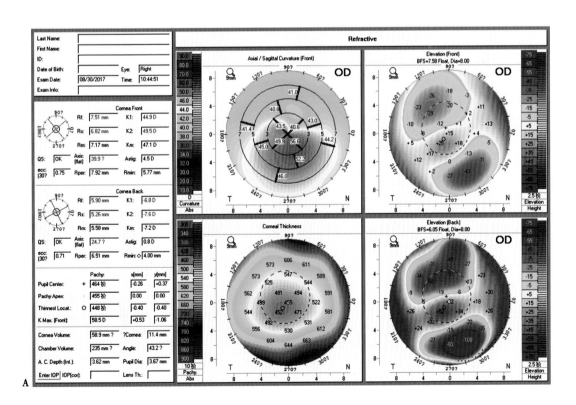

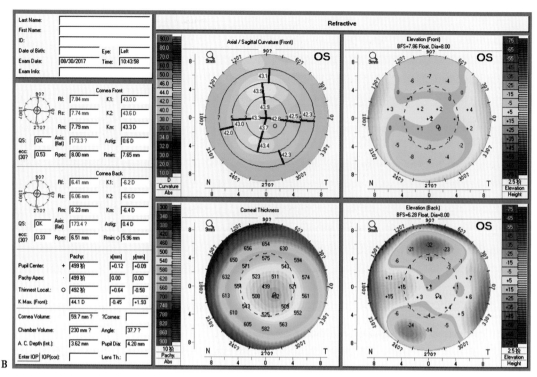

图 4-5-1 CXL 术前 Pentacam 屈光四联图
A. 右眼；B. 左眼。

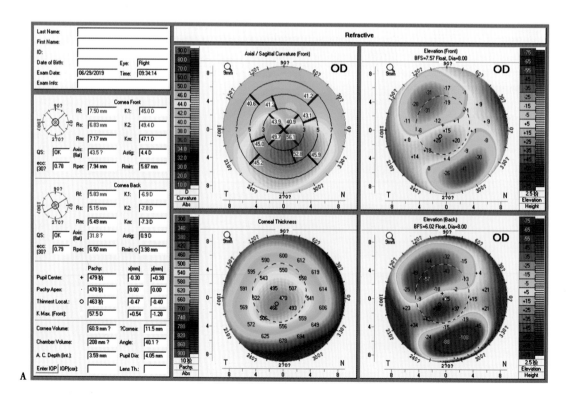

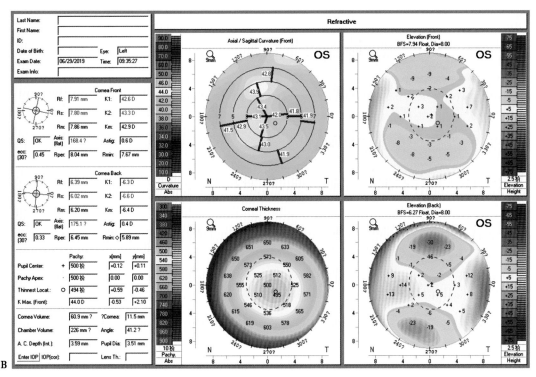

图 4-5-2　CXL 术后 2 年 Pentacam 屈光四联图
A. 右眼；B. 左眼。

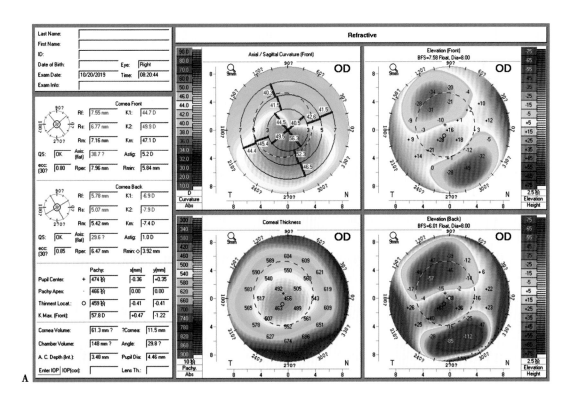

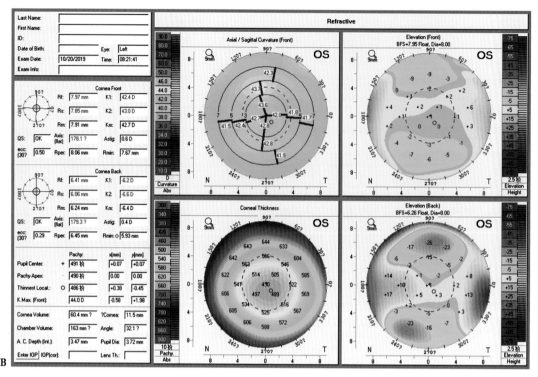

图 4-5-3　ICL/TICL 术后 3 个月 Pentacam 屈光四联图
A. 右眼；B. 左眼。

（戚梦莹　曾庆延）

参 考 文 献

[1] ALI M，KAMIYA K，SHIMIZU K，et al. Clinical evaluation of corneal biomechanical parameters after posterior chamber phakic intraocular lens implantation. Cornea，2014，33（5）：470-474.

[2] KAMIYA K，SHIMIZU K，ANDO W，et al. Phakic toric Implantable Collamer Lens implantation for the correction of high myopic astigmatism in eyes with keratoconus. J Refract Surg，2008，24（8）：840-842.

[3] KAMIYA K，SHIMIZU K，KOBASHI H，et al. Three-year follow-up of posterior chamber toric phakic intraocular lens implantation for the correction of high myopic astigmatism in eyes with keratoconus. Br J Ophthalmol，2015，99（2）：177-183.

[4] HASHEMIAN S J，SAIEPOOR N，GHIASIAN L，et al. Long-term outcomes of posterior chamber phakic intraocular lens implantation in keratoconus. Clin Exp Optom，2018，101（5）：652-658.

[5] KYMIONIS G D，GRENTZELOS M A，KARAVITAKI A E，et al. Combined corneal collagen cross-linking and posterior chamber toric implantable collamer lens implantation for keratoconus. Ophthalmic Surg Lasers Imaging，2011，42 Online：e22-e25.

[6] SHAFIK SHAHEEN M，EL-KATEB M，EL-SAMADOUNY M A，et al. Evaluation of a toric implantable collamer lens after corneal collagen crosslinking in treatment of early-stage keratoconus：3-year follow-up. Cornea，2014，33（5）：475-480.

第六节 术后处理及随访

一、术后处理

CXL 是目前进展期圆锥角膜的有效治疗手段，其治疗过程虽然简单、易操作，但因为术中紫外线的照射、核黄素的渗透对角膜各层组织的影响等，可导致术后潜在的并发症，如角膜混浊、感染、角膜上皮缺损、眼痛和视物模糊等[1]，故而仍应规范术后处理及观察。

（一）术后用药

一般情况下，患者术后会配戴治疗性角膜绷带镜，经上皮 CXL 术后第 1 天即可取出，去上皮 CXL 在角膜上皮修复后取出。

术后常规需点抗生素滴眼液（如 0.5% 左氧氟沙星滴眼液）每天 4 次，共 2 周；人工泪液（如玻璃酸钠滴眼液）每天 4 次，1～2 个月；去上皮 CXL 加用糖皮质激素类滴眼液（如 0.02% 或 0.1% 氟米龙）每天 4 次，每周减 1 次，一般 1 个月内停用[2]。

（二）术后早期观察及处理

经上皮 CXL 术后患者疼痛及角膜反应均较轻。去上皮 CXL 在术后早期存在患者眼痛、畏光、流泪等症状，一般在术后 3～4d 角膜上皮修复后症状好转，其间应密切观察角膜反应，有无浸润、水肿、上皮延迟修复等情况。早期角膜浸润常与交联反应及绷带镜配戴有关，一旦发现应立即取出绷带镜，加强局部激素与抗生素治疗，并注意排除感染[3]。此外，如术后早期出现角膜明显水肿，很可能为术中紫外线交联反应损伤角膜内皮，应加强局部糖皮质激素抗炎治疗及促修复治疗，可加用生长因子或血清类滴眼液。

二、术后长期随访

圆锥角膜术后仍有可能复发进展，若未得到及时处理，可导致严重并发症，甚至需行角膜移植术治疗，因此，术后需密切关注患者角膜情况。

（一）随访时间

对于交联术后患者，我们的随访时间一般为术后 1 个月、3 个月、6 个月、12 个月、18 个月、24 个月，其后每年 1 次，如发现病情不稳定者应加大随访频次，对 18 岁以下青少年患者可每 3 个月随访 1 次。

（二）随访内容

每次随访应检查如下指标，包括视力、角膜透明性及 haze、角膜屈光力、角膜前后表面形态、角膜厚度、交联线、角膜内皮细胞密度、角膜生物力学等。

1. 视力 视力包括裸眼视力（uncorrected visual acuity，UCVA），最佳矫正视力（best corrected visual acuity，BCVA）。

既往研究显示，与 CXL 术前基础值相比，术后 1 年时平均 UCVA、BCVA、等效球镜、散光都有改善，但与术前数据比较均无显著差异[4]，但仍有 2%～9% 的术眼视力表视力下降 2 行[5, 6]。患者术前 K_{max} 值越高（≥50D），术后视力提升就可能越高[7]。术后 2 年[8]、3 年和 4 年仍可发现部分患者的 CDVA 得到提高[7, 9]。

晚期圆锥角膜患者，去上皮 CXL 术后 1 年时，UCVA（logMAR）从术前的 0.73±0.36 变

化为 0.47 ± 0.31，术后 2 年时为 0.48 ± 0.30，BCVA 术前为 0.59 ± 0.34，术后 1 年为 0.44 ± 0.33，术后 2 年为 0.45 ± 0.32[10]。

2．角膜透明性及 haze　裂隙灯显微镜检查角膜透明性，有无 haze 及其他异常混浊。

在 CXL 术后 1 个月的检查中，几乎所有术眼都出现前基质 haze，平均等级为 0.78 ± 0.42（haze 分级，0～2 级）；6 个月和 12 个月的平均等级分别为 0.18 ± 0.28 和 0.06 ± 0.18[6]。

3．角膜屈光力　角膜屈光力参数包括最大角膜屈光力（maximum keratometry，K_{max}）、平坦轴角膜屈光力（flat keratometry，K_f，$K1$）、陡峭轴角膜屈光力（steep keratometry，K_s，$K2$）、顶点角膜屈光力（K_{apex}）、散光屈光力（keratometric astigmatism，K_{as}）、拟合角膜屈光力（simulated keratometry，Sim K）、全角膜屈光力（total corneal refractive power，TCRP）等。

K_{max} 值虽不能完全代表角膜状态，但仍是目前主要的判断圆锥角膜术后进展（progression）的参数之一。CXL 术后 1 年内 K_{max} 增长值超过 1D，一般即认为患者圆锥角膜进展[2, 4, 7, 8, 10]。

研究显示，约 1%～5% 的患者 CXL 术后可能发生圆锥角膜进展[7, 8]，而大多数患眼术后角膜屈光力得到控制；术后 2 年时，K_{max} 从 59.30D$\pm$7.08D 显著下降到 57.07D$\pm$6.46D；平均 K_{max} 值于术后 1 年下降 1.35D$\pm$1.41D，术后 2 年下降 2.23D$\pm$1.72D，术后 3 年下降 2.33D$\pm$1.67D[8]。Ömür Ö 发现去上皮 CXL 术后，患者的好转率（flattening rate，K_{max} 降低至少 1D 的人数与总观察人数的比值）在逐年增加，术后第 3 年为 59.6%，术后第 4 年为 62.8%，术前角膜越薄（400～450μm）或角膜越陡（$K_{max}>50D$），则术后 K_{max} 值下降的幅度就越大[7]。

4．角膜前后表面高度　与术前对照，比较角膜前后表面高度尤其是后表面高度，可作为圆锥角膜进展评估指标之一。

5．角膜厚度　角膜厚度参数包括：中央角膜厚度（central corneal thickness，CCT），最薄点角膜厚度（thinnest corneal thickness，TCT）。

大多数术眼在去上皮 CXL 后的最初几个月，CCT[7] 及 TCT 急剧变薄，然后开始改善[2]。去上皮 CXL 术后 1 年后，TCT 均值由（442.4$\pm$30.7）μm 降至（425.3$\pm$43.6）μm（$n=111$）[5]。术后 2 年，TCT 由（438.65$\pm$40.11）μm 下降到（431.43$\pm$61.92）μm[10]。术后 3 年，角膜厚度已非常接近术前水平，但仍低于术前水平[9]。经上皮交联角膜厚度变化较小。

6．角膜内皮细胞密度　正常手术情况下，术前、术后角膜内皮细胞密度（endothelial cell density，ECD）及形态不会出现显著改变[4, 7, 9]，这也是判断 CXL 手术是否对角膜内皮造成损害的指标。

7．交联线　交联线为 CXL 术后发生交联反应的前部基质与未发生交联反应的后部基质之间的交界面，术后可通过裂隙灯显微镜与前节 OCT 观察其深度，通常认为交联线越深则交联的效果越好。

在去上皮 CXL 术后 1 个月，84% 的术眼角膜在平均 62%$\pm$17% 的角膜深度可见交联线，在经上皮 CXL 术后，角膜 OCT 可见交联线约 100μm 深，相比去上皮 CXL 术后（约 250～300μm 深）深度较浅[11]。

8．角膜生物力学　目前常用的角膜生物力学检测仪器有：眼部反应分析仪（ocular response analyzer，ORA）和可视化角膜生物力学分析仪（corneal visualization scheimpflug technology tonometer，Corvis ST）。去上皮 CXL 术后 4 个月，Corvis ST 参数中，第 2 压平长度（length of applanation 2，L2）和第 2 压平速度（velocity of applanation 2，V2）有显著变化，L2 值增加

了约 38.5%，$V2$ 值增加约 16%，$L2$ 和 $V2$ 的变化可能表示角膜硬度增加[12]。关于圆锥角膜 CXL 术后角膜生物力学的长期研究较少。

（吴尚操）

参 考 文 献

[1] EVANGELISTA C B, HATCH K M. Corneal collagen cross-linking complications. Semin Ophthalmol，2018，33（1）：29-35.

[2] TASCI Y Y, TASLIPINAR G, EYIDOGAN D, et al. Five year long term results of standard collagen cross-linking therapy in patients with keratoconus. Turk J Ophthalmol, 2020, 50（4）：200-205.

[3] ABBOUDA A, ABICCA I, ALIÓ J L. Infectious keratitis following corneal crosslinking: a systematic review of reported cases：management，visual outcome，and treatment proposed. Semin Ophthalmol, 2016，31（5）：485-491.

[4] TAKAHASHI M, KAMIYA K, KONO Y, et al. Time course of changes in simulated keratometry and total corneal refractive power after corneal collagen cross-linking for progressive keratoconus. Biomed Res Int，2018：2620784.

[5] UYSAL B S, SARAC O, YAMAN D, et al. Optical performance of the cornea one year following keratoconus treatment with corneal collagen cross-linking. Curr Eye Res，2018，43（12）：1415-1421.

[6] KOLLER T, MROCHEN M, SEILER T. Complication and failure rates after corneal crosslinking. J Cataract Refract Surg，2009，35（8）：1358-1362.

[7] UCAKHAN O, CELIK BUYUKTEPE T, YAVUZ Z, et al. Pediatric versus adult corneal collagen crosslinking：long-term visual，refractive，tomographic and aberrometric outcomes. Curr Eye Res, 2021，46（1）：14-22.

[8] KNUTSSON K A, PAGANONI G, MATUSKA S, et al. Corneal collagen cross-linking in paediatric patients affected by keratoconus. Br J Ophthalmol，2018，102（2）：248-252.

[9] UCAKHAN O, BAYRAKTUTAR B N, SAGLIK A. Pediatric corneal collagen cross-linking：long term follow up of visual，refractive，and topographic outcomes. Cornea，2016，35（2）：162-168.

[10] MOGHADAM R S, AKBARI M, ALIZADEH Y, et al. The outcome of corneal collagen cross-linking in patients with advanced progressive keratoconus：a 2-year follow-up study. Middle East Afr J Ophthalmol，2019，26（1）：11-16.

[11] FILIPPELLO M, STAGNI E, O'BRART D. Transepithelial corneal collagen crosslinking：bilateral study. J Cataract Refract Surg，2012，38（2）：283-291.

[12] SALOUTI R, KHALILI M R, ZAMANI M, et al. Assessment of the changes in corneal biomechanical properties after collagen cross-linking in patients with keratoconus. J Curr Ophthalmol，2019，31（3）：262-267.

第七节 交联相关角膜变化

　　CXL 是治疗角膜扩张性疾病的一个历史性进步，CXL 可使角膜层间胶原纤维交联增多，胶原纤维直径增加，进而增加角膜硬度，同时，还可产生高分子胶原聚合物增加角膜的化学稳定性，这些变化有效阻止了圆锥角膜的进展。CXL 术后角膜的形态改变、角膜组织结构以及生物力学性能的变化，均会对患者最终的视力预后产生一定的影响。

一、角膜形态变化

(一)术中角膜形态变化

1. 角膜地形图 在手术开始前、刮除角膜上皮后以及交联完成后立即行角膜地形图测量,结果显示该治疗有使角膜曲率变平坦和变规则的显著效果。CXL 术中刮除角膜上皮后,角膜屈光力出现显著变化,最陡子午线曲率、模拟散光和角膜顶点曲率值均会增加。交联完成后,圆锥角膜立即出现改善,术后最陡峭点平均变平坦 8μm,而圆锥顶点周围的平坦区域则逐渐变陡峭,从而使角膜曲率变规则、上下方不对称性减少。与刚刚刮除上皮时相比,完成 CXL 治疗时立即测量的平均模拟角膜曲率、柱镜度、平均上下方不规则指数、平均圆锥面积和圆锥周长均显著下降。

2. 角膜厚度 圆锥角膜中央区锥形改变明显,相应区域的上皮层较薄,而周边部角膜相对较为平坦,上皮层也相对更厚。由此可见角膜上皮层发挥着平滑剂的作用,可在一定程度上减少角膜的屈光力、散光和不规则性。术中去除上皮后,会呈现出厚度更不均一的角膜形态。核黄素浸润深时,术前厚度较大的角膜比薄角膜以更快的速度变薄。这可能是由于厚度较大的角膜板层之间和胶原纤维之间有更多的空隙,因而在交联过程中脱水的程度更大。

(二)术后角膜形态变化

CXL 术后,角膜形态结构会发生一系列复杂的变化,角膜曲率、角膜厚度、角膜地形等几何学特征,以及静态电阻(如弹性等)、黏弹系数等功能特征均会发生改变。另外,通过对核黄素紫外线交联的深入研究,发现保留上皮的交联确可有效减少角膜感染、角膜混浊以及其他一些并发症的发生。不断改进胶原交联技术,减少操作对角膜的损伤,进一步避免并发症出现,是近年来角膜胶原交联领域的研究重点。

1. 裂隙灯显微镜检查 几乎所有圆锥角膜患者在 CXL 术后第 1 周接受裂隙灯显微镜检查时均可发现不同程度的浅层基质混浊。这种基质混浊可能是造成大多数患者术后早期视力波动甚至下降、眩光、对比敏感度下降以及明显光晕效应的原因。大多数患者的这些现象无须特殊治疗,可在 3~4 个月后自动消失。

CXL 术后裂隙灯检查还可观察到角膜交联线的改变。早在 2006 年,Seiler 等描述了 CXL 术后角膜前部雾状混浊向下延伸至接近 2/3 基质厚度,表现为反射明显增强的条带。他假定这个分界线显示的是已交联和未交联角膜组织的过渡区。在前节 OCT 检查中也可发现,在相应深度处有一密度增加的线样结构(图 4-7-1)。

2. 角膜厚度 CXL 会导致角膜厚度变薄,这种效应可在术后持续 1~3 个月 [1-3]。术后 1 个月时,角膜厚度较术前下降最为明显,平均为 45μm;在术后 2~3 个月一般可恢复至接近术前水平。使用低渗性核黄素溶液浸染角膜、角膜水肿不明显者,交联后角膜厚度下降不明显。一般在 CXL 术后 6 个月,角膜厚度可恢复正常。2016 年,Meiri 等 [4] 对 CXL 治疗圆锥角膜进行了系统回顾和 meta 分析,显示角膜厚度在术后 1 年内平均减少 10~20μm,随后逐渐恢复。术后早期角膜厚度降低可能与 CXL 术后角膜基质胶原纤维重新排列、角膜基质压缩有关 [5],同时,交联术后角膜基质细胞凋亡、角膜组织水肿程度减轻等均可导致角膜短期内变薄。随后角膜厚度的增加,可能与 CXL 术后角膜胶原纤维直径增粗及角膜基质细胞再生恢复有关 [6]。需要注意的是,术前角膜较厚者,交联后角膜厚度下降要比术前薄角膜更明显,这与较厚角膜有更多的纤维板层、胶原纤维,交联后更容易脱水有关。

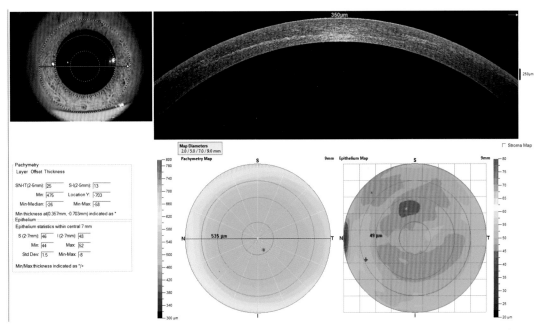

图 4-7-1　患者男，19 岁，左眼行去上皮 CXL 术后 2 周复诊，前节 OCT 检查示角膜基质 350μm 处线样高反光

3. 角膜地形图　CXL 的治疗作用主要是通过调节角膜曲率、减少中央角膜与周边角膜的不对称来实现（图 4-7-2）。CXL 术后角膜圆锥最陡峭部位回退约 8μm，而平坦部稍隆起。此外，还有一些其他改变，如角膜曲率降低、角膜上下平均指数下降、锥形轴长减少等。有研究显示[7]，CXL 可有效降低 K_{max}。CXL 术后 1 年时，角膜表面变异指数、垂直不对称指数、圆锥角膜指数和最小曲率半径均有明显改善[8]，且角膜 HOA 降低，这些均提示角膜形状得到了改善[9]。CXL 术后 2 年时，平均基线 UDVA 和 CDVA 均有明显改善，平均等效球镜（spherical equivalent manifest refraction，MRSE），平均最陡和最平 K 值均明显下降。

术后角膜持续变平让很多学者感到困惑，因为 CXL 的理论基础是 CXL 可以增加角膜胶原交联连接，但理论上不会导致角膜形态的显著改变。事实上，目前观察的结果表明角膜胶原交联反应远比我们认为的长，有学者推测可能是角膜细胞的术后增生、迁移和重塑的结果。角膜中央 3mm 光学区内不到 10μm 的上皮厚度变化即可使该区域内减少 2 个屈光度（D）。很多研究均证实[10-13]，去上皮 CXL 较跨上皮 CXL 更为有效，也进一步证实了 CXL 术后上皮细胞再生的重要性，因此有些学者认为 CXL 术后观察到的角膜地形变化及视觉质量的变化可能与交联后上皮重构有关。也有观点认为，与手术前相比，患者在交联手术后会更加注意避免接触眼，从而大大减少揉眼频率，这亦进一步有助于稳定或阻止圆锥角膜的进展。

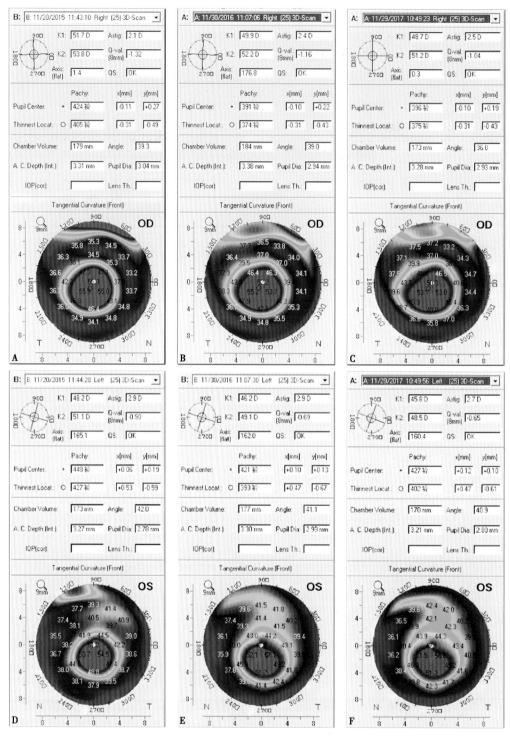

图 4-7-2　患者男，37 岁，双眼行去上皮 CXL 术后 1 年及 2 年时复诊角膜地形图情况

A. 患者术前右眼 $K1$ 51.7D，$K2$ 53.8D，K_{max} 59.6D；B. 术后 1 年复诊右眼 $K1$ 49.9D，$K2$ 52.2D，K_{max} 57.3D，较术前下降 2.3D；C. 术后 2 年复诊右眼 $K1$ 48.7D，$K2$ 51.2D，K_{max} 55.5D，较术前下降 4.1D；D. 术前左眼 $K1$ 48.2D，$K2$ 51.1D，K_{max} 58.0D；E. 术后 1 年复诊左眼 $K1$ 46.2D，$K2$ 49.1D，K_{max} 53.6D，较术前下降 4.4D；F. 术后 2 年复诊左眼 $K1$ 45.8D，$K2$ 48.5D，K_{max} 52.5D，较术前下降 5.5D。

二、活体共聚焦显微镜下角膜变化

活体共聚焦显微镜以其非侵入性、高分辨率、高放大倍数的优点,可对眼部组织进行深层次、细胞水平的三维活体观察研究。近年来,其应用范围不断被临床医生拓展开发,不再局限于既往的真菌性及棘阿米巴角膜炎的诊断,在角膜扩张性疾病中也有优秀的表现。

到目前为止,关于角膜组织学改变最详细直观的资料来自共聚焦显微镜。最早是 Mazzotta 等在 2007 年报道了 CXL 治疗后的共聚焦显微镜检查结果[14]。他们的研究显示,治疗后初期,前基质层内的角膜细胞和上皮下神经丛完全消失,基质层雾状混浊形成,以及基质水肿。提示角膜细胞的再生大约在 CXL 术后 6 个月才能全部完成。

1. 角膜上皮(图 4-7-3)　CXL 术后角膜上皮的愈合一般在 5～7d 即可完成。术后 1 个月时,共聚焦显微镜下可见上皮三层细胞(表皮细胞、翼状细胞、基底细胞)均表现为大小异常、形态不规则。随时间延长,这种形态异常逐渐消失。术后 3 个月时,表皮细胞形态几乎恢复正常,而基底细胞变化较大,越接近前弹力层方向的细胞形态变异越大,可见片状无细胞结构区。可能与 CXL 主要作用于角膜胶原纤维有关,越靠近前弹力层,胶原纤维越密

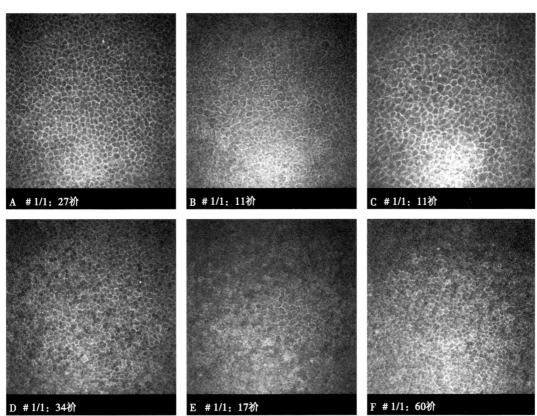

图 4-7-3　角膜上皮细胞层去上皮 CXL 术前、术后的变化情况

A. 术前,翼状细胞层表现为多边形,排列紧密,细胞边界呈高反光,胞体低反光,大小形状基本一致;B. 去上皮 CXL 术后 1 个月,翼状细胞大小异常,形态不规则;C. 去上皮 CXL 术后 3 个月,翼状细胞形态基本恢复正常;D. 术前,基底细胞层表现为明暗相间的多边形细胞,胞体小,排列紧密呈小蜂巢状,细胞边界高反光,胞质为亮灰或低反光;E. 去上皮 CXL 术后 1 个月,基底细胞大小异常,形态不规则;F. 去上皮 CXL 术后 2 年,基底细胞形态基本恢复正常。

集，故基底细胞损伤越重，但确切病理机制有待进一步研究。术后 12 个月，基底细胞大小及形态趋于正常，表明 CXL 对角膜上皮的影响是可逆的[15]。

跨上皮 CXL 后可观察到角膜上皮出现凋亡，但这些细胞仍然保留在角膜表面，保护基质层，并被新生角膜细胞替代。术后可直接观察到上皮层表面散在的破坏。有研究显示[16]，治疗后即刻可观察到上皮基底细胞边界及镶嵌排列不规则，细胞内高反光点；治疗后 1～3 个月时，细胞内反射率降低，逐渐恢复至术前状态；治疗 6 个月后，上皮细胞形态及镶嵌式排列逐渐会恢复至术前。

2. 角膜上皮下神经纤维（图 4-7-4）　去上皮 CXL 术后早期可见上皮下神经纤维密度降低，有报道[17-18]术后 2～4 周时中央角膜上皮下神经纤维完全消失，术后 1 个月后可观察到上皮下神经丛的再生。Alessio 等[19]研究发现，CXL 术后 18 个月，角膜上皮下神经纤维逐渐达到术前水平。但尚不确定角膜上皮下神经纤维的缺失是否与角膜上皮损伤及核黄素 /UVA 治疗有关[20]。

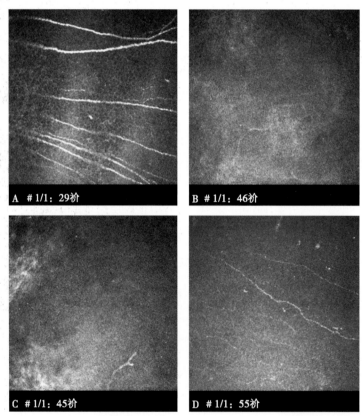

图 4-7-4　角膜上皮下神经纤维在去上皮 CXL 术后的变化

A. 术前，上皮下神经纤维密度正常；B. 去上皮 CXL 术后 1 个月，上皮下神经纤维几乎完全消失；C. 去上皮 CXL 术后 3 个月，可见上皮下神经纤维逐渐再生；D. 去上皮 CXL 术后 2 年，上皮下神经纤维密度较前明显恢复，但仍低于术前。

而跨上皮 CXL 后，上皮下及基质神经纤维未见明显减少，仅观察到轻微的凋亡损伤，神经纤维反射率增强，可呈颗粒状或珍珠状外观，并伴有神经分支的异常[21]。

3. 角膜基质层（图 4-7-5）　CXL 术后早期变化最大的是基质层细胞，尤其是前、中基质层。典型表现为基质细胞消失，取而代之的是蜂窝状或网状高反光结构，以及弥漫性水肿，主要累及前、中基质。术后 3 个月可见基质细胞的重分布及水肿的消退。角膜基质细胞具有较好的再生能力，一般在 6 个月内完成再生和基质重塑。也有报道[22]在 CXL 术后 6 个月时基质细胞数量仍未恢复至术前水平，前部基质仍可见反射增加，细条索状改变，随时间延长，基质细胞逐渐增加。到术后 12 个月，前部基质细胞数量基本达到术前水平。前部基质水肿及基质细胞凋亡是由于上皮层、Bowman 层、前部基质层损伤所致。目前的体外研究证实，相比单独使用紫外线引起的前部基质细胞凋亡，CXL 引起的细胞凋亡会更严重[23]。

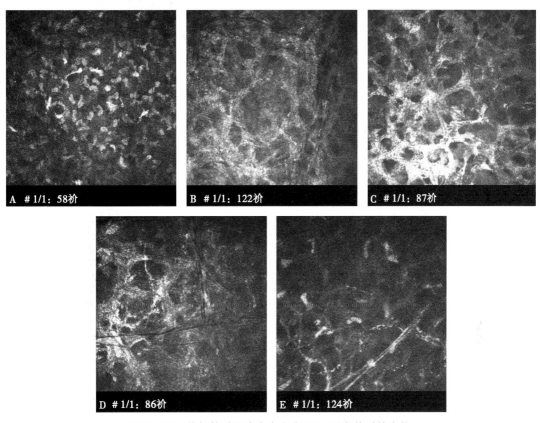

图 4-7-5　前部基质细胞在去上皮 CXL 手术前后的变化

A. 术前，角膜基质细胞形态正常，可见长圆形的角膜细胞核；B. 去上皮 CXL 术后 1 个月，前部基质细胞结构消失，被网状高反光结构取代；C. 去上皮 CXL 术后 3 个月，前部基质可见大量高反光网状、条索状结构；D. 去上皮 CXL 术后 1 年，基质细胞形态逐渐恢复；E. 去上皮 CXL 术后 2 年，正常基质细胞逐渐增加，但仍未恢复至术前水平。

　　术后早期，在裂隙灯显微镜下或使用前节 OCT 进行扫描，均可观察到发生交联的前部基质密度较高，呈半透明区，与未发生交联的后部基质间存在一条明显的分界线，临床上常将其作为评价治疗有效性的间接指标。研究显示，传统 CXL 术后交联线深度一般为 300～350μm[23]，而快速 CXL 中核黄素溶液浸润时间及 UVA 照射时间均较短，因而溶液渗透深度较浅，约 200μm[24]。跨上皮 CXL 中，该分界线的深度多在 100～150μm。从组织学分析推测，前部半透明状态可能与基质细胞凋亡后形成的周围微小腔隙所造成的光线散射有关，亦可导致部分患者在术后早期出现眩光感。在共聚焦显微镜下观察，这种分界线表现为高反光的线性结构,可能是逐渐向上皮方向移动的活化基质细胞。通过前节 OCT 等检查,可观察到这些前基质的半透明区在术后 3～6 个月时将逐渐恢复透明,分界线也逐渐消失。值得注意的是,未观察到明显交联线的病例也未出现圆锥角膜的进展。可能与交联线发生时间存在个体差异有关,也可能有其他因素参与。

4. 内皮层 CXL 治疗相关的安全性问题主要是角膜内皮损伤。大多数文献报道,CXL 术后角膜内皮细胞密度、大小、六边形细胞比率均未见明显变化。2016 年,Meiri 等[25] 的 meta 分析结果表明,术后前 3 个月内,角膜内皮细胞密度平均下降 225/mm^2,随后恢复至术前水平。但也有很多学者报道未观察到内皮细胞的丢失,可能与手术适应证的把握相对更为严格有关。

三、角膜生物力学变化

CXL 是角膜扩张性疾病治疗的里程碑,该治疗的最终目的是增加角膜硬度,从而延缓或阻止其扩张进展,故对角膜的评估不应局限于形态和组织学分析,而应当包含对生物力学特性的评估。同时,生物力学评估参数也是优化治疗参数以及改进交联效果的关键之一。但尚无能够全面展现交联生物力学效应的单一指标。

Wollensak 等[26] 在体外试验中发现,交联后角膜前基质的生物力学强度增加幅度明显高于后部基质。这可能是紫外线轴向吸收量存在衰减所致,即角膜表面紫外线强度最高,前基质次之,后基质最弱。在后基质,聚合反应的速率几乎为 0。另外,前基质内光敏剂的浓度越高,越能吸收更多的紫外线能量,相应地,穿透至后部基质的紫外线将越少,故光敏剂从某种意义上讲也限制了角膜刚性的增加。在后部角膜能促进交联反应的分子几乎不存在,其一是光敏剂扩散规律的限制,其二是紫外线强度的明显衰减。如果提高紫外线能量,或增加渗透的光敏剂数量,则聚合反应的速率将明显增加,生物力学强度也会相应提高。

1. 眼反应分析仪监测 眼反应分析仪可活体动态监测角膜的黏弹性。多项研究发现,与正常角膜相比,圆锥角膜的 CH 和 CRF 明显降低。

CH 和 CRF 在 CXL 术中及术后的反应相似。去除角膜上皮对 CH 和 CRF 无显著影响,但核黄素浸润和紫外线照射则可使两个参数显著增加。有研究显示[27],CH 和 CRF 在术后 1 个月均高于术前,差异有统计学意义;在术后 6 个月和 12 个月,CH 和 CRF 的变化无显著差异。其他一些团队的研究则显示,CH 和 CRF 无明显变化[28]。

有学者认为 CXL 手术前后,角膜厚度与 CH 和 CRF 之间也具有明显的相关性。角膜中央区越厚,角膜的黏弹性就越大。如果角膜的总体积增加,角膜的黏弹性和抵抗力都会有所增加。

2. Covis ST 可视化角膜生物力学分析仪监测 Corvis ST 是目前评价角膜生物力学特性的主要仪器,该装置能够利用超高速 Scheimpflug 摄像机监测角膜动态变化过程,评价及分析动态角膜反应(dynamic corneal response,DCR)参数,有助于提高临床治疗角膜扩张性疾病的针对性和有效性。

第一次压平期角膜硬度参数(stiffness parameter applanation1,SP-A1)为向内压平角膜的相对压力除以角膜内向形变位移,可作为反映角膜硬度的参数。而反向内凹半径(I/R)及角膜变形深度比(DA 比)是反映角膜受压后变形程度的指标。Vinciguerra 等[29] 认为,CXL 治疗后角膜整体硬度及生物力学稳定性增加,即角膜机械强度及抵抗扩张的能力增加,而角膜变形程度降低。国内也有学者[30]报道,进展期圆锥角膜行去上皮快速 CXL 后在术后 1 周、1 个月、3 个月、6 个月和 12 个月各时间点 SP-A1 均较术前显著升高,而 I/R 及 DA 比较术前明显降低。这些结果提示 CXL 能够增加角膜强度,提高角膜生物力学稳定性,可能与 CXL 诱导角膜基质胶原纤维分子共价键形成、胶原纤维直径增大及角膜水化作用改变有关。笔者团队的研究[31]显示,总剂量 7.2J/cm² 的去上皮快速 CXL 控制圆锥角膜进展的长期效果稳定,随访 12 个月和 24 个月时,91.1% 及 93.33% 患者的圆锥角膜进展停止或改善,随访期内最佳矫正视力改善显著。

目前,国内外关于跨上皮快速 CXL 生物力学研究较少,曾有基础研究显示跨上皮及去上皮 CXL 术后角膜硬度均增加,跨上皮 CXL 角膜硬度增加程度约为传统去上皮 CXL 的 1/3[32]。国内有学者报道[33],跨上皮快速 CXL 后 6 个月时,第一次压平长度明显缩短、第二次回弹速率明显增加,最大压陷深度虽在术后 6 个月时与术前无明显差异,但手术后 1 周明显下降。生物力学参数第一次压平长度、第二次回弹速率统计学意义上能间接反映手术后角膜组织硬度是增加的。

国外也有学者报道[34],圆锥角膜未接受治疗组和 CXL 治疗组的变形参数(deformation parameter)均与正常眼有显著差异。许多研究[35-36]也发现 CXL 后患者角膜变平坦,说明 CXL 在生物力学上可以起到强化作用,角膜形态上亦有所改善。但也有少数研究[37]结论相反,发现术后 CH 和 CRF 与术前相比并无显著性差异。无论手术方案如何,ORA 和 Corvis ST 在 CXL 治疗前后测得的生物力学参数无统计学差异,快速 CXL 与传统 CXL 的测量参数亦无统计学差异,其原因可能为 CXL 引起的生物力学相关参数的变化太过细微,ORA 或 Covis ST 无法精确测出。另一方面,CH 和 CRF 不仅受角膜组织黏弹性的影响,还受角膜厚度、眼压等其他参数的影响。角膜是高度复杂的非均质组织,具有独特的胶原纤维排列,与复杂的胶原基质相互作用。在 ORA 和 Corvis ST 测量中,力的作用垂直于角膜,获得的信号由其弯曲刚度决定。角膜的抗弯性取决于胶原纤维和纤维所在的基质,基质由糖胺聚糖和蛋白聚糖组成。如果角膜的黏性主要由基质成分决定,那么胶原纤维或纤维之间的连接可能不会显著改变 CH 和 CRF 参数的值。因此,CXL 后观察到的较低的 CH 值可能为细胞死亡导致的糖胺聚糖减少所致。

最近也有学者提出,CXL 后观察到的角膜地形图参数和视觉质量的变化可能与上皮重构有关,而并非真正的生物力学变化所致。在目前的研究中,有证据表明只有角膜曲率、视力和角膜地形图参数变化受到 CXL 的影响[10-13]。

总的来说,要严格遵照 CXL 标准的治疗过程,该治疗不仅可以阻止进展期圆锥角膜在视力和角膜曲率方面进一步恶化,而且大部分患者在视力、角膜形态等方面得到了不同程度和形式的提高,生物力学变化还有赖于设备及参数的进一步优化以帮助准确评估。

(刘　畅　李绍伟)

参 考 文 献

[1] KYMIONIS G D, KOUNIS G A, PORTALIOU D M, et al. Intraoperative pachymetric measurements during corneal collagen cross-linking with riboflavin and ultraviolet A irradiation. Ophthalmology, 2009, 116(12): 2336-2339.

[2] GREENSTEIN S A, SHAH V P, FRY K L, et al. Corneal thickness changes after corneal collagen crosslinking

for keratoconus and corneal ectasia: one-year results. J Cataract Refract Surg, 2011, 37(4): 691-700.

[3] HERSH P S, GREENSTEIN S A, FRY K L. Corneal collagen crosslinking for keratoconus and corneal ectasia: One-year results. J Cataract Refract Surg, 2011, 37(1): 149-160.

[4] MEIRI Z, KEREN S, ROSENBLATT A, et al. Efficacy of corneal collagen cross-linking for the treatment of keratoconus: A systematic review and meta-analysis. Cornea, 2016, 35(3): 417-428.

[5] PEYMAN A, KAMALI A, KHUSHABI M, et al. Collagen cross-linking effect on progressive keratoconus in patients younger than 18 years of age: A clinical trial. Adv Biomed Res, 2015, 4: 245.

[6] AKHTAR S, ALMUBRAD T, PALADINI I, et al. Keratoconus corneal architecture after riboflavin/ultraviolet A cross-linking: ultrastructural studies. Mol Vis, 2013, 19: 1526-1537.

[7] LI W, WANG B. Efficacy and safety of transepithelial corneal collagen crosslinking surgery versus standard corneal collagen crosslinking surgery for keratoconus: a meta-analysis of randomized controlled trials. BMC Ophthalmol, 2017, 17(1): 262.

[8] GREENSTEIN S A, FRY K L, HERSH P S. Corneal topography indices after corneal collagen crosslinking for keratoconus and corneal ectasia: one-year results. J Cataract Refract Surg, 2011, 37(7): 1282-1290.

[9] GREENSTEIN S A, FRY K L, HERSH M J, et al. Higher-order aberrations after corneal collagen crosslinking for keratoconus and corneal ectasia. J Cataract Refract Surg, 2012, 38(2): 292-302.

[10] SHALCHI Z, WANG X, NANAVATY M A. Safety and efficacy of epithelium removal and transepithelial corneal collagen crosslinking for keratoconus. Eye (Lond), 2015, 29(1): 15-29.

[11] VINCIGUERRA P, ROMANO V, ROSETTA P, et al. Transepithelial iontophoresis versus standard corneal collagen cross-linking: 1-year results of a prospective clinical study. J Refract Surg, 2016, 32(10): 672-678.

[12] STOJANOVIC A, CHEN X, JIN N, et al. Safety and efficacy of epithelium-on corneal collagen cross-linking using a multifactorial approach to achieve proper stromal riboflavin saturation. J Ophthalmol, 2012, 2012: 1-8.

[13] FILIPPELLO M, STAGNI E, O'BRART D. Transepithelial corneal collagen crosslinking: bilateral study. J Cataract Refract Surg, 2012, 38(2): 283-291.

[14] MAZZOTTA C, BALESTRAZZI A, TRAVERSI C, et al. Treatment of progressive keratoconus by riboflavin-UVA-induced cross-linking of corneal collagen: ultrastructural analysis by Heidelberg Retinal Tomograph II in vivo confocal microscopy in humans. Cornea, 2007, 26(4): 390-397.

[15] 苏云娟, 陈铁红, 卜立敏, 等. 圆锥角膜行去上皮角膜胶原交联术后角膜微结构的变化. 国际眼科杂志, 2019, 19(4): 649-653.

[16] CAPOROSSI A, MAZZOTTA C, BAIOCCHI S, et al. Transepithelial corneal collagen crosslinking for keratoconus: qualitative investigation by in vivo HRT II confocal analysis. Eur J Ophthalmol, 2012, 22 Suppl 7: S81-S88.

[17] KNAPPE S, STACHS O, ZHIVOV A, et al. Results of confocal microscopy examinations after collagen cross-linking with riboflavin and UVA light in patients with progressive keratoconus. Ophthalmologica, 2011, 225(2): 95-104.

[18] TOUBOUL D, EFRON N, SMADJA D, et al. Corneal confocal microscopy following conventional, transepithelial, and accelerated corneal collagen cross-linking procedures for keratoconus. J Refract Surg, 2012,

28（11）：769-776.

[19] KYMIONIS G D, DIAKONIS V F. Confocal microscopy analysis of corneal changes after photorefractive keratectomy plus cross-linking for keratoconus：4-year follow-up. Am J Ophthalmol，2015，159（1）：203-204.

[20] MASTROPASQUA L，NUBILE M，LANZINI M，et al. Morphological modification of the cornea after standard and transepithelial corneal cross-linking as imaged by anterior segment optical coherence tomography and laser scanning in vivo confocal microscopy. Cornea，2013，32（6）：855-861.

[21] CAPOROSSI A，MAZZOTTA C，BAIOCCHI S，et al. Transepithelial corneal collagen crosslinking for keratoconus：qualitative investigation by in vivo HRT Ⅱ confocal analysis. Eur J Ophthalmol，2012，22 Suppl 7：S81-S88.

[22] AMINIFARD M N，KHALLAGHI H，MOHAMMADI M，et al. Comparison of corneal keratocytes before and after corneal collagen cross-linking in keratoconus patients. Int Ophthalmol，2015，35（6）：785-792.

[23] MAZZOTTA C，BALESTRAZZI A，TRAVERSI C，et al. Treatment of progressive keratoconus by riboflavin-UVA-induced cross-linking of corneal collagen：Ultrastructural analysis by Heidelberg Retinal Tomograph Ⅱ in vivo confocal microscopy in humans. Cornea，2007，26（4）：390-397.

[24] 张晶，郑燕，刘倩，等. 快速跨上皮核黄素 - 紫外光角膜胶原交联治疗圆锥角膜的临床疗效和安全性评价. 中华实验眼科杂志，2016，34（2）：160-165.

[25] MEIRI Z，KEREN S，ROSENBLATT A，et al. Efficacy of corneal collagen cross-linking for the treatment of keratoconus：A systematic review and meta-analysis. Cornea，2016，35（3）：417-428.

[26] WOLLENSAK G，SPOERL E，SEILER T. Riboflavin/ultraviolet-a-induced collagen crosslinking for the treatment of keratoconus. Am J Ophthalmol，2003，135（5）：620-627.

[27] HAFEZI F，RANDLEMAN J B. 角膜胶原交联术. 王勤美，陈世豪，译. 北京：人民卫生出版社，2016.

[28] GKIKA M G，LABIRIS G，KOZOBOLIS V P. Tonometry in keratoconic eyes before and after riboflavin/UVA corneal collagen crosslinking using three different tonometers. Eur J Ophthalmol，2012，22（2）：142-152.

[29] VINCIGUERRA R，ROMANO V，ARBABI E M，et al. In vivo early corneal biomechanical changes after corneal cross-linking in patients with progressive keratoconus. J Refract Surg，2017，33（12）：840-846.

[30] 辛智渊，王丽强，刘莹，等. 快速角膜交联治疗进展性圆锥角膜临床疗效评价. 解放军医学院学报，2019，40（6）：519-524.

[31] KANG Y，LI S，LIU C，et al. Accelerated epithelium-off corneal cross-linking with high ultraviolet energy dose（7.2 J/cm2）for progressive keratoconus：2-year results in a Chinese population. J Refract Surg，2020，36（11）：731-739.

[32] SCARCELLI G，KLING S，QUIJANO E，et al. Brillouin microscopy of collagen crosslinking：noncontact depth-dependent analysis of corneal elastic modulus. Invest Ophthalmol Vis Sci，2013，54（2）：1418-1425.

[33] 李晶，魏升升，张耀花，等. 跨上皮快速角膜胶原交联手术治疗圆锥角膜后生物力学变化研究. 临床眼科杂志，2019，27（5）：385-389.

[34] PIÑERO D P，ALIO J L，BARRAQUER R I，et al. Corneal biomechanics，refraction，and corneal aberrometry in keratoconus：an integrated study. Invest Ophthalmol Vis Sci，2010，51（4）：1948-1955.

[35] RAISKUP-WOLF F，HOYER A，SPOERL E，et al. Colagen crosslinking with riboflavin and ultraviolet-A light in keratoconus：longsslin results. J Cataract Refract Surg，2008，34（5）：796-801.

[36] VINCIGUERRA P，ALBE E，TRAZZA S，et al. Refractive，topographic，tomographic，and aberrometric analysis of keratoconic eyes undergoing corneal cross-linking. Ophthalmology，2009，16（3）：369-378.

[37] SEDAGHAT M，NADERI M，ZAREI-GHANAVATI M. Biomechanical parameters of the cornea after collagen crosslinking measured by waveform analysis. J Cataract Refract Surg，2010，36（10）：1728-1731.

第八节 儿童角膜胶原交联

【儿童圆锥角膜的特点】

儿童（18 岁及以下）圆锥角膜的发病率在文献中报告不多。黎巴嫩曾对 2 972 名 14 岁以下儿童患者进行了一项回顾性研究，圆锥角膜患病率为 0.53%（约 1/200），男女比例约为 4∶1[1]；沙特阿拉伯对 522 例 21 岁以下患者进行了一项多中心前瞻性研究，报告的圆锥角膜患病率为 4.79%[2]。目前文献中报告的诊断为圆锥角膜的最小儿童年龄为 4 岁[3]。

与成人圆锥角膜相比，儿童圆锥角膜表现有所不同，即儿童在诊断时比成人更有可能处于晚期，且具有更快的进展速度。一般将进展定义为 K_{avg} 和 / 或 K_{max} 的变化≥1.0D。Léoni-Mesplié 等[4] 进行了一项回顾性研究，比较儿童与成人圆锥角膜在诊断时的严重程度及 2 年内的进展性。结果显示，儿童圆锥角膜在诊断时病情明显更为严重，27.8% 诊断时即为 4 级（Amsler-Krumeich 分级法），即无法验光，中央 3mm 的平均 K 值 >55.0D，伴角膜中央瘢痕，最薄角膜厚度 <200μm；而成人仅为 7.8%。他们还发现，进展的危险因素包括男性、过敏、频繁揉眼及有圆锥角膜家族史。在 Chatzis 和 Hafezi 进行的一项研究中，88% 的儿童圆锥角膜在 1 年内出现了明显的进展[5]。这可能是儿童患者角膜相对成人来说更软，角膜生物力学强度较低造成的。Tuft 等[6] 回顾性分析了 2 723 例圆锥角膜患者，以确定导致穿透性角膜移植的危险因素，证明了低龄是一个独立的危险因素，即诊断时年龄小于 18 岁的患者比 18 岁以上患者进展到需要角膜移植的速度更快。

儿童圆锥角膜的侵袭性及进展性导致其比成人更容易出现视力进行性损害等问题，从而对他们的生活、学习及心理等产生更多负面影响。这也表明，像成人一样等待病情进展到一定程度再进行治疗可能是不合适的，而是应该在诊断时即进行 CXL 等干预措施。对于年龄更小的患者来说，圆锥角膜的诊疗过程尤其具有挑战性，因为他们中很多人可能不能像成人那样耐受软性或硬性角膜接触镜的配戴，无法控制的揉眼等行为也会导致病情进展及影响治疗效果，甚至在配合欠佳的儿童患者中获得精确的角膜地形图等检查结果也非常困难。再加上有部分儿童圆锥角膜合并春季角结膜炎、唐氏综合征、视网膜色素变性、Leber 先天性黑矇、二尖瓣脱垂和一些非炎性结缔组织疾病，如 Marfan 和 Ehlers-Danlos 综合征，使病情变得复杂，治疗也更具挑战性。

【适应证】

年龄 <18 岁，一经确诊圆锥角膜，建议尽早治疗。要求角膜最薄点厚度 >400μm。角膜接触镜配戴者要求术前停戴：软性角膜接触镜停戴 2 周，硬性角膜接触镜停戴 3 周。

【禁忌证】

1. 疱疹病毒性角膜炎病史；

2. 严重干眼；

3. 严重未控制的春季角膜结膜炎；

4. 伴发未控制的自身免疫性疾病。

【麻醉方式】

可根据患者的年龄、精神状态和配合程度等，合理采用全身麻醉或局部麻醉方式，多数患者采用表面麻醉即可。

近几年，快速 CXL 的临床应用大大缩短了交联的治疗时间，有助于减少全身麻醉的时间和风险，对于进行表面麻醉的儿童患者来说，手术时间缩短也更有利于术中的配合。

【治疗方案】

1. 经典去上皮 CXL（Dresden 方案）　用机械刀或 PTK 去除中央 9mm 角膜上皮后予 0.1% 核黄素点眼，3min 1 次，点 10 次共 30min，用能量 3mW/cm^2、波长 365nm 紫外线照射 30min，总照射能量为 5.4J/cm^2。

自 2011 年首次在儿童人群中应用以来，越来越多的文献证明，经典的去上皮 CXL 对儿童和青少年进行性圆锥角膜的治疗与成人一样安全有效。但由于儿童角膜生物力学强度弱，交联术后的长期稳定性目前尚在观察中。

很多研究[7-10]表明，在术后 1～3 年的随访期内，术眼的 UCVA、BCVA 和 K_{max} 均有所改善。在 2018 年发表的一篇综述里[11]，作者分析了历年来的研究数据，发现术后 1～2 年内，25% 的患者角膜地形图保持稳定，60% 以上的患者表现为角膜曲率下降 1.5D，11%～20% 的患者表现为治疗无效，角膜进一步变陡。在最初角膜变平的患者中，有 20%～50% 在 2 年后，可观察到角膜变平效应的停止，并且在手术后 3 年出现角膜变陡，表明在儿童群体中 CXL 的效应可能不足以完全或永久地阻止病情进展。Chatzis 和 Hafezi 等[5]的报告中也显示，有患者在 3 年的随访中，标准 CXL 效应稳定了 2 年，然后出现了病情再次进展，可能需要再次治疗。

而在一项对 62 只眼长达 10 年的随访中[12]，近 80% 的 UDVA 和 CDVA 改善有统计学意义。K_{max} 值在治疗后 6 个月显著改善（$P = 0.045\,4$），并且在随访的第 8 年，这种改善仍然具有统计学意义。在这项研究中，儿童圆锥 CXL 后总体进展率为 24%，包括 9 例（13 只眼）K_{max} 进展超过 1D 的患者和 2 例（2 只眼）CXL 术后 5 年接受角膜移植的患者。其中 2 名患者接受再次 CXL 治疗 12 个月后 K_{max} 值稳定。以上研究说明，经典去上皮 CXL 是控制儿童圆锥角膜进展的安全有效治疗方案，但仍需长期随访观察。

2. 经上皮 CXL　经上皮 CXL 的主要目的是减少术后疼痛和感染的风险。然而，上皮细胞的屏障作用阻碍了核黄素的穿透，所以总体来说，经上皮 CXL 的有效性低于去上皮 CXL。为提升经上皮 CXL 治疗效应，目前临床采用较多的技术有增加上皮通透性的促渗剂法和离子导入法，但离子导入对配合要求较高，一般可应用于 14 岁以上儿童。

虽然目前各项研究的结论不一，但统计数据几乎压倒性地支持，即使经上皮手术导致的并发症较少，但是去上皮 CXL 方案在阻止儿童圆锥角膜的进展方面表现更好。

Caparossi 等[13]对 26 名患者（26 眼）行经上皮 CXL 治疗后随访 2 年，其中 18 岁以下 10 例（10 眼）。患者在前 12 个月病情相对稳定，之后逐渐进展。在 26 只眼中，10 名 18 岁以下的患者中有 5 名（占患者总数的 19%，占儿童患者的 50%）所有参数都显著恶化，这 5 名患者在术后 18 个月接受了经典去上皮 CXL 治疗。Eraslan 等[14]发现，在 24 个月的随访中，去上皮组内 94.4% 的圆锥角膜曲率下降（44.4%）或保持稳定（50.0%），而在经上皮组中，66.6% 的圆锥角膜曲率下降（33.3%）或保持稳定（33.3%），差异具有显著性（$P < 0.038$）。并由此得

出结论：经上皮 CXL 在阻止圆锥角膜进展方面的有效性为去上皮的 70%。

由于核黄素在溶液中以低分子量且带负电的离子形式存在，另一种经上皮治疗策略是采用离子导入，在核黄素滴入角膜表面时施加微小电场定向驱动以增强其渗透性。核黄素溶液经离子导入 5min 或 10min，然后进行紫外线照射。Buzzonetti 等[15]对 28 例儿童圆锥角膜患者的 40 只眼进行了一项研究，对 20 眼行经上皮离子导入 CXL，20 眼行经典去上皮 CXL 治疗，随访 3 年后，发现去上皮组可使 75% 的眼停止圆锥角膜的进展，而离子导入组可使 50% 的眼停止进展，尤其在 K_{max} 值较高及非中央圆锥的患者中效果更明显。

3．快速 CXL　快速 CXL 提供了更高的紫外线辐照度以减少照射时间，常用的有 9mW/cm^2 10min 或 10mW/cm^2 9min，总照射能量为 5.4J/cm^2。快速 CXL 可与去上皮或经上皮方案搭配，KXL 系统推荐去上皮快速 CXL 采用照射强度 30mW/cm^2，连续照射模式，照射时间 4min，或者经上皮快速 CXL 照射强度 45mW/cm^2，1∶1 脉冲式照射模式，照射时间 2min40s，总治疗时长 5min20s，脉冲模式可以增加交联过程中角膜对氧气的吸收利用，提升交联效果；两种方案总照射能量均为 7.2J/cm^2。

近年来，关于儿童进行快速 CXL 治疗方案的研究越来越多，大部分研究表示儿童快速 CXL 的效果与经典方案一致[16-21]，但随访时间多为 1~2 年，远期效果还需更长时间随访及更大样本量研究来证实。Sarac 等[20]比较了标准去上皮 CXL 和快速去上皮 CXL（9mW/cm^2，照射 10min）治疗儿童进展性圆锥角膜，术后随访 24 个月，视力、K_{max} 结果显示差异无统计学意义。Nicula 等[21]在一项回顾性研究中对 4 年的随访进行了总结，也得到了类似的结果。

笔者团队的一项前瞻性研究，对儿童组 34 例 47 眼与成人组 96 例 131 眼接受快速去上皮或经上皮 CXL 后完成超过 1 年随访。两组术前 $K2$、K_{max}、角膜前后表面高度和角膜厚度值比较差异均无统计学意义（P 均≥0.05）。CXL 术后 1 年，两组最佳矫正视力均提升，差异均有统计学意义（$P=0.018$，$P=0.005$），组间比较差异无统计学意义（$P≥0.05$）；两组 K_{max} 值均较术前降低，差异均有统计学意义（$P=0.045$，$P=0.007$），组间比较差异无统计学意义（$P≥0.05$）；K_{max} 下降≥1D 者儿童组为 44.7%，成人组为 35.1%；成人组前表面高度、表面变异指数、垂直非对称性指数等下降均具有统计学意义（P 均<0.05），而儿童组上述指标变化均无统计学意义（P 均≥0.05）。术后 1 年，儿童组 10 眼（21.3%）和成人组 27 眼（20.6%）K_{max} 增长≥1D，其中 5 眼合并最佳矫正视力下降超过 2 行（Snellen 视力表），3 眼接受深板层角膜移植术治疗（儿童 2 眼，成人 1 眼）。由此我们得出初步结论：CXL 术后成人与儿童组均有最佳矫正视力上升及角膜最大曲率降低，且儿童患者术后的 K_{max} 下降概率更大，成人患者术后角膜规则性改善更好。

由于快速 CXL 手术时间短，术后恢复快，因而适合应用于依从性差的儿童患者。由于缩短的治疗时间具有更好的经济效益和患者满意度，再加上与经典方案效果一致，快速 CXL 正逐步得到更广泛的应用。

2021 年 7 月，*Cornea* 发表的一篇综述里[22]，作者对 2011—2020 年间发表的 37 项（2 078 只眼）儿童 CXL 研究进行了系统回顾和 meta 分析，其中 31 项采用了去上皮 CXL 方案，5 项采用了经上皮 CXL 方案，1 项将两种方案进行了对比，78.3% 的研究将 K_{max}、K_{mean} 或 K_{steep} 增加≥1D 作为进展的标准，在此标准下，儿童圆锥角膜去上皮 CXL 术后平均进展率为 9.9%（95% 置信区间：6.1%~14.6%，总样本量：1 508 只眼）。

【并发症】

1. 感染　虽然交联后发生感染性角膜炎并不常见,但在儿童人群中,去上皮和经上皮 CXL 中都有报道,当然以去上皮 CXL 居多。大多数微生物报告显示金黄色葡萄球菌[23-25]感染,但也有烟曲霉、毛霉菌、链格孢霉、棘阿米巴[26]和单纯疱疹病毒[27]感染甚至混合感染[26]的报告。

2. 角膜混浊　交联术后可能出现暂时性的角膜基质混浊,多数混浊局部使用糖皮质激素治疗后随时间推移逐渐消退,少数患者可能持续存在。

【随访】

密切长期随访。根据 Mazzotta 等[12]报告,最初纳入研究的儿童圆锥角膜中包括了 152 只眼,其中 94 只眼(61%)随访 12 个月,81 只眼(53%)随访 24 个月,77 只眼(51%)随访 36 个月,62 只眼(40%)随访 10 年,60% 的研究对象在 10 年内失访。所以,对儿童术后患者的管理与随访也是一件任重道远的工作。

【典型病例】

患者男,13 岁,因"双眼视力下降 2 年"为主诉就诊。双眼裸眼视力:右眼 0.2,左眼 0.4,综合验光:右眼 −5.25DS/−2.50DC×15＝0.7,左眼 −4.75DS/−4.00DC×145＝0.6。角膜地形图如下所示(图 4-8-1 和图 4-8-2)。

患者接受了双眼经上皮 CXL(离子导入 10min),术后角膜形态稳定,术后 3 年末次随访裸眼视力:右眼 0.1,左眼 0.3,综合验光:右眼 −7.00DS/−1.25DC×15＝0.9,左眼 −5.25DS/−4.00DC×145＝0.7。角膜地形图如下所示(图 4-8-3 和图 4-8-4)。

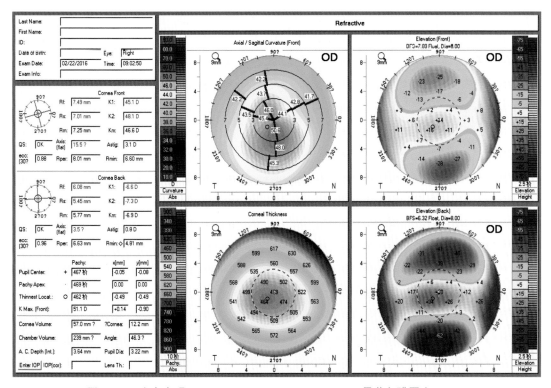

图 4-8-1　患者右眼 $K1$ 45.1D,$K2$ 48.1D,K_{max} 51.1D,最薄角膜厚度 462μm

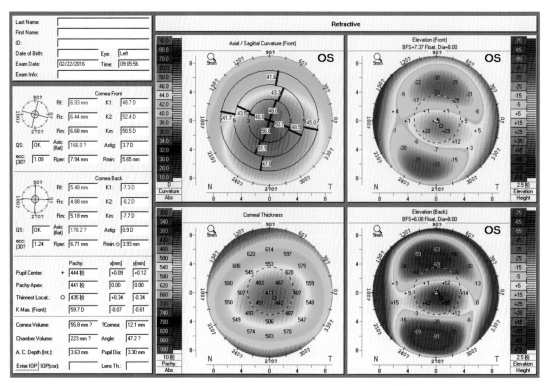

图 4-8-2　患者左眼 $K1$ 48.7D，$K2$ 52.4D，K_{max} 59.7D，最薄角膜厚度 435μm

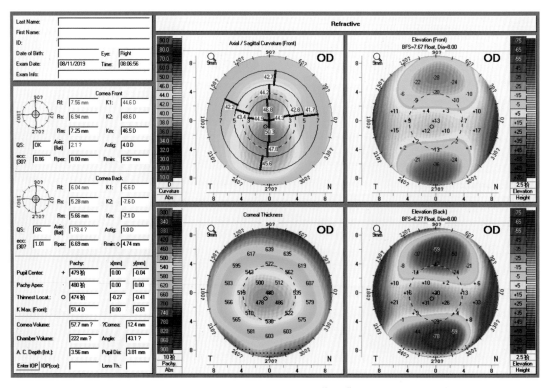

图 4-8-3　右眼术后 3 年，$K1$ 44.6D，$K2$ 48.6D，K_{max} 51.4D，最薄角膜厚度 474μm，K_{max} 较术前增加了 0.3D

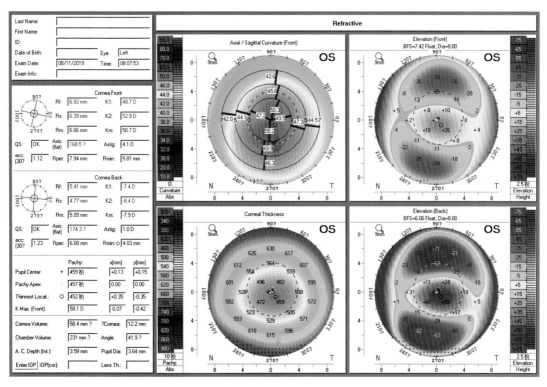

图 4-8-4 左眼术后 3 年，K1 48.7D，K2 52.9D，K_{max} 58.1D，最薄角膜厚度 452μm，K_{max} 较术前下降了 1.6D

总结：

我们看到，在各种 CXL 治疗儿童圆锥角膜的研究中可能出现了不同的结论，这可能与不同时期诊断设备与标准差异、入组人群数量、人种差异、经济文化背景、治疗起点及手术方案差异等有关。所以仍需有更多的随访周期更长的研究以丰富该数据库，帮助得出更少偏倚的结论。

（秦 姣 梁登峰 曾庆延）

参 考 文 献

[1] EL-KHOURY S，ABDELMASSIH Y，HAMADE A，et al. Pediatric Keratoconus in a Tertiary Referral Center：Incidence，presentation，risk factors，and treatment. Journal of refractive surgery，2016，32（8）：534-541.

[2] TORRES NETTO E A，AL-OTAIBI W M，HAFEZI N L，et al. Prevalence of keratoconus in paediatric patients in Riyadh，Saudi Arabia. British Journal of Ophthalmology，2018，102（10）：1436-1441.

[3] SABTI S，TAPPEINER C，FRUEH B E. Corneal cross-linking in a 4-year-old child with keratoconus and Down syndrome. Cornea，2015，34（9）：1157-1160.

[4] LEONI-MESPLIE S，MORTEMOUSQUE B，TOUBOUL D，et al. Scalability and severity of keratoconus in children. Am J Ophthalmol，2012，154（1）：56-62.

[5] CHATZIS N，HAFEZI F. Progression of keratoconus and efficacy of pediatric [corrected] corneal collagen cross-linking in children and adolescents. J Refract Surg，2012，28（11）：753-758.

[6] TUFT S J, MOODALEY L C, GREGORY W M, et al. Prognostic factors for the progression of keratoconus. Ophthalmology, 1994, 101（3）: 439-447.

[7] KUMAR K S, ARSIWALA A Z, RAMAMURTHY D. One-year clinical study on efficacy of corneal cross-linking in Indian children with progressive keratoconus. Cornea, 2014, 33（9）: 919-922.

[8] VINCIGUERRA P, ALBE E, FRUEH B E, et al. Two-year corneal cross-linking results in patients younger than 18 years with documented progressive keratoconus. Am J Ophthalmol, 2012, 154（3）: 520-526.

[9] MCANENA L, O'KEEFE M. Corneal collagen crosslinking in children with keratoconus. J AAPOS, 2015, 19（3）: 228-232.

[10] CAPOROSSI A, MAZZOTTA C, BAIOCCHI S, et al. Riboflavin-UVA-induced corneal collagen cross-linking in pediatric patients. Cornea, 2012, 31（3）: 227-231.

[11] PEREZ-STRAZIOTA C, GASTER R N, RABINOWITZ Y S. Corneal cross-linking for pediatric keratcoconus review. Cornea, 2018, 37（6）: 802-809.

[12] MAZZOTTA C, TRAVERSI C, BAIOCCHI S, et al. Corneal collagen cross-linking with riboflavin and ultraviolet a light for pediatric keratoconus: Ten-year results. Cornea, 2018, 37（5）: 560-566.

[13] CAPOROSSI A, MAZZOTTA C, PARADISO A L, et al. Transepithelial corneal collagen crosslinking for progressive keratoconus: 24-month clinical results. J Cataract Refract Surg, 2013, 39（8）: 1157-1163.

[14] ERASLAN M, TOKER E, CERMAN E, et al. Efficacy of epithelium-off and epithelium-on corneal collagen cross-linking in pediatric keratoconus. Eye contact lens, 2017, 43（3）: 155-161.

[15] BUZZONETTI L, PETROCELLI G, VALENTE P, et al. Iontophoretic transepithelial collagen cross-linking versus epithelium-off collagen cross-linking in pediatric patients: 3-year follow-up. Cornea, 2019, 38（7）: 859-863.

[16] BAENNINGER P B, BACHMANN L M, WIENECKE L, et al. Pediatric corneal cross-linking: Comparison of visual and topographic outcomes between conventional and accelerated treatment. Am J Ophthalmol, 2017, 183: 11-16.

[17] HENRIQUEZ M A, RODRIGUEZ A M, IZQUIERDO L J. Accelerated Epi-on versus standard Epi-off corneal collagen cross-linking for progressive keratoconus in pediatric patients. Cornea, 2017, 36（12）: 1503-1508.

[18] JIANG L Z, JIANG W, QIU S Y. Conventional vs. pulsed-light accelerated corneal collagen cross-linking for the treatment of progressive keratoconus: 12-month results from a prospective study. Exp Ther Med, 2017, 14（5）: 4238-4244.

[19] EISSA S A, YASSIN A. Prospective, randomized contralateral eye study of accelerated and conventional corneal cross-linking in pediatric keratoconus. Int Ophthalmol, 2019, 39（5）: 971-979.

[20] SARAC O, CAGLAYAN M, UYSAL B S, et al. Accelerated versus standard corneal collagen cross-linking in pediatric keratoconus patients: 24 months follow-up results. Cont Lens Anterior Eye, 2018, 41（5）: 442-447.

[21] NICULA C A, REDNIK A M, BULBOACĂ A E, et al. Comparative results between "Epi-off" conventional and accelerated corneal collagen crosslinking for progressive keratoconus in pediatric patients. Therapeutics and clinical risk management, 2019, 15: 1483-1490.

[22] ACHIRON A, EL-HADAD O, LEADBETTER D, et al. Progression of pediatric keratoconus after corneal cross-linking: A systematic review and pooled analysis. Cornea, 2022, 41（7）: 874-878.

[23] RANA M，LAU A，ARALIKATTI A，et al. Severe microbial keratitis and associated perforation after corneal crosslinking for keratoconus. Cont Lens Anterior Eye，2015，38（2）：134-137.

[24] KODAVOOR S K，SARWATE N J，RAMAMURHY D. Microbial keratitis following accelerated corneal collagen cross-linking. Oman J Ophthalmol，2015，8（2）：111-113.

[25] KODAVOOR S K，TIWARI N N，RAMAMURTHY D. Profile of infectious and sterile keratitis after accelerated corneal collagen cross-linking for keratoconus. Oman J Ophthalmol，2020，13（1）：18-23.

[26] MAHARANA P K，SAHAY P，SUJEETH M，et al. Microbial keratitis after accelerated corneal collagen cross-linking in keratoconus. Cornea，2018，37（2）：162-167.

[27] SITAULA S，SINGH S K，GURUNG A. Bilateral viral keratitis following corneal collagen crosslinking for progressive keratoconus. J Ophthalmic Inflamm Infect，2019，9（1）：16.

第九节　不同交联方式治疗圆锥角膜疗效评估

随着 CXL 治疗圆锥角膜在全球范围内的普及，为了使患者获得更有效、更安全、更舒适的术中、术后体验及疗效，多种 CXL 技术改进和更新在不断涌现。大致可分为去上皮角膜胶原交联（epithelium-off corneal collagen crosslinking，epi-off CXL），经（跨）上皮角膜胶原交联（epithelium-on/Trans-epithelium corneal collagen crosslinking，Epi-on CXL/TE-CXL），CXL 联合屈光性表层切削术等，而不同手术方式的疗效也各不相同。本节将对目前国内外常用的不同 CXL 方式治疗圆锥角膜的疗效进行总结分析。

一、不同交联方式治疗圆锥角膜疗效评估

（一）视力、屈光状态与角膜地形图

1. 去上皮角膜胶原交联

（1）标准去上皮角膜胶原交联：标准去上皮角膜胶原交联作为第一个在德累斯顿（Dresden）进行的 CXL 治疗圆锥角膜的临床试验研究，由 Wollensak 于 2003 年发表[1]。这一项随访时间长达 4 年的前瞻性、非随机性研究纳入了 22 名患者（23 眼）。研究发现，所有圆锥角膜患眼在随访结束时病情均停止进展，65% 患者的 CDVA 较术前改善，屈光度数平均减少约 1D，约 70% 的患眼角膜曲率较术前降低，K_{max}（maximum keratometry）平均降低约 2D。同时，随访期间角膜内皮细胞未受损伤，也没有出现白内障或角膜混浊等并发症。他们术中所使用的功率为 3mW/cm²、照射时长为 30min、紫外线连续照射的手术方式，也被定义为 S-CXL（standard corneal collagen crosslinking）或 C-CXL（conventional corneal collagen crosslinking）。

2008 年，该课题组扩大了样本量并延长了随访时间，对 130 名（241 眼）行去上皮角膜胶原交联的圆锥角膜患者进行术后 6 年随访，发现 S-CXL 可使圆锥角膜锥顶部角膜曲率及角膜散光度数降低，CDVA 提高[2]。随后该课题组在 2015 年发表的一项为期 10 年的后续研究也证明了 S-CXL 的长期有效性、稳定性和安全性[3]。

首个 S-CXL 的随机对照研究（randomized controlled study，RCT）由澳大利亚的 Wittig-Silva 等人发起[4，5]。他们 3 年的研究纳入了经 S-CXL 治疗的 46 眼与空白对照组 48 眼的圆锥角膜患者，结果发现对照组 K_{max} 和角膜散光度数增加，CDVA 下降，而试验组的 K_{max} 明显降低，UCVA 和 CDVA 均有改善[5]。其他几项研究结果也都与之相似[6-11]。这些 RCT 虽然

数量相对较少，样本量有限且随访时间较短，但也可进一步证明 S-XCL 可有效防止或延缓圆锥角膜的进展及改善角膜形态。

近几年，逐渐有随访时间更长的研究结果发表。一项针对 24 名（34 眼）圆锥角膜经 S-CXL 治疗 10 年的患者疗效研究发现，K_{max} 由术前的 53.2D 下降至 49.56D，下降了 3.64D[12]。S-CXL 对于青少年圆锥角膜患者同样是长期有效的，Mazzotta 等人治疗 47 名青少年圆锥角膜患者（62 眼），发现 K_{max} 在术后早期稍有上升，1 年后下降 1.33D，随后不再有再次明显下降趋势，而是稍有波动，10 年后平均下降约 0.88D[13]。另一项更长随访时间的研究纳入 22 名患者（27 眼），发现在平均 11 年的随访（最长 13 年）中，S-CXL 能改善患者的角膜形态，如中央圆锥角膜指数（central keratoconus index，CKI）和角膜前表面曲率（"A"值）显著降低[14]。

（2）快速去上皮角膜胶原交联（rapid/accelerated CXL，ACXL）：标准去上皮角膜胶原交联手术时间过长，许多患者可能无法耐受。为了缩短手术时间，基于 Bunsen-Roscoe 互易定律法则中的光化学反应的"等剂量"物理概念，提出了快速去上皮交联（ACXL）手术方案（即在照射能量相同的前提下，可通过提升紫外线照射功率以缩短照射时间）。目前临床上常用的 ACXL 的照射模式有：功率 9mW/cm² 照射 10min、功率 18mW/cm² 照射 5min、功率 30mW/cm² 照射 3min 和功率 45mW/cm² 照射 2min。关于这些不同照射方案的治疗有效性的报道也不尽相同。

1）9mW/cm² 模式：2013 年，Cinar 等人发表了 9mW/cm² 模式与 S-CXL 治疗圆锥角膜的对比研究。他们发现两种手术的近视度数改善和视力提高在术后短期内（6 个月）相似，但由于 ACXL 手术时间更短，患者满意度更高，依从性更好[15]。随后，他们又发表了一项评估 9mW/cm² 模式治疗圆锥角膜的有效性研究，部分患者的 UDVA 在术后早期就发生了显著改善，而 CDVA 在术后 6 个月后才明显提高[16]，且 CDVA 的改善与角膜地形图指标（keratometric index）的变化有关，因为患者的 $K1$、$K2$、K_{mean} 也是在术后 6 个月才发生显著降低，至少持续至术后 1 年。他们也发现 K_{max} 的降低可能与角膜生物力学稳定性的增加有关。Shetty 等人研究也验证了 9mW/cm² 模式在儿童患者术后 2 年的有效性[17]，不过 Legare 的研究指出，患者的 K_{mean} 和 K_{max} 在 9mW/cm² 模式的术后 2 年并没有发生显著变化[18]。Pahuja N 等人还评估了 9mW/cm² 模式治疗圆锥角膜的生物力学改变与相关角膜扩张因子之间的相关性。角膜扩张因子包括：赖氨酸氧化酶（lysyl oxidase，LOX），基质金属蛋白酶 -9（matrix metalloproteinase 9，MMP-9），转化生长因子 -β（transforming growth factor beta，TGF-β），肿瘤坏死因子 -α（tumor necrosis factor-α，TNF-α），白细胞介素 10（interleukin 10，IL-10），白细胞介素 6（interleukin 6，IL-6），以及胶原蛋白，验证了术后生物力学保持稳定，术前角膜扩张因子的表达与临床结果没有明显相关性[19]。

2）18mW/cm² 模式：由 31 名患者组成的两项随机研究，分别评估了 18mW/cm² 模式与 S-CXL 的长期和短期疗效对比[20, 21]。结果显示两种手术都阻止了圆锥角膜进展，且不管是在短期还是长期随访中，UDVA、CDVA、等效球镜（spherical euivalent，SE）的改善，K_{max} 与 K_{mean} 及各圆锥角膜指数的降低都没有统计学差异，甚至在角膜滞后（corneal hysteresis，CH）等生物力学指标的变化也是相似的。唯一有差异的指标是中央角膜厚度（central corneal thickness，CCT），在术后 18 个月时，S-CXL 的 CCT 减少比 18mW/cm² 模式更明显。Chan 等人对患者的基线角膜曲率与 ACXL 术后角膜曲率的关联分析发现，基线角膜曲率与 ACXL 术后 1 年角膜曲率之间存在负相关[22]。

也有研究发现，18mW/cm² 模式与 S-CXL 都可使 UDVA、CDVA 和 SE 显著改善，但 18mW/cm² 模式对于患者角膜地形图各指标的改善在术后 1 年时却较 S-CXL 更差一些[23]。Hammer 等人对猪眼分别进行 3mW/cm²×30min，9mW/cm²×10min 及 18mW/cm²×5min 模式 CXL，发现紫外线照射功率越大，猪眼的生物力学效应指标 - 杨氏模量（Young's Modulus）越低。他们认为这与较高功率的照射产生的细胞内氧扩散能力和氧消耗增加有关[24]。

3）30mW/cm² 模式：Shetty 比较四种不同紫外线照射功率（3mW/cm²×30min，9mW/cm²×10min，18mW/cm²×5min 及 30mW/cm²×3min）模式对圆锥角膜疗效的差异性，结果显示，30mW/cm²×3min 模式不论是对患者 CDVA 的改善还是对角膜曲率的降低都是最差的[25]。不过对角膜 <400μm 的患者进行随访为期 6 个月内的短期观察，30mW/cm²×3min 模式仍然是有效的[26]。

目前，临床上常用的快速交联系统（KXL）将总照射能量由原有的 5.4J/cm² 提高到 7.2J/cm²，分为 30mW/cm² 持续照射 4min（continuous light accelerated corneal collagen crosslinking，cl-ACXL）或 30mW/cm² 间断照射 8min（pulsed light accelerated corneal collagen crosslinking，pl-ACXL），并已在国内外广泛应用。Mazzotta 等人对比上述两种照射模式进行了比较研究[27]，在为期 1 年的术后随访中发现，pl-ACXL 对 UDVA 的改善略好，而在角膜地形图指标中两者并无差异。他们认为两者在 UDVA 上表现出的差异与角膜曲率和锥顶部的曲率下降程度有关。他们又利用共聚焦显微镜观察经两种方式处理后的角膜，发现经 pl-ACXL 处理后的角膜所发生的角膜基质凋亡的深度较 cl-ACXL 更深。这是由于 CXL 是一种需氧反应，而 pl-ACXL 的间断照射模式是优化氧气配置的一种方式，会诱导氧气的再吸收。30mW/cm² 模式在儿童圆锥角膜患者的治疗中显示，cl-ACX 也能够安全且有效地阻止儿童圆锥角膜病情进展[28]。

4）45mW/cm² 模式：Sherif 等人比较 45mW/cm²×2min 模式与 S-CXL 治疗轻中度圆锥角膜的术后 1 年的疗效，发现两者没有明显差异[29]。当把能量提高到 7.2J/cm² 时，Camarena 等人比较两种 pl-ACXL（30mW/cm²×8min 与 45 mW/cm²×5min 20s）的疗效，结果同样显示两者在术后 1 年时的疗效没有差异[30]。

（3）局部去上皮角膜胶原交联：虽然传统的将中央 7～9mm 范围角膜上皮完全去除的 CXL 的疗效是公认的，但却容易引起术后早期疼痛、畏光、流泪、上皮愈合延迟等并发症。有学者认为，角膜组织作为一个整体，即使只去除部分上皮组织，理论上核黄素也可渗透至角膜基质层的各区域以达到全角膜都发生交联反应的效果。Rechichi 使用专门设计的器械将角膜上皮细胞部分去除后再行 S-CXL，发现患者术后 1 年的视力、屈光度和角膜地形图指标都有一定程度的改善[31]。但与传统 S-CXL 相比，Hashemi 和 Razmjoo 发现在 CDVA 提高上局部去除角膜上皮的效果更好，在角膜地形图指标的改善上，传统去上皮 CXL 效果更好[32, 33]。由于部分去除上皮 CXL 的研究十分有限，需要更多的长期观察研究及对比研究来验证确切的疗效。

2. 经 / 跨上皮角膜胶原交联　虽然去上皮 CXL 治疗圆锥角膜的疗效已被广泛公认，但术中去除角膜上皮可能会导致患者眼痛、异物感、视力暂时下降、角膜透明度降低（或 haze）以及感染性角膜炎；且许多患者在就诊时，病情就已较重，角膜厚度偏薄，而无法行去上皮 CXL。因此，保留上皮的 CXL 在临床应用也是非常重要的。但与 Epi-off CXL 相比，Epi-on CXL 疗效存在争议。目前临床上采用多种技术的增强经上皮 CXL 中核黄素渗透及交联效果。

（1）化学促渗剂：经上皮 CXL 使用核黄素常添加苯扎氯铵（benzalkonium chloride，BAC）与乙二胺四乙酸（ethylene diaminetetraceticacid，EDTA）以促进核黄素在角膜中的渗透。Rossi 等人对 20 眼（每组 10 眼）进行了一项小规模的前瞻性研究，使用 TE-CXL（Ricrolin TE 核黄素）进行手术，随访 1 年时间的结果发现疗效较 S-CXL 无差异[34]。Nawaz 也同样证明两者在术后 6 个月时的疗效没有差异[35]。Filippello 发现 TE-CXL 组术后的视力恢复更快，不仅不会引起术后疼痛，且 K_{max} 的下降与 Epi-off CXL 组相当[36]。Salman 和 Magli 证明 TE-CXL 在儿童圆锥角膜中可在术后 1 年使视力提高，角膜曲率下降 2.0D，病情没有进展，而未经治疗的对照眼病情持续进展，其效果与 Epi-off CXL 几乎没有区别[37, 38]。

尽管体外研究发现 BAC、EDTA 确实可以很大程度上促进核黄素在角膜中的渗透性[36]，上述临床研究也发现 TE-CXL 与 Epi-off CXL 疗效相当，但仍有大量临床研究显示 TE-CXL 的疗效较 S-CXL 为差。Leccisotti 和 Islam 发现，对于晚期圆锥角膜患者，TE-CXL 组的 CDVA、屈光度和角膜曲率虽有所改善，但效果不如 S-CXL 好[39]。Buzonetti 发现，TE-CXL 治疗的患者虽然在术后 1 年的 CDVA 有所改善，但角膜曲率和 HOA 却出现了增长[40]。类似地，Caporossi 也证明了 50% 的患者在接受 TE-CXL 术后 2 年内因病情进展需行再次手术，认为使用这些"化学促渗剂"几乎是没有效果的[41]。Al Fayez 等人通过随访 3 年的研究也发现 Epi-off CXL 相比 TE-CXL 疗效更佳，S-CXL 治疗患者病情无明显发展，K_{max} 平均减少 2.4D，而 TE-CXL 治疗的患者中约 55% 病情持续进展，K_{max} 平均增加 1.1D[42]。

（2）离子导入辅助经上皮角膜胶原交联术（lontophoresis-assisted corneal collagen cross-linking，I-CXL）：由于核黄素在生理 pH 值下带负电且可溶于水，因此可通过离子导入法将核黄素分子导入角膜基质内。实验室研究表明，用离子导入传递可以增强跨上皮核黄素的吸收[43]。虽然通过高效液相色谱法（high performance liquid chromatography，HPLC）测量 I-CXL 5min 与 S-CXL 中核黄素导入处理后角膜中核黄素含量，发现虽然前者的角膜中核黄素含量仅为后者的 45% 左右，但两种手术方式所能取得的生物力学效应没有明显差异；同时他们还使用双光子显微镜（two-photon microscope，TPM）观察角膜组织中的荧光反应强度以及使用二次谐波显微镜（second-harmonic generation microscopy，SHG）观察角膜中的胶原结构，发现两组的荧光反应强度与新生的胶原结构也都没有明显差异。

已发表的临床研究结果同样验证了 I-CXL 的有效性。Vinciguerra 等 I-CXL 研究显示，随访 1 年患者 CDVA 提高，而角膜曲率、HOA、角膜厚度与术前无明显差异，病情无继续进展趋势[44]。Bikbova 等人将离子导入时间延长至 10min（enhanced lontophoresiscorneal crosslinking，EI-CXL），发现 12 个月后 K_{max} 平均降低 2.0D[45]。Mazzotta 等人也将原有的 I-CXL 技术改进，将紫外线照射能量由常用的 5.4J/cm^2 提高到 7J/cm^2，并由连续照射改为间断照射（enhanced fluence pulsed light iontophoresis corneal crosslinking，EF I-CXL），在为期 1 年及 3 年的随访中观察到，患者的视力、角膜地形图指标及 HOA 都获得了明显的改善[46, 47]，K_{max} 在术后 3 年平均下降约 1.40D。笔者团队分别使用离子导入 5min 和 10min 并联合 5.4J/cm^2（9mW/cm^2×10min）紫外线照射，发现术后 1 年，离子导入 10min 的疗效明显优于离子导入 5min[48]，且患者的 K_{max} 在术后 3 年平均下降 1.72D。

在 I-CXL 与 Epi-off CXL 的对比研究方面，Bikbova 等人通过对比 EI-CXL 与 Epi-off CXL 术后 2 年的随访资料，发现两组患者视力提高无明显差异，但前者的角膜曲率下降更为明显[49]。另一项研究发现，S-CXL 可使圆锥角膜患者 K_{max} 在术后 1 年下降 1.05D±1.51D，而行 I-CXL 的圆锥角膜患者角膜曲率在术后 1 年基本没有变化[50]。Lombardo 等人也发现，虽然 I-CXL 可使圆锥角膜患者在术后 12 个月视力和屈光状态改善，但其疗效明显差于 S-CXL[51]。我国厦门大学为期 5 年的研究对比 EI-CXL 与 S-CXL 的疗效，发现在术后 5 年内，不管是视力提高还是角膜地形图指标的改善是相似的[52]。这意味着 EI-CXL 相较普遍 I-CXL 疗效可能更确切。

3. 角膜胶原交联联合屈光性表层切削（CXL plus）　CXL 主要的优点和目标是可通过增加角膜生物力学强度，产生角膜硬化效果，使角膜曲率降低，从而改变角膜形态，同时也会因角膜形态变化提高患者视力[1]。为了进一步优化 CXL 的术后效果，以达到可稳定和重塑角膜组织以改善视觉功能及视觉成像质量，提高患者生活质量的效果，有学者将 CXL 与角膜屈光手术联合，命名为 CXL plus，获得了一定疗效，并认为这可能会成为替代原有圆锥角膜"金标准"治疗手段角膜移植术的新的治疗方法[53]。

（1）准分子激光治疗性角膜切削术（phototherapeutic keratectomy，PTK）：Kymionis 的团队在 CXL 的紫外线照射之前，使用 PTK 去除角膜上皮以治疗圆锥角膜（CXL plus PTK），与 S-CXL 对比并随访 1 年[54]，发现使用 PTK 去除角膜上皮组患者的 UDVA（LogMAR）与 CDVA（LogMAR）分别从术前的 0.99 ± 0.7 和 0.30 ± 0.26 提高到 0.63 ± 0.42 和 0.19 ± 0.18，角膜散光也由术前 $5.84D \pm 3.80D$ 降低为 $4.31D \pm 2.90D$。而 S-CXL 组的上述指标均无明显变化；两组随访期间均未见角膜内皮细胞密度改变。因此得出结论，CXL plus PTK 可较 S-CXL 获得更好的视力和降低角膜散光度数。Kapasi 也报道了 CXL plus PTK 治疗圆锥角膜的研究，结论与 Kymionis 相同[55]。而随后这两个课题组发表了更长期随访的研究，验证了 CXL plus PTK 治疗圆锥角膜的长期有效性和安全性[56, 57]。我们团队的研究同样证明了 CXL plus PTK 对于治疗我国圆锥角膜患者的有效性。术后 1 年，患者 CDVA（LogMAR）由 0.20 明显提高至 0.12（$P < 0.001$），$K1$、$K2$、K_{mean} 均明显下降（$P < 0.05$），K_{max} 由 54.13D 下降至 52.28D（$P < 0.001$）。圆锥角膜相关参数：表面变异指数（index of surface variance，ISV），垂直非对称性指数（index of vertical asymmetry，IVA），圆锥角膜指数（keratoconus index，KI），中心圆锥指数（center keratoconus index，CKI），高度非对称性指数（index of height asymmetry，IHA）和高度偏心指数（index of height decentration，IHD）也都明显降低（$P < 0.05$）（数据未发表）。

（2）准分子激光屈光性角膜切削术（photorefractive keratectomy，PRK）（详见第四章第四节）：研究显示，CXL 联合 PRK 可使圆锥角膜患者的视力从术后 1 个月就明显提升，术后 3 年 CDVA 提高 0.2 以上，UDVA 提高 0.38 以上；术后 1 个月，角膜曲率下降约 5%，3 年后下降约 8%；ISV 和 IHD 也明显改善：术后 1 个月 ISV 下降约 16%，长期下降约 24%，且可观察到锥体部分在术后早期（1 个月）变化最明显，随后全角膜逐渐变平；IHD 的变化更为显著，术后 1 个月下降约 32%，术后 3 年时下降约 41%[58]。一项随访 10 年的临床观察仍可观察到角膜持续变平的趋势[59]，在随访的 144 眼中，UDVA 由术前的 0.19 ± 0.17 提高至术后 1 年的 0.53 ± 0.21，术后 10 年进一步改善至 0.55 ± 0.19；CDVA 由术前的 0.59 ± 0.21 增加到术后 1 年的 0.80 ± 0.17，术后 10 年进一步增加到 0.81 ± 0.19；$K1$ 由术前的 $50.57D \pm 2.80D$ 降至术后 1 年的 $45.87D \pm 2.70D$，术后 10 年降为 $44.00D \pm 3.22D$；K_{max} 从术前的 $53.43D \pm 2.97D$ 降至术后 1 年的 $46.17D \pm 1.18D$，术后 10 年降为 $44.75D \pm 2.14D$。

笔者团队回顾性分析了 12 例经像差引导的准分子激光联合角膜胶原交联治疗早期圆

锥角膜的患者[60]，在术后 1 年的随访中发现，不仅患者的视力和 $K1$、$K2$、K_{max} 明显改善，角膜 4mm 直径内的角膜总像差和角膜球差也明显改善。

（二）角膜基质分界线

2006 年，Seiler 和 Hafezi 发现在 CXL 治疗 2 周后，可在角膜基质约 2/3 深度的位置出现明显的 OCT 高信号区域，他们认为该条角膜基质分界线（demarcation line，DL）是角膜胶原交联反应区与未发生交联反应区的分界线[61]。有些学者认为 DL 的深度（demarcation line depth，DLD）反映了交联反应的强度，并有可能是评估 CXL 疗效的早期指标之一。但也有研究发现 DLD 与 CXL 术后病情转归并没有相关性[62]。

目前报道的 S-CXL 的 DLD 大约在 300μm 左右，最浅约在 280μm[16]，最深约在 380μm[63]。而其他 ACXL 与 TE-CXL 的 DLD 基本都较 S-CXL 更浅。9mW/cm^2 模式 ACXL 的 DLD 在 160[64]～290μm[16]；30mW/cm^2 模式 ACXL 的 DLD 在 180[65]～290μm[66]。将能量继续升高至 30mW/cm^2 和 45mW/cm^2 模式，并使用 pl-ACXL 的 DLD 分别在 200μm[27] 和 180μm[67] 左右。Filippello 在基础研究中使用化学促渗剂的 TE-CXL 可在 250μm 处观察到 DL，但临床上使用同样的方法未见到明显 DL，他认为这也许意味着该种方法所发生的交联反应在浅层角膜与深层角膜强度是一样的[36]。也有报道发现，临床上使用化学促渗剂的 TE-CXL 产生的 DL 深度十分浅，仅为 132μm[67]。I-CXL 所报道的 DLD 在 134[68]～298μm[69]。

（三）进展/失败率（progression/failure rate）

目前临床上常将 CXL 治疗的圆锥角膜的手术失败定义为：1 年内 K_{max} 增加≥1D 或 2 年内视力恶化或需要更换接触镜 1 次以上[1]，这是 Dresden 课题组在 2008 年提出的。根据这个标准，经 10 年以上随访研究（平均 11 年，最长 13 年），S-CXL 治疗进展性圆锥角膜的失败率为 7.4%[14]，其他 2 年以上前瞻性队列研究的随访失败率从 0 到 11% 不等[2,3,70]。

尽管不同研究者使用的圆锥角膜进展的标准各不一样，但目前所报道的各种 CXL 的手术方式中，使用化学促渗剂的 TE-CXL 失败率最高，如上述 Caporossi 发现有 50% 的患者接受使用了促渗剂的 TE-CXL 术后 2 年内因病情进展需行再次手术[41]。而其他 CXL 方式所报道的手术失败率也都各不相同，这与人种、患者病情严重程度分级等也都有关系。我们选取了随访达 2 年以上的 CXL 治疗圆锥角膜的 RCT，对其报道的失败率进行总结归纳，详见表 4-9-1。

表 4-9-1　不同 CXL 方式治疗圆锥角膜失败率（RCT）

作者	样本量/眼	手术方式	随访时间/月	失败率/%
Meyer J J[71]	21	S-CXL	120	10
Wittig-Silva[5]	14	S-CXL	36	7
Iqbal M[72]	91	S-CXL	24	0
	92	A-CXL（30mW/cm^2×4min）	24	5
	88	TE-CXL（45mW/cm^2×5min20s；1:1 间断）	24	28
Lombardo M[73]	22	I-CXL（5min）	24	10
Bikbova[74]	73	S-CXL	24	0
	76	I-CXL（10min）	24	1

二、安全性评价

交联的安全性评估主要为角膜缘干细胞、角膜内皮、晶状体和视网膜的安全性评估。角膜胶原交联存在两种不同的潜在损伤机制：紫外线照射和光化学诱导自由基的作用（光化学损伤）。一般来说，紫外线有可能损害角膜、晶状体和视网膜。紫外线照射可引起角膜的电光性眼炎、白内障，视网膜可发生热损伤或光化学损伤[75]。角膜组织暴露于核黄素紫外线交联时释放的自由基和氧化剂也对眼前节造成光化学伤害。紫外线损伤的程度取决于其波长、照射强度和照射时间。迄今为止尚未观察到电光性眼炎的发生，这是由于临床 CXL 所用紫外线波长为 365～370nm（UVA），而电光性眼炎一般是在紫外线光波长为 270～315nm（UVB）时出现；并且由于波长较短，其产生效应的层面也相对较浅，位于角膜上皮层[76]，而标准 CXL 在紫外线照射前已将角膜上皮组织去除。紫外线或自由基损伤的风险最高的是角膜内皮细胞，因为其紧邻角膜基质层。因此，交联手术需在保证角膜各层细胞结构安全的前提下进行。动物试验发现，在无核黄素的情况下，设置波长为 350nm 及以上、功率为 $3mW/cm^2$ 的光线不会对兔角膜内皮细胞造成损害[77]。相关指南[78]指出，对于自由基引起的光化学损伤，人角膜细胞和内皮细胞的损伤阈值分别为 $0.45mW/cm^2$ 和 $0.35mW/cm^2$，而 CXL 研究发现，厚度为 400μm 的人角膜，经核黄素充分渗透后使用波长 370nm、功率为 $3mW/cm^2$ 紫外线照射 30min（总能量 $5.4J/cm^2$），检测到角膜内皮组织内的紫外线辐照度为 $0.18mW/cm^2$[79]，明显低于损伤阈值，验证了现行 CXL 方案的安全性。

目前，临床上评价 CXL 的安全性指标除了通过裂隙灯显微镜观察有无感染、炎症、角膜混浊等，还常用眼压、角膜厚度及角膜内皮细胞计数来判断。由于紫外线具有杀菌作用，CXL 可以作为感染性角膜炎的治疗方法之一，同时，由于术前、术后抗生素的应用，CXL 后发生感染性角膜炎的情况十分少见。术后早期因手术反应发生炎症反应或角膜混浊等情况也大都可通过药物治疗控制（详见第八章）。关于 CXL 引起患者术后眼压明显升高、角膜厚度明显减少或角膜内皮细胞明显减少都鲜有报道。

三、小结

经过多年的研究，目前国内外对于 CXL 可有效阻止圆锥角膜病情进展的疗效都持肯定态度，但不同手术方式的疗效有一定差异。总的来说，由于角膜上皮细胞间的紧密连接对核黄素在角膜基质中的渗透性及对紫外线阻隔的影响，epi-off CXL 的疗效优于 epi-on CXL。而 CXL 联合角膜屈光手术更是在术后视力提高及角膜像差上有明显的改善。关于 CXL 疗效评估的标准，近年来，许多专家开始质疑使用 K_{max} 是否合适——角膜作为一个整体，其前表面上一个点的曲率变化并不能代表整个角膜所发生的形态变化。总体而言，对于圆锥角膜及 CXL 仍有许多内容尚未可知，需要更长时间及更多研究结果的验证。

（刘　毓　曾庆延）

参 考 文 献

[1] WOLLENSAK G，SPOERL E，SEILER T. Riboflavin/ultraviolet-A-induced collagen crosslinking for the treatment of keratoconus. Am J Ophthalmol，2003，135：620-627.

[2] RAISKUP-WOLF F，HOYER A，SPOERL E，et al. Collagen crosslinking with riboflavin and ultraviolet-A

light in keratoconus: Long-term results. J Cataract Refract Surg, 2008, 34: 796-801.

[3] RAISKUP F, THEURING A, PILLUNAT L E, et al. Corneal collagen crosslinking with riboflavin and ultraviolet-A light in progressive keratoconus: ten-year results. J Cataract Refract Surg, 2015, 41: 41-46.

[4] WITTIG-SILVA C. A randomized controlled trial of corneal collagen cross-linking in progressive keratoconus, preliminary results. J Refract Surg, 2008, 24(7): S720-S725.

[5] WITTIG-SILVA C, CHAN E, ISLAM F M, et al. A randomized, controlled trial of corneal collagen cross-linking in progressive keratoconus: three-year results. Ophthalmology, 2014, 121: 812-821.

[6] O'BRART D P, CHAN E, SAMARAS K, et al. A randomised, prospective study to investigate the efficacy of riboflavin/ultraviolet A (370 nm) corneal collagen cross-linkage to halt the progression of keratoconus. Br J Ophthalmol, 2011, 95(11): 1519-1524.

[7] CHANG C Y, HERSH P S. Corneal collagen crosslinking: a review of 1-year outcomes. Eye contact lens, 2014, 40(6): 345-352.

[8] GREENSTEIN S A, FRY K L, HERSH P S. Corneal topography indices after corneal collagen crosslinking for keratoconus and corneal ectasia: one-year results. J Cataract Refract Surg, 2011, 37(7): 1282-1290.

[9] LANG S J, MESSMER E M, GEERLING G, et al. Prospective, randomized, double-blind trial to investigate the efficacy and safety of corneal cross-linking to halt the progression of keratoconus. BMC Ophthalmol, 2015, 15: 78.

[10] SEYEDIAN M A, ALIAKBARI S, MIRAFTAB M, et al. Corneal collagen crosslinking in the treatment of progressive keratoconus: A randomized controlled contralateral eye study. Middle East Afr J Ophthalmol, 2015, 22(3): 340-345.

[11] SHARMA N, SURI K, SEHRA S V, et al. Collagen cross-linking in keratoconus in Asian eyes: visual, refractive and confocal microscopy outcomes in a prospective randomized controlled trial. Int Ophthalmol, 2015, 35(6): 827-832.

[12] THEURING A, SPOERL E, PILLUNAT L E, et al. Corneal collagen cross-linking with riboflavin and ultra-violet-A light in progressive keratoconus. Der Ophthalmologe, 2015, 112(2): 140-147.

[13] MAZZOTTA C, TRAVERSI C, BAIOCCHI S, et al. Corneal collagen cross-linking with riboflavin and ultraviolet A light for pediatric keratoconus: Ten-year results. Cornea, 2018, 37(5): 560-566.

[14] VINCIGUERRA R, PAGANO L, BORGIA A, et al. Corneal cross-linking for progressive keratoconus: Up to 13 years of follow-up. J Refract Surg, 2020, 36(12): 838-843.

[15] CINAR Y, CINGÜ A K, TÜRKCÜ F M, et al. Comparison of accelerated and conventional corneal collagen cross-linking for progressive keratoconus. Cutan Ocul Toxicol, 2014, 33(3): 218-222.

[16] CINAR Y, CINGÜ A K, TURKCU F M, et al. Accelerated corneal collagen cross-linking for progressive keratoconus. Cutan Ocul Toxicol, 2014, 33(2): 168-171.

[17] SHETTY R, NAGARAJA H, JAYADEV C, et al. Accelerated corneal collagen cross-linking in pediatric patients: two-year follow-up results. Biomed Res Int, 2014, 2014: 894095.

[18] LEGARE M E, IOVIENO A, YEUNG S N, et al. Corneal collagen cross-linking using riboflavin and ultraviolet A for the treatment of mild to moderate keratoconus: 2-year follow-up. J Ophthalmol, 2013, 48: 63-68.

[19] PAHUJA N, KUMAR N R, FRANCIS M, et al. Correlation of clinical biomechanical outcomes of accel-

erated crosslinking（9 mW/cm² in 10 minutes）in keratoconus with molecular expression of ectasia-related genes. Curr Eye Res，2016，41（11）：1419-1423.

[20] HASHEMI H，FOTOUHI A，MIRAFTAB M，et al. Short-term comparison of accelerated and standard methods of corneal collagen crosslinking. J Cataract Refract Surg，2015，41（3）：533-540.

[21] HASHEMI H，MIRAFTAB M，SEYEDIAN M A，et al. Long-term results of an accelerated corneal cross-linking protocol（18 mW/cm²）for the treatment of progressive keratoconus. Am J Ophthalmol，2015，160（6）：1164-1170.

[22] CHAN T C，CHOW V W，JHANJI V，et al. Different topographic response between mild to moderate and advanced keratoconus after accelerated collagen cross-linking. Cornea，2015，34（8）：922-927.

[23] CHOW V W，CHAN T C，YU M，et al. One year outcomes of conventional and accelerated collagen crosslinking in progressive keratoconus. Sci Rep，2015，5：14425.

[24] HAMMER A，RICHOZ O，ARBA MOSQUERA S，et al. Corneal biomechanical properties at different corneal cross-linking（CXL）irradiances. Invest Ophthalmol Vis Sci，2014，55（5）：2881-2884.

[25] SHETTY R，PAHUJA N K，NUIJTS R M，et al. Current protocols of corneal collagen crosslinking-visual，refractive and tomographic outcomes. Am J Ophthalmol，2015，160（2）：243-249.

[26] MITA M，WARING G O，TOMITA M. High-irradiance accelerated collagen crosslinking for the treatment of keratoconus：six-month results. J Cataract Refract Surg，2014，40（6）：1032-1040.

[27] MAZZOTTA C，TRAVERSI C，CARAGIULI S，et al. Pulsed vs continuous light accelerated corneal collagen crosslinking：in vivo qualitative investigation by confocal microscopy and corneal OCT. Eye（Lond），2014，28（10）：1179-1183.

[28] OZGURHAN E B，KARA N，CANKAYA K I，et al. Accelerated corneal cross-linking in pediatric patients with keratoconus：24-month outcomes. J Refract Surg，2014，30（12）：843-849.

[29] HERNANDEZ-CAMARENA J C，GRAUE-HERNANDEZ E O，LOYA-GARCÍA D，et al. Correlation between corneal stromal demarcation line depth and topographic outcomes after two pulsed-light-accelerated crosslinking protocols. Clin Ophthalmol. 2019，13（8）：1665-1673.

[30] RECHICHI M，DAYA S，SCORCIA V，et al. Epithelial-disruption collagen crosslinking for keratoconus：one-year results. J Cataract Refract Surg，2013，39（8）：1171-1178.

[31] HASHEMI H，SEYEDIAN M A，MIRAFTAB M，et al. Corneal collagen cross-linking with riboflavin and ultraviolet A irradiation for keratoconus：longterm results. Ophthalmology，2013，120（8）：151520.

[32] HASHEMI H，MIRAFTAB M，HAFEZI F，et al. Matched comparison study of total and partial epithelium removal in corneal cross-linking. J Refract Surg，2015，31（2）：110-115.

[33] RAZMJOO H，RAHIMI B，KHARRAJI M，et al. Corneal haze and visual outcome after collagen crosslinking for keratoconus：a comparison between total epithelium off and partial epithelial removal methods. Adv Biomed Res，2014，3：221.

[34] ROSSI S，ORRICO A，SANTAMARIA C，et al. Standard versus trans-epithelial collagen cross-linking in keratoconus patients suitable for standard collagen cross-linking. Clin Ophthalmol，2015，9：503-509.

[35] NAWAZ S，GUPTA S，GOGIA V，et al. Trans-epithelial versus conventional corneal collagen crosslinking：a randomized trial in keratoconus. Oman J Ophthalmol，2015，8（1）：9-13.

[36] FILIPPELLO M，STAGNI E，O'BRART D. Trans-epithelial corneal collagen cross-linking：bilateral study.

J Cat Ref Surg, 2012, 38（2）: 283-291.

[37] SALMAN A G. Transepithelial corneal collagen crosslinking for progressive keratoconus in a pediatric age group. J Cataract Refract Surg, 2013, 39（8）: 1164-1170.

[38] MAGLI A, FORTE R, TORTORI A, et al. Epithelium-off corneal collagen crosslinking versus transepithelial cross-linking for pediatric keratoconus. Cornea, 2013, 32（5）: 597-601.

[39] LECCISOTTI A, ISLAM T. Transepithelial corneal collagen cross-linking in keratoconus. J Refract Surg, 2010, 26（12）: 942-948.

[40] BUZZONETTI L, PETROCELLI G. Transepithelial corneal cross-linking in pediatric patients: early results. J Refract Surg, 2012, 28（11）: 763-767.

[41] CAPOROSSI A, MAZZOTTA C, PARADISO A L, et al. Transepithelial corneal collagen crosslinking for progressive keratoconus: 24-month clinical results. J Cataract Refract Surg, 2013, 39（8）: 1157-1163.

[42] AL FAYEZ M F, ALFAYEZ S, ALFAYEZ Y. Transepithelial versus epithelium-off corneal collagen cross-linking for progressive keratoconus: a prospective randomized controlled trial. Cornea, 2015, 34 （Suppl 10）: S53-S56.

[43] CASSAGNE M, LAURENT C, RODRIGUES M, et al. Iontophoresis transcorneal delivery technique for transepithelial corneal collagen crosslinking with riboflavin in a rabbit model. Invest Ophthalmol Vis Sci, 2016, 57: 594-603.

[44] VINCIGUERRA P, RANDLEMAN J B, ROMANO V, et al. Transepithelial iontophoresis corneal collagen cross-linking for progressive keratoconus: initial clinical outcomes. J Refract Surg, 2014, 30（11）: 746-753.

[45] BIKBOVA G, BIKBOV M. Transepithelial corneal collagen cross-linking by iontophoresis of riboflavin. Acta Ophthalmol, 2014, 92（1）: e30-e34.

[46] MAZZOTTA C, BAGAGLIA S A, VINCIGUERRA R, et al. Enhanced-fluence pulsed-light iontophoresis corneal cross-linking: 1-year morphological and clinical results. J Refract Surg, 2018, 34（7）: 438-444.

[47] MAZZOTTA C, BAGAGLIA S A, SGHERI A, et al. Iontophoresis corneal cross-linking with enhanced fluence and pulsed uv-a light: 3-year clinical results. J Refract Surg, 2020, 36（5）: 286-292.

[48] LIAO K, HU M, CHEN F, et al. Clinical and microstructural changes with different iontophoresis-assisted corneal cross-linking methods for keratoconus. Int J Ophthalmol, 2019, 12（2）: 219-225.

[49] BIKBOVA G, BIKBOV M. Standard corneal collagen crosslinking versus transepithelial iontophoresis-assisted corneal crosslinking, 24 months follow-up: randomized control trial. Acta Ophthalmol, 2016, 94（7）: e600-e606.

[50] VINCIGUERRA P, ROMANO V, ROSETTA P, et al. Transepithelial iontophoresis versus standard corneal collagen cross-linking: 1-year results of a prospective clinical study. J Refract Surg, 2016, 32（10）: 672-678.

[51] LOMBARDO M, GIANNINI D, LOMBARDO G, et al. Randomized controlled trial comparing transepithelial corneal cross-linking using iontophoresis with the Dresden protocol in progressive keratoconus. Ophthalmology, 2017, 124（6）: 804-812.

[52] WU H, LUO S, FANG X, et al. Transepithelial corneal cross-linking assisted by two continuous cycles of iontophoresis for progressive keratoconus in adults: retrospective 5-year analysis. Graefes Arch Clin Exp Ophthalmol, 2021, 259（1）: 239-246.

[53] KANELLOPOULOS A J，BINDER P S. Collagen cross-linking（CCL）with sequential topography-guided PRK：a temporizing alternative for keratoconus to penetrating keratoplasty. Cornea，2007，26：891-895.

[54] KYMIONIS G D，GRENTZELOS M A，KOUNIS G A，et al. Combined transepithelial phototherapeutic keratectomy and corneal collagen cross-linking for progressive keratoconus. Ophthalmology，2012，119：1777-1784.

[55] KAPASI M，BAATH J，MINTSIOULIS G，et al. Phototherapeutic keratectomy versus mechanical epithelial removal followed by corneal collagen crosslinking for keratoconus. Can J Ophthalmol，2012，47：344-347.

[56] KAPASI M，DHALIWAL A，MINTSIOULIS G，et al. Long-term results of phototherapeutic keratectomy versus mechanical epithelial removal followed by corneal collagen crosslinking for keratoconus. Cornea，2016，35（2）：157-161.

[57] KYMIONIS G D，GRENTZELOS M A，KANKARIYA V P，et al. Long-term results of combined transepithelial phototherapeutic keratectomy and corneal collagen crosslinking for keratoconus：Cretan protocol. J Cat Refract Surg，2014，40（9）：1439-1445.

[58] KANELLOPOULOS A J. Comparison of sequential vs same-day simultaneous collagen crosslinking and topography-guided PRK for treatment of keratoconus. J Refract Surg，2009，25：S812-S818.

[59] KANELLOPOULOS A J. Ten-year outcomes of progressive keratoconus management with the Athens Protocol（topography-guided partial-refraction PRK combined with CXL）. J Refract Surg，2019，35（8）：478-483.

[60] 陈芬，谌丹，雷晓华，等. 像差引导的准分子激光联合角膜胶原交联治疗早期圆锥角膜的临床观察. 中华眼视光学与视觉科学杂志，2019，21（10）：751-758.

[61] SEILER T，HAFEZI F. Corneal cross-linking-induced stromal demarcation line. Cornea，2006，25（9）：1057-1059.

[62] PIRCHER N，LAMMER J，HOLZER S，et al. Correlation between central stromal demarcation line depth and changes in K values after corneal cross-linking（CXL）. Graefes Arch Clin Exp Ophthalmol，2018，256（4）：759-764.

[63] TOMITA M，MITA M，HUSEYNOVA T. Accelerated versus conventional corneal collagen crosslinking. J Cataract Refract Surg，2014，40（6）：1013-1020.

[64] HAGEM A M，THORSRUD A，SANDVIK G F，et al. Collagen crosslinking with conventional and accelerated ultraviolet-A irradiation using riboflavin with hydroxypropyl methylcellulose. J Cataract Refract Surg，2017，43（4）：511-517.

[65] BOUHERAOUA N，JOUVE L，EL SANHARAWI M，et al. Optical coherence tomography and confocal microscopy following three different protocols of corneal collagen-crosslinking in keratoconus. Invest Ophthalmol Vis Sci，2014，28，55（11）：7601-7609.

[66] HERNANDEZ-CAMARENA J C，GRAUE-HERNANDEZ E O，LOYA-GARCÍA D，et al. Correlation between corneal stromal demarcation line depth and topographic outcomes after two pulsed-light-accelerated crosslinking protocols. Clin Ophthalmol，2019，30（8）：1665-1673.

[67] SPADEA L，DI GENOVA L，TONTI E. Corneal stromal demarcation line after 4 protocols of corneal crosslinking in keratoconus determined with anterior segment optical coherence tomography. J Cataract Refract Surg，2018，44（5）：596-602.

[68] JIA H Z, PANG X, FAN Z J, et al. Iontophoresis-assisted corneal crosslinking using 0.1% riboflavin for progressive keratoconus. Int J Ophthalmol, 2017, 10(5): 717-722.

[69] CANTEMIR A, ALEXA A I, GALAN B G, et al. Iontophoretic collagen cross-linking versus epithelium-off collagen cross-linking for early stage of progressive keratoconus-3 years follow-up study. Acta Ophthalmologica, 2017, 95(7): e649-e655.

[70] POLI M, LEFEVRE A, AUXENFANS C, et al. Corneal collagen cross-linking for the treatment of progressive corneal ectasia: 6-year prospective outcome in a french population. Am J Ophthalmol, 2015, 160(4): 654-662.

[71] MEYER J J, JORDAN C A, PATEL D V, et al. Five-year results of a prospective, randomised, contralateral eye trial of corneal crosslinking for keratoconus. Clin Exp Ophthalmol, 2021, 49(6): 542-549.

[72] IQBAL M, ELMASSRY A, SAAD H, et al. Standard cross-linking protocol versus accelerated and transepithelial cross-linking protocols for treatment of paediatric keratoconus: A 2-year comparative study. Acta Ophthalmol, 2020, 98(3): e352-e362.

[73] LOMBARDO M, SERRAO S, LOMBARDO G, et al. Two-year outcomes of a randomized controlled trial of transepithelial corneal crosslinking with iontophoresis for keratoconus. J Cataract Refract Surg, 2019, 45(7): 992-1000.

[74] BIKBOVA G, BIKBOV M. Standard corneal collagen crosslinking versus transepithelial iontophoresis-assisted corneal crosslinking, 24 months follow-up: randomized control trial. Acta Ophthalmol, 2016, 94(7): e600-e606.

[75] AMBACH W, BLUMTHALER M, SCHOPF T, et al. Spectral transmission of the optical media of the human eye with respect to keratitis and cataract formation. Doc Ophthalmol, 1944, 88: 165-173.

[76] OLSEN E G, RINGVOLD A. Human cornea endothelium and ultraviolet radiation. Acta Ophthalmol, 1982, 60: 54-56.

[77] RINGVOLD A, DAVANGER M, OLSEN E G. Changes of the cornea endothelium after ultraviolet radiation. Acta Ophthalmologica, 1982, 60: 41-53.

[78] MATTHES R. Guidelines on limits of exposure to ultraviolet radiation of wavelengths between 180 nm and 400 nm (incoherent optical radiation). Health Phys, 2004, 87: 171-186.

[79] SPOERL E, MROCHEN M, SLINEY D, et al. Safety of UVA-riboflavin cross-linking of the cornea. Cornea, 2007, 26(4): 385-389.

第五章 角膜胶原交联治疗其他角膜扩张性疾病

第一节 屈光术后角膜扩张

【概述】

以准分子激光原位角膜磨镶术（laser in situ keratomileusis，LASIK）为代表的角膜屈光矫正手术，其有效性、安全性及可预测性已得到了广泛证实。然而，一些并发症仍然不可避免。其中，继发性角膜扩张（post-LASIK ectasia，PLE）即医源性圆锥角膜（iatrogenic keratectasia），是角膜屈光术后不多见但预后较差的并发症，一旦发病，会对患者造成较大影响，即使通过角膜移植手术等方式予以补救，其对患者视力和生活造成的影响也常常不能完全消除。1998 年，Seiler 等[1]首次报道近视 LASIK 术后继发角膜扩张。其发生率为 0.04%～0.6%[2-4]，通常发生于术后数周至数年，50% 发生于术后 1 年内，80% 在术后 2 年内。临床表现主要有术后视力下降、术后近视、散光增加、屈光回退、角膜后表面高度进行性增大、角膜曲率进行性变陡、角膜厚度进行性变薄等[6-8]。

屈光手术后对角膜扩张的治疗目的为阻止病情的进展及视力损害，治疗方法包括降低眼压，框架眼镜，软性角膜接触镜，硬性透气性角膜接触镜，角膜胶原交联（corneal collagen cross-linking，CXL），角膜基质环植入术，板层或穿透性角膜移植术等[8, 9, 12]。其中，CXL 是目前已知通过改变角膜生物力学特性治疗 LASIK 术后角膜膨隆的有效方法，不仅能有效延缓病情的进展，还能部分逆转角膜膨隆的病变[13]。

【发病机制及危险因素】

目前认为，屈光术后角膜扩张的成因主要是角膜生物力学的改变[4]，角膜的前部基质层排列紧密，较后部基质层承担着更大的生物力学作用，比如 LASIK 术中切开了角膜表面基质层，并对基质床进行激光消融，使角膜抗扩张能力减弱。此外，Ⅲ型胶原、基质金属蛋白酶 -9（matrix metalloproteinase，MMP-9）[6]的表达，角膜瓣下上皮细胞植入及弥漫性层间角膜炎（diffuse lamellar keratitis，DLK）均可诱导角膜基质溶解酶活性增高及炎性因子释放，导致基质溶解凋亡，促使组织抗扩张能力进一步下降[3]。

2008 年，Randleman 等提出屈光术后角膜扩张的危险因素包括：①术前角膜地形图异常，存在潜在的圆锥角膜；②剩余角膜基质床厚度 <250μm；③患者年龄 <30 岁；④术前角膜厚度 <510μm；⑤近视度数 >8.00D。研究表明，角膜扩张还与切削深度过深、角膜瓣过厚、消融面积过大等有关[4, 5]，其中角膜切削深度（ablation depth，AD），角膜瓣厚度（fap thickness，FT），术前中央角膜厚度（preoperative central corneal，CCT）可用角膜组织改变百分比（percent tissue altered，PTA）来表示：PTA（%）=［（FT+AD）÷CCT］×100，PTA>40% 为继发性角膜扩张的危险因素[7]。Santhiago 等[4] 和 Randleman 等还认为,术后眼部外伤、频繁揉眼、眼压、再次手术、圆锥角膜家族史、男性、术前最佳矫正视力 < 1.0,也与角膜扩张的发生有一定关系。

【CXL 治疗机制】

CXL 用核黄素(维生素 B_2)作为光敏剂,370nm 波长紫外线 A(UVA)照射角膜并诱导核黄素释放氧自由基,活性氧促使胶原分子和蛋白聚糖之间化学共价键的形成,使角膜重塑,增加角膜强度和抗扩张能力,主要作用于角膜屈光手术中被削弱的角膜前基质层。此外,角膜的热力稳定性及抗胶原酶能力、抗感染效应均有明显提高,组织水肿及渗透性也有所减轻[3]。从而达到保存视力、改善角膜地形图指标、延缓或阻止病情进展的效果,多数患者可以延迟或避免对角膜移植的需要[2-4]。

【适应证和禁忌证】

见第四章第二节、第三节。

【手术方法】

关于 PLE 的治疗,文献报道多采用去上皮 CXL。去上皮 CXL 即标准 CXL,具体步骤见第四章第二节。角膜偏薄或对去上皮 CXL 并发症顾虑较多者,也可采用经上皮 CXL,具体步骤见第四章第三节。

【术后处理原则】

见第四章第六节。

【并发症及处理】

见第八章。

【安全性及疗效】

CXL 用于治疗屈光术后角膜扩张已有十几年的历史,是目前已知的唯一能阻止角膜扩张进展的微创治疗技术,也是术后对视力影响相对较小的治疗方式[2]。CXL 的并发症主要与去除上皮相关,包括疼痛、角膜炎、角膜混浊、上皮及内皮细胞的丢失[3, 10-14]。但多数角膜扩张性疾病患者都能长期稳定控制病情进展,部分患者角膜曲率降低,形态规则性好转,屈光度降低,视力改善[1]。Yildirim 等[15] 对 14 例(20 眼)屈光术后角膜扩张患者进行了 CXL,并进行了 5 年的随访,其中裸眼远视力(uncorrected distance visual acuity,UDVA)从(0.78±0.61)提高到了(0.53±0.36)(logMAR),矫正远视力(corrected distance visual acuity,CDVA)从(0.27±0.23)提高到了(0.19±0.13)(logMAR),其中没有任何眼的视力(UDVA、CDVA)下降超过 1 行;散光度数降低,K_{max} 值由 46.0D±4.4D 减少到 45.6D±3.8D,K_{max} 值在 5 眼中下降超过 1D,在 15 眼中保持不变,且无并发症的发生。同样,Salgado 等[16] 对 15 例(22 眼)LASIK 术后医源性圆锥角膜行 CXL 治疗,随访 1 年后 UDVA、CDVA 及 K_{max} 值均保持稳定。Vinciguerra 等[17] 研究了 9 例(13 眼)屈光手术后角膜扩张,随访 12 个月发现,CXL 可使 LASIK 和准分子激光屈光性角膜切削术(photorefractive keratectomy,PRK)术后继发的扩张稳定并改善 CDVA。Li 等[18] 的研究对 11 例(20 眼)激光术后角膜扩张患者采用 CXL 并随访 12 个月发现,术后 UDVA 及 CDVA 均有明显的提高,K_{max} 值及 K_{min} 值分别降低 2.0D 和 1.5D,角膜内皮细胞计数无明显改变,角膜最薄点的厚度有明显增加。Hersh 等[19] 分别对屈光术后角膜扩张及原发性圆锥角膜进行 CXL 并随访 1 年后发现,UDVA、CDVA、K_{max} 值、平均 K 值均有所改善。Hafezi 等[20] 对 10 眼屈光术后角膜扩张进行了 CXL

并随访 25 个月后提出，CXL 可以增加角膜组织生物力学及生物化学的稳定性，可作为屈光术后角膜扩张的一种治疗方式并能够部分逆转角膜扩张的进展。Richoz 等[12] 的研究对 23 眼 LASIK 术后角膜扩张及 3 眼 PRK 术后角膜扩张，在 25 个月的随访中，CXL 使得 K_{max} 值、CDVA 保持稳定或有所改善，角膜地形图相关指标均保持稳定并未见明显进展，角膜厚度及角膜内皮细胞计数并无明显变化。

【典型病例】

患者男，28 岁。主诉：左眼视力下降 2 年余。

现病史：10 年前因"双眼屈光不正"行双眼 LASIK 治疗。术后无明显不适。2 年前因"右眼继发性圆锥角膜"行右眼板层角膜移植术。同时，左眼无明显诱因出现无痛性视力下降，无其他眼部及全身不适，未诊治。无其他特殊既往史。

视力：左眼 0.1，矫正：−7.25DS/−1.00DC×22＝0.7。角膜地形图见图 5-1-1。

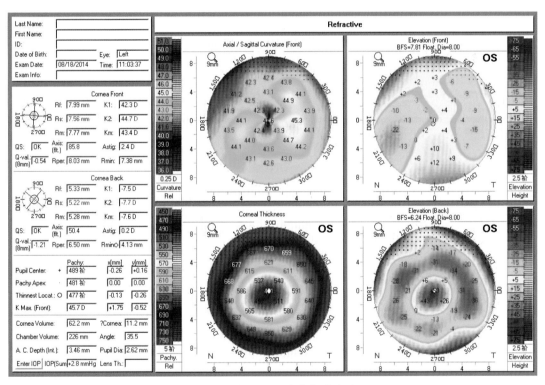

图 5-1-1　左眼 CXL 术前角膜地形图

参数：$K1$ 42.3D，$K2$ 44.7D，K_{max} 45.7D，最薄点角膜厚度（TCT）477μm。

诊断：左眼继发性圆锥角膜、左眼 LASIK 术后。

诊疗经过：入院后于表面麻醉下行左眼经上皮 CXL。

术后随访：术后 1 年角膜地形图（图 5-1-2）：左眼角膜 K_{max} 值较术前下降接近 1D，角膜散光较术前减少 1.1D。验光：左眼 0.2 矫正：−7.00DS/−1.00DC×100＝0.9^{-2}，矫正视力较术前明显改善。

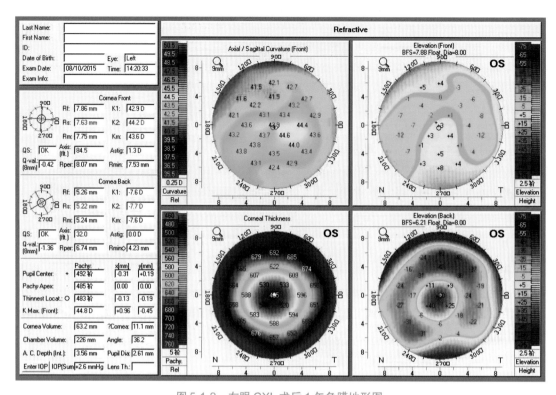

图 5-1-2　左眼 CXL 术后 1 年角膜地形图

参数：$K1$ 42.9D，$K2$ 44.2D，K_{max} 44.8D，TCT 483μm。

（王文娟　苗　源　李绍伟）

参 考 文 献

[1] ABBOUDA A，ABICCA I，ALIO J L. Infectious keratitis following corneal crosslinking：a systematic review of reported cases：management，visual outcome，and treatment proposed. Semin Ophthal，2014，31（5）：485-491.

[2] DUNCAN J K，ESQUENAZI I，WEIKERT M P. New diagnostics in corneal ectaticdisease. IntOphthalmol Clin，2017，57（3）：63-74.

[3] EVANGELISTA C B，HATCH K M. Corneal collagen cross-linking complications. Semin Ophthal，2018，33（1）：29-35.

[4] GHANEM V C，GHANEM R C，DE O R. Postoperative pain after corneal collagen cross-linking. Cornea，2013，32（1）：20-24.

[5] HERSH P S，GREENSTEIN S A，FRY K L. Corneal collagen crosslinking for keratoconus and corneal ecta-sia：One-year results. J Cataract Refract Surg，2011，37（1）：149-160.

[6] KYMIONIS G D，BOUZOUKIS D I，DIAKONIS V F，et al. Diffuse lamellar keratitis after corneal crosslinking in a patient with post -laserin situ keratomileusis corneal ectasia. J Cataract Refract Surg，2007，33（12）：2135-2137.

[7] KYMIONIS G D，ANDREANOS K，OIKONOMAKIS K，et al. CXL for post-LASIK ectasia.// Alio J，Azar D. Management of complications in refractive surgery. London：Springer，2018：405-410.

[8] LI G, FAN Z J, PENG X J. Corneal collagen crosslinking for corneal ectasia of post-LASIK: one-year results. Int J Ophthalmol, 2012, 5（2）: 190-195.

[9] O'BRART D. Corneal collagen cross-linking for corneal ectasias.//Alió J. Keratoconus. Essentials in ophthalmology. London: Springer, 2017: 219-238.

[10] O'BRART D. Complications of corneal collagen cross-linking.//Alió J. Keratoconus. Essentials in ophthalmology. London: Springer, 2017: 239-247.

[11] RANDLEMAN J B, WOODWARD M, LYNN M J. Risk assessment for ectasia after corneal refractive surgery. Ophthalmology, 2008, 115（1）: 37-50.

[12] RICHOZ O, MAVRAKANAS N, PAJIC B, et al. Corneal collagen crosslinking for ectasia after LASIK and photorefractive keratectomy: long-term results. Ophthalmology, 2013, 120（7）: 1354-1359.

[13] SAAD A, BINDER P S, GATINEL D. Evaluation of the percentage tissue altered as a risk factor for developing post-laser in situ keratomileusis ectasia. J Cataract Refract Surg, 2017, 43（7）: 946-951.

[14] SALGADO J P, KHORAMNIA R, LOHMANN C P, et al. Corneal collagen crosslinking in post-LASIK keratectasia. Br J Ophthalmol, 2011, 95（4）: 493-497.

[15] SANTHIAGO M R, SMAJDA D, WILSON S E, et al. Relative contribution of flap thickness and ablation depth to the percentage of tissue altered in ectasia after laser in situ keratomileusis. J Cataract Refract Surg, 2015, 41（11）: 2493-2500.

[16] SANTHIAGO M R, GIACOMIN N T, SMADJA D, et al. Ectasia risk factors in refractive surgery. Clin Ophthalmol, 2016, 10（1）: 713-720.

[17] SEILER T, KOUFALA K, RICHTER G. Iatrogenic keratectasia after laser in situ keratomileusis. J Refract Surg, 1998, 14（3）: 312-317.

[18] VINCIGUERRA P, CAMESASCA F I, ALBÈ E. Corneal collagen crosslinking for ectasia after excimer laser refractive surgery: 1-year results. J Refract Surg, 2010, 26（7）: 486-497.

[19] WAN Q, WANG D, YE H, et al. A review and meta-analysis of corneal cross-linking for post-laser vision correction ectasia. J Curr Ophthalmol, 2017, 29（3）: 145-153.

[20] YILDIRIM A, CAKIR H, KARA N, et al. Corneal collagen crosslinking for ectasia after laser in situ keratomileusis: long-term results. J Cataract Refract Surg, 2014, 40（10）: 1591-1596.

第二节　透明边缘角膜变性

透明边缘角膜变性（pellucid marginal degeneration, PMD）是一种非炎性、渐进发展性角膜病变，以双侧下方角膜周边部无痛性变薄为特征，可造成明显的逆规散光，角膜接触镜矫正效果不佳，最终需进行角膜移植。鉴于透明边缘角膜变性在病理过程上类似于圆锥角膜，一些研究已经证实了 CXL 对此种病变的有效性和安全性，还有研究证实联合进行角膜屈光手术和 CXL[1] 可以显著改善 PMD 患者的角膜规整程度和视力。

【适应证和禁忌证】

见第四章第二节。

【手术方法】

目前文献中关于 PMD 的交联治疗方式的选择未有统一定论，早期的病例报道中均以去上皮的传统 CXL 方案为主,照射范围也与传统交联方案相同,而近年来也开始出现采用经上皮或去上皮的快速 CXL 方案,照射范围也呈现偏中心化[2],多偏向病变较重一侧。

【术后处理原则】

见第四章第六节。

【并发症及处理】

见第八章。

【安全性及疗效】

CXL 可能会阻止 PMD 的进展,以稳定视力,并可能推迟或消除患者进行角膜移植的需要。Spadea 等[3]用 CXL 治疗 PMD 患者,治疗 3 个月后最佳矫正视力由 0.1 提高至 0.3,且随访 1 年患者视力稳定,角膜地形图明显改善,角膜造成的散光较术前下降 1.4D,K_{max} 由术前的 82.00D 降低至 78.00D,未发生并发症。Bikbov MM[4]等随访 PMD 患者 CXL 术后 16 眼 12 个月:术后 1 个月时,裸眼最佳矫正视力轻微下降,从 0.08±0.03 到 0.06±0.02,而角膜的参数、平均屈光度、角膜厚度变化不明显;术后 3 个月,裸眼视力及最佳矫正视力提高到 0.1±0.07 和 0.52±0.1,角膜的屈光度及角膜散光减少到 46.8D±2.7D 和 5.1D±1.3D,中央角膜厚度平均减少 29μm;6 个月后平均视力 0.58±0.13,角膜屈光度下降至 45.7D±1.6D,角膜散光降至 4.8D±1.5D;1 年后,观察指标基本维持稳定。

【典型病例】

患者男,50 岁,因"左眼视力下降 10 年"就诊。左眼中下方及下方周边部角膜可见明显变薄。诊断为"左眼透明边缘角膜变性合并圆锥角膜"(图 5-2-1)。

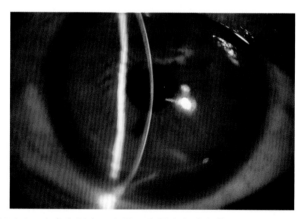

图 5-2-1　患者左眼中下方及下方周边角膜变薄,无明显炎症反应

术前角膜地形图可见左眼逆规散光约 1.6D,K_{max} 68.5D(图 5-2-2)。

明确诊断后,予患者左眼去上皮 CXL,采用偏中心的常规参数快速去上皮 CXL 方法(具体步骤见第四章第三节)。术后 1 个月复查角膜地形图,患者角膜散光无明显变化,但 K_{max} 较术前下降(图 5-2-3)。

术后 5 个月,患者 K_{max} 进一步下降,角膜散光较前轻度增加,是由于交联后角膜在平坦轴向的曲率下降较快、与陡峭轴曲率差增大所致(图 5-2-4)。

术后 1 年,左眼 K_{max}、角膜散光均明显下降,角膜地形图显示角膜形态较术前更规则(图 5-2-5)。

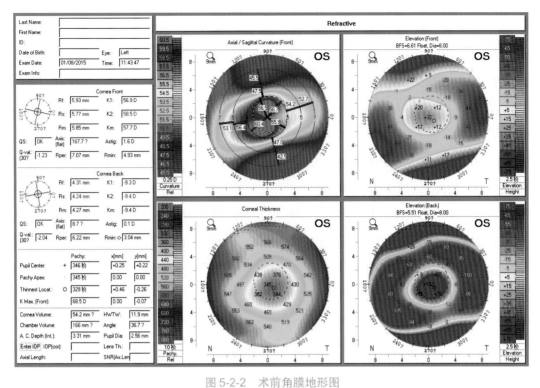

图 5-2-2　术前角膜地形图

参数：$K1$ 56.9D，$K2$ 58.5D，K_{max} 68.5D，TCT 329μm。

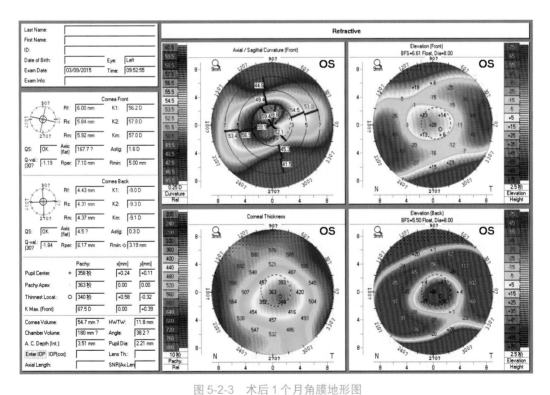

图 5-2-3　术后 1 个月角膜地形图

参数：$K1$ 56.2D，$K2$ 57.8D，K_{max} 67.5D，TCT 340μm。

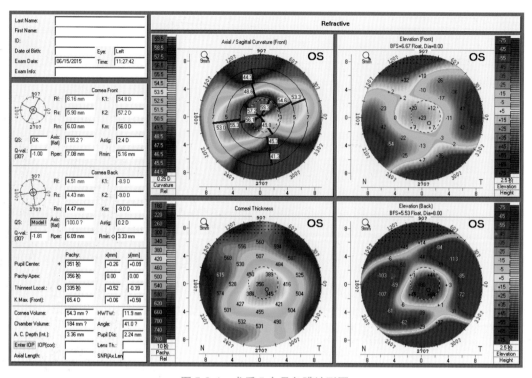

图 5-2-4 术后 5 个月角膜地形图

参数：$K1$ 54.8D，$K2$ 57.2D，K_{max} 65.4D，TCT 335μm。

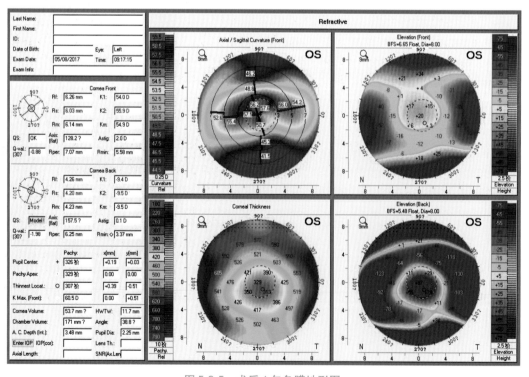

图 5-2-5 术后 1 年角膜地形图

参数：$K1$ 54.0D，$K2$ 55.9D，K_{max} 60.5D，TCT 307μm。

术后 6 年，患者 K_{max}、角膜散光较术后 1 年轻度增加，但 K_{max} 及 K_{mean} 仍低于术前，角膜地形图显示角膜形态未发生明显变化（图 5-2-6），角膜基质层间仍可见胶原交联改变（图 5-2-7），证明角膜胶原交联作用仍持续存在。

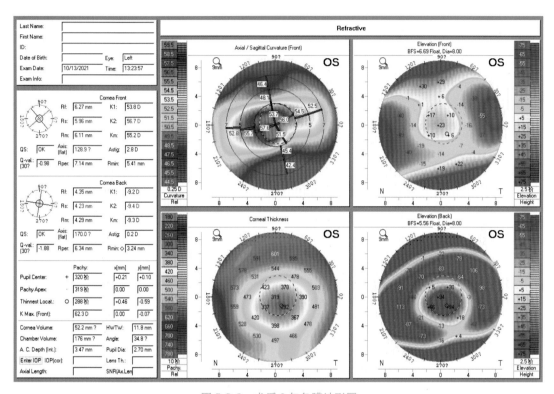

图 5-2-6　术后 6 年角膜地形图

参数：$K1$ 53.8D，$K2$ 56.7D，K_{max} 62.3D，TCT 288μm。

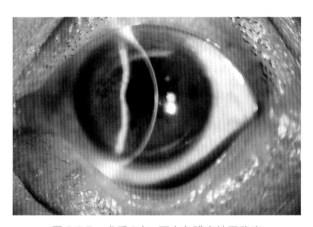

图 5-2-7　术后 6 年，下方角膜变性区稳定

（王文娟　苗　源　李绍伟）

参 考 文 献

[1] BAYRAKTAR S，CEBECI Z，ORAY M，et al. Corneal collagen crosslinking in pellucid marginal degenera-tion：2 Patients，4 eyes. Case Rep Ophthalmol Med，2015（2015）：840687.

[2] KOC M，KOSEKAHYA P，INANC M，et al. Corneal crosslinking in a case with Axenfeld-Rieger syndrome and unilateral pellucid marginal degeneration. Ther Adv Ophthalmol，2019，11：2515841418822288.

[3] SPADEA L. Corneal collagen cross-linking with riboflavin and UVA irradiation in pellucid marginal degen-eration. J Refract Surg，2010，26（5）：375-377.

[4] BIKBOV M M，SURKOVA V K，KHALIMOV A R，et al. Results of corneal crosslinking for pellucid marginal corneal degeneration. Vestn Oftalmol，2017，133（3）：58-66.

第六章　角膜胶原交联治疗角膜融解性疾病

第一节　细菌性角膜溃疡

细菌性角膜溃疡是一种由细菌感染角膜引起的炎症性疾病。细菌性角膜溃疡通常见于继发于外伤、配戴隐形眼镜、伴有泪道相关疾病，以及伴有眼睑疾病如睑内翻、睑外翻、眼睑闭合不全等，眼科手术和长期使用皮质类固醇激素同样也是其危险因素之一。

常见的引起细菌性角膜溃疡的病原体可以分为五大类：革兰氏阳性球菌、革兰氏阴性球菌、革兰氏阳性杆菌、革兰氏阴性杆菌和耐酸菌。细菌性角膜溃疡往往病情发展迅速，若得不到及时有效的治疗可导致不同程度的视力下降，甚至发生角膜穿孔、眼内炎等严重并发症。目前，细菌性角膜溃疡传统的治疗方法主要是局部及全身应用广谱抗生素。然而，临床上常常由于病原体不确定而不能及时恰当使用抗生素，部分药物无法达到适宜的组织内治疗浓度，使得抗生素治疗效果不尽如人意。此外，抗生素的滥用导致药物耐药性的增长速度惊人，世界卫生组织已在全球报告中发出紧急呼吁，希望能寻找到抗生素的替代品[1]。

角膜胶原交联（corneal collagen cross-linking，CXL）是一种用于治疗以圆锥角膜为主的角膜扩张性疾病的手术方法。目前，临床常用的为核黄素/紫外线交联，由于紫外线照射和核黄素本身以及交联反应均具有杀菌作用，CXL还被用于治疗感染性角膜溃疡，尤其是细菌性角膜溃疡及其相关角膜融解。为了区分CXL用于治疗感染性角膜溃疡还是角膜扩张性疾病，2013年，在爱尔兰都柏林举办的第9届国际CXL大会提出了PACK-CXL（photo activated chromophore for keratitis-corneal collagen cross-linking，光活化发色团治疗角膜炎-角膜胶原交联）这一指定用途的新术语，以避免指代混淆[2]。

基础研究表明，核黄素/紫外线A产生的交联作用对表皮葡萄球菌、金黄色葡萄球菌、铜绿假单胞菌、耐药的铜绿假单胞菌、耐青霉素的肺炎链球菌、耐甲氧西林金黄色葡萄球菌等试验菌株均能有效杀灭[3-5]。2008年，Iseli等[6]最早将CXL运用于治疗5例保守治疗无效的感染性角膜炎患者，其中3例为细菌感染，2例为真菌感染。结果显示，3例细菌和1例真菌感染患者溃疡浸润灶及角膜融解趋势迅速得到控制，1例真菌感染患者由于反复炎症反应，最终行角膜移植手术治疗。随后，陆续有研究报道CXL单独或联合药物治疗细菌性角膜溃疡的有效性。Makdoumi等[7]首次单独将CXL用于治疗未接受过抗生素治疗的16例细菌性角膜溃疡患者，结果显示15例患者在无额外干预的情况下均表现出上皮愈合和炎症反应的减轻，1例患者在行羊膜移植后14d角膜上皮才得以愈合。随访期间，2例患者分别由于持续的前房反应和新发生角膜溃疡需要额外的抗生素治疗。该研究初步显示了CXL对早期细菌性角膜溃疡具有良好的杀菌作用。Said等[8]首次对40例合并角膜融解的处于进展期的感染性角膜炎患者进行前瞻性随机对照研究,结果发现,单独药物组和PACK-CXL 联合药物组患者角膜上皮愈合时间和矫正视力均无差异,但单独药物组角膜穿孔率达 21%,而联合治疗组未发生角膜穿孔。因此,他们认为 PACK-CXL 可能是治疗角膜融解合并严重感染性角膜炎的有效辅助疗法。此外,Knyazer 等[9]对常规抗生素治疗无效的 20 例细菌感染的角膜溃疡患者进行快速 PACK-CXL 治疗,除 1 例患者需要行角膜移植术外,其余 19 例全部达到临床治愈。上述研究可证实 CXL 对于细菌性角膜溃疡而言是一种有效治疗手段。

【作用机制】

1. 紫外线照射具有抗微生物活性作用[3]　紫外线照射可以直接破坏微生物(如细菌)的 DNA 和 RNA,并抑制微生物的复制。

2. 核黄素具有杀菌作用[10]　研究表明,核黄素在血小板浓缩物、新鲜冰冻血浆和红细胞中可以诱导病毒和细菌的光化学失活。

3. 紫外线 - 核黄素作用可降低病原菌负荷[5]　当核黄素被紫外线激活时,它会发生氧化作用和释放出活性氧,活性氧直接与微生物的核酸和细胞膜相互作用,以诱导微生物染色体损伤,从而降低病原菌负荷。

4. 紫外线 - 核黄素作用可增加角膜胶原机械强度及抗酶消化能力[11-13]　紫外线激活核黄素后可形成以单线态氧为主的活性氧,活性氧又可使得胶原纤维之间发生光化学反应而形成化学共价键,从而增强角膜胶原纤维的机械强度和抗拉强度,进而增加角膜组织对酶分解的抵抗力,并减少微生物作用于角膜导致的角膜融解和角膜穿孔的风险。

5. 紫外线 - 核黄素作用可减轻和调节炎症反应[14]　可能通过诱导炎症细胞凋亡来减少炎症和恢复角膜结构以促进角膜溃疡愈合(具体机制尚未完全阐明)。

6. 紫外线 - 核黄素作用可缓解疼痛[11, 14]　主要通过抑制角膜神经对伤害产生的疼痛反应来降低疼痛感(化学性去神经支配)。

【适应证】

1. 治疗区域角膜厚度原则上应≥400μm;

2. 药物治疗效果不佳。

【禁忌证】

1. 病毒性角膜炎或既往有疱疹病毒性眼病病史;

2. 后弹力层膨出或角膜穿孔;

3. 妊娠或哺乳期间;

4. 未控制的严重全身自身免疫性疾病。

【手术步骤】

1. 术前准备　1% 毛果芸香碱滴眼液点眼,5min 1 次,共 3 次,缩瞳以减少紫外线对晶状体及视网膜的影响。

2. 麻醉　局部麻醉。各种原因无法配合的患者,可行神经安定镇痛联合局部麻醉。

3. 去除角膜上皮　角膜上皮刀距溃疡灶 0.5～1mm 处,清除角膜溃疡区坏死组织及变性上皮。病灶周围健康上皮可不予去除。

4. 核黄素导入　0.1% 核黄素点眼,每 90s 1 次,共 10min。目前临床常用 ViberX Rapid 为不含右旋糖酐的 0.1% 核黄素,扩散率为标准核黄素的 2 倍。

5. 紫外线照射　波长为 365nm 紫外线，大部分国外研究采用的方法为标准角膜胶原交联［德累斯顿（Dresden）方案，即强度 3mW/cm²，连续照射 30min，总照射能量 5.4J/cm²］。KXL 系统一般推荐采用强度 30mW/cm²，连续照射，照射时间 4min，总照射能量 7.2J/cm²，光斑直径视溃疡灶大小而定。不规则形状可以用湿棉片将相对健康区域覆盖。

6. 术毕　常规涂 0.3% 氧氟沙星眼膏或 0.3% 加替沙星凝胶。

【术后处理】

1. 术后备非甾体抗炎药如双氯芬酸钠栓剂镇痛，术后 2h 即可开放点眼。

2. 局部药物治疗。仍继续术前强化广谱抗生素治疗。对病情重者可酌情使用全身抗生素控制感染。病情无好转应根据细菌培养及药敏结果及时调整治疗方案。

3. 对于感染控制但溃疡持续不愈合的患者，可行羊膜移植术，帮助溃疡修复。

4. 感染控制后期，角膜上皮愈合后，可适当使用糖皮质激素减轻局部炎症反应，如 0.02%～0.1% 氟米龙滴眼液，2～4 次/d，酌情增减。伴随免疫性炎症者，可加用 0.1% 他克莫司滴眼液，2～4 次/d。

5. 对于感染仍然无法控制、病情进展迅速的患者，应果断采取进一步手术治疗，如结膜瓣覆盖、板层角膜移植术和穿透角膜移植术等。

【并发症及处理】

1. 术后疼痛（见第八章第一节）。

2. 角膜上皮延迟愈合（见第八章第二节及本节术后处理原则）　一般早期与原发病即细菌感染有关，后期则与胶原酶导致的融解未能有效控制及神经营养不良、药物毒性等多种因素相关，应分析原因，针对性处理。后期上述因素所致者可通过羊膜覆盖术帮助上皮修复。

3. 角膜混浊（见第八章第五节、第六节）　混浊的发生主要与感染后角膜融解、基质瘢痕愈合有关，交联因可增强角膜胶原纤维的机械强度和抗拉强度，增加角膜组织对酶分解的抵抗力，改善角膜胶原纤维排列规整度及角膜形态，从理论上及笔者的临床经验中可以减轻角膜混浊程度。但视感染深度及严重程度，仍不可避免有一定程度混浊，可通过局部糖皮质激素的合理应用来减轻。一般感染控制早期不建议使用糖皮质激素，感染控制 3～5d 后可酌情加用低浓度糖皮质激素如 0.02%～0.1% 氟米龙，2～4 次/d，角膜变薄者应谨慎使用，避免长期应用。

4. 角膜内皮损伤及失代偿（见第八章第七节）。

5. 病毒性角膜炎（见第八章第三节）。

【预后】

1. PACK-CXL 联合抗生素治疗对细菌性角膜溃疡治愈率为 78.5%～91.7%[15]。

2. 术后患者角膜上皮愈合时间平均为 1～4 周，最长达 4 个月。革兰氏阳性菌感染较革兰氏阴性菌感染者术后角膜上皮愈合快。年纪较大者则角膜上皮愈合所需时间更长[16-17]。

3. PACK-CXL 对革兰氏阴性菌引起的角膜融解最有效（92%），其次为革兰氏阳性菌（84%）[3, 14, 18]。

【典型病例】

患者，男，49 岁，右眼异物感 1d，裸眼视力 HM/10cm。

眼部检查结果如下（图 6-1-1）。

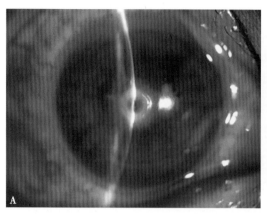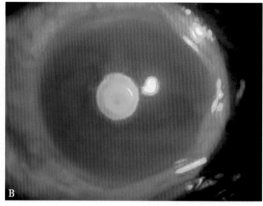

图 6-1-1　细菌性角膜溃疡

A，B. 右眼角膜中央见一约 3mm×3mm 灰白色坏死溃疡灶，其内约 1mm×1mm，基质稍透明、明显变薄，荧光素染色(+)，溃疡灶周边基质水肿、后弹力层皱褶明显。

辅助检查结果如下（图 6-1-2）。

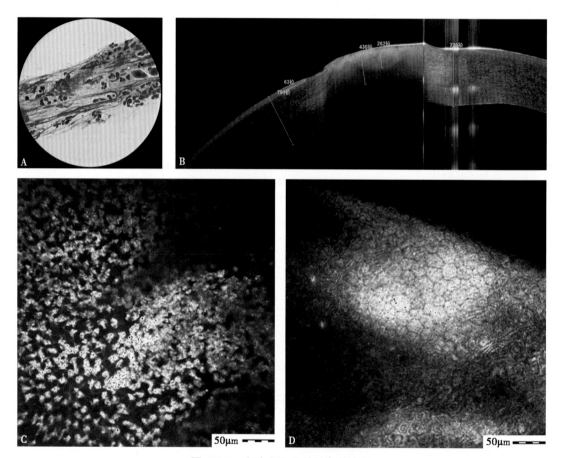

图 6-1-2　实验室及眼科影像学检查

A. 角膜刮片提示革兰阴性杆菌(×1 000)；B. 前节 OCT 检查提示角膜溃疡灶周边角膜水肿明显，溃疡灶伪影明显，厚度约 430μm；C，D. 共聚焦显微镜结果提示角膜溃疡灶见大量炎性细胞浸润，内皮细胞计数：(2 493±103)/mm²。

诊断：右眼细菌性角膜溃疡。

给予 0.5% 左氧氟沙星滴眼液、0.3% 妥布霉素滴眼液、0.3% 加替沙星眼用凝胶局部冲击治疗及全身注射用头孢他啶抗感染治疗。

用药 2d 后，角膜变化如下（图 6-1-3）。

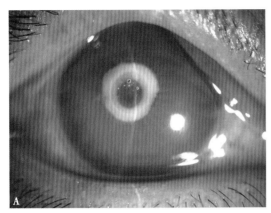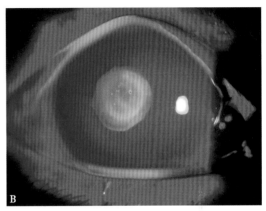

图 6-1-3　用药 2d 后右眼角膜裂隙灯显微镜检查
A，B. 右眼角膜溃疡灶面积扩大、角膜融解加重，荧光素染色阳性。

辅助检查如下（图 6-1-4）。

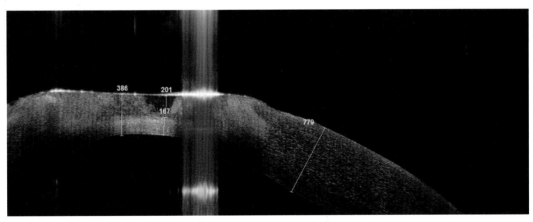

图 6-1-4　用药 2d 后右眼前节 OCT 检查
提示角膜明显变薄、凹陷，最薄厚度仅约 167μm。

行右眼角膜胶原交联，术后给予 0.5% 头孢他啶配制液、0.5% 左氧氟沙星滴眼液、0.3% 妥布霉素滴眼液、0.3% 加替沙星眼用凝胶局部强化治疗及注射用头孢他啶抗感染治疗。

CXL 术后角膜变化如下（图 6-1-5）。

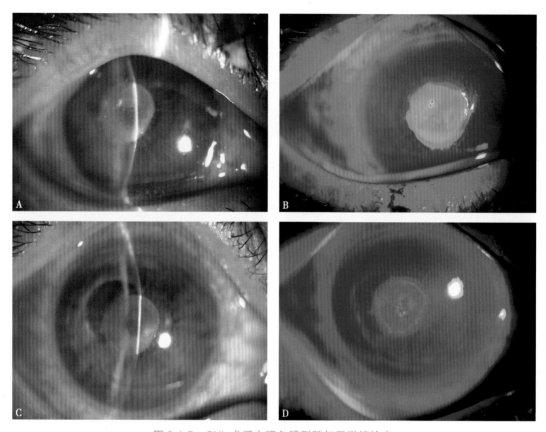

图 6-1-5　CXL 术后右眼角膜裂隙灯显微镜检查
A，B. CXL 术后 1d，溃疡灶基本稳定；C，D. CXL 术后 5d，继续术前抗感染药物治疗，角膜溃疡基本修复，基质浸润水肿减轻，中央角膜变薄区厚度较为均一。

辅助检查如下（图 6-1-6）。

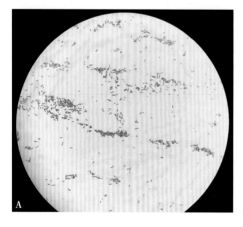

检验项目：	一般细菌培养及药敏		
检验结果：	铜绿假单胞菌		
抗生素	英文简称	MIC	判断值
阿米卡星	Amikacin	≤4	敏感
氨曲南	Aztreonam	≤4	敏感
头孢他啶	Ceftazidime	=4	敏感
环丙沙星	Ciprofloxacin	≤1	敏感
头孢吡肟	Cefepime	≤2	敏感
庆大霉素	Gentamicin	≤2	敏感
亚胺培南	Imipenem	=8	耐药
左氧氟沙星	Levofloxacin	≤2	敏感
美罗培南	Meropenem	≤1	敏感
哌拉西林/他唑巴坦	Piperacillin/Tazobactam	≤4/4	敏感
多粘菌素B	Polymyxin B	≤2	敏感
哌拉西林	Piperacillin	≤8	敏感
替卡西林/克拉维酸	Ticarcillin/CA	=16/2	敏感
妥布霉素	Tobramycin	≤1	敏感

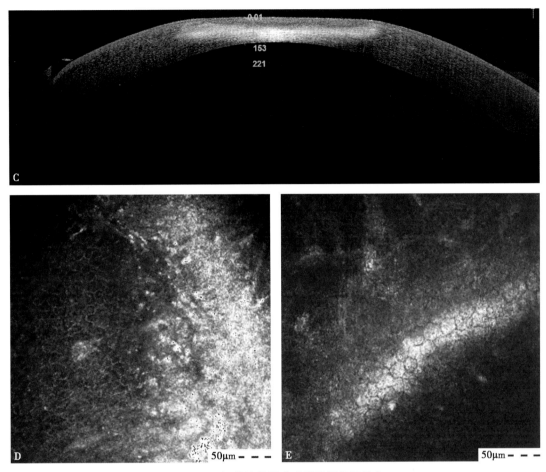

图 6-1-6　细菌培养及术后眼科影像学检查

A、B. 细菌培养结果证实为铜绿假单胞菌，对头孢他啶、左氧氟沙星、妥布霉素等均敏感；C. 术后 5d，OCT 检查提示角膜基质致密，中央区变薄，厚度较为均一，约 221μm；D、E. 术后 5d，共聚焦显微镜检查提示角膜溃疡灶呈斑块状高信号，内皮细胞计数：(2 103±126)/mm²

门诊随访角膜变化如下（图 6-1-7）。

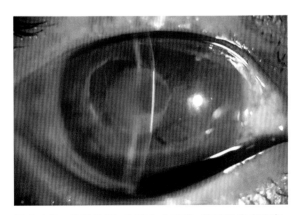

图 6-1-7　术后 2 周，角膜上皮完整，基质呈瘢痕改变，浸润水肿消失，裸眼视力 0.25

【总结】

PACK-CXL 作为细菌性角膜溃疡的有效治疗手段,可以控制细菌感染、减少角膜溃疡的并发症、提高角膜溃疡的愈合率,并可降低紧急行角膜移植的概率及其带来的一系列并发症。目前,其在临床已有较多应用并取得了令人鼓舞的效果,但仍未十分成熟。关于何时介入细菌性角膜溃疡的治疗,在感染早期是否可以采用单独 PACK-CXL 治疗[7],以及感染深度与角膜厚度的限制要求,仍缺乏充足的临床研究证据。此外,PACK-CXL 对细菌性角膜炎的治疗方案仍未达成共识。大多数临床研究采用的是经典的角膜交联方案,近几年也逐渐出现将快速角膜交联方式应用于治疗细菌性角膜溃疡,均取得了不错的效果[1-2, 7-9, 14-18],尚需对照研究比较不同方案的有效性。目前的临床研究由于适应证的不同、手术时机的选择、治疗方案的差异、结果判定方式不一,其治疗细菌性角膜溃疡的疗效及机制仍有待探讨。有必要设计大样本多中心、严格的前瞻性随机对照研究,以评估这一干预措施在细菌性角膜溃疡的安全性和有效性。

(柯　兰　曾庆延)

参 考 文 献

[1] World Health Organization. WHO's first global report on antibiotic resistance reveals serious, worldwide threat to public health.(2014-04-30)[2023-01-01]. https://www.who.int/news/item/30-04-2014-who-s-first-global-report-on-antibiotic-resistance-reveals-serious-worldwide-threat-to-public-health.

[2] RICHOZ O, KLING S, HOOGEWOUD F, et al. Antibacterial efficacy of accelerated photoactivated chromophore for keratitis-corneal collagen cross-linking(PACK-CXL). J Refract Surg, 2014, 30: 850-854.

[3] MARTINS S A R, COMBS J C, NOGUERA G, et al. Antimicrobial efficacy of riboflavin/UVA combination (365 nm) in vitro for bacterial and fungal isolates: A potential new treatment for infectious keratitis. Investigative Opthalmology & Visual Science, 2008, 49: 3402.

[4] SCHRIER A, GREEBEL G, ATTIA H, et al. In vitro antimicrobial efficacy of riboflavin and ultraviolet light on Staphylococcus aureus, methicillin-resistant Staphylococcus aureus, and Pseudomonas aeruginosa. J Refract Surg, 2009, 25: S799-S802.

[5] MAISCH T, BAIER J, FRANZ B, et al. The role of singlet oxygen and oxygen concentration in photodynamic inactivation of bacteria. Proc Natl Acad Sci U.S.A., 2007, 104: 7223-7228.

[6] ISELI H P, THIEL M A, HAFEZI F, et al. Ultraviolet A/riboflavin corneal cross-linking for infectious keratitis associated with corneal melts. Cornea, 2008, 27: 590-594.

[7] MAKDOUMI K, MORTENSEN J, SORKHABI O, et al. UVA-riboflavin photochemical therapy of bacterial keratitis: a pilot study. Graefes Arch Clin. Exp. Ophthalmol., 2012, 250: 95-102.

[8] SAID D G, ELALFY M S, GATZIOUFAS Z, et al. Collagen cross-linking with photoactivated riboflavin (PACK-CXL) for the treatment of advanced infectious keratitis with corneal melting. Ophthalmology, 2014, 121: 1377-1382.

[9] KNYAZER B, KRAKAUER Y, BAUMFELD Y, et al. Accelerated corneal cross-linking with photoactivated chromophore for moderate therapy-resistant infectious keratitis. Cornea, 2018, 37: 528-531.

[10] STANOJKOVIĆ Z, ANTIĆ A. Pathogen inactivation in blood products using riboflavin and ultraviolet light. Bilten Za Transfuziologiju, 2010, 56: 1-2.

[11] SPOERL E, MROCHEN M, SLINEY D, et al. Safety of UVA-riboflavin cross-linking of the cornea. Cornea, 2007, 26: 385-389.

[12] VATANSEVER F, DE MELO W C M A, AVCI P, et al. Antimicrobial strategies centered around reactive oxygen species--bactericidal antibiotics, photodynamic therapy, and beyond. FEMS Microbiol Rev, 2013, 37: 955-989.

[13] SPOERL E, WOLLENSAK G, SEILER T. Increased resistance of crosslinked cornea against enzymatic digestion. Curr Eye Res, 2004, 29: 35-40.

[14] SHETTY R, NAGARAJA H, JAYADEV C, et al. Collagen crosslinking in the management of advanced non-resolving microbial keratitis. The British journal of ophthalmology, 2014, 98: 1033.

[15] PAPAIOANNOU L, MILIGKOS M, PAPATHANASSIOU M. Corneal collagen cross-linking for infectious keratitis: A systematic review and meta-analysis. Cornea, 2016, 35: 62-71.

[16] PRICE M O M, TENKMAN L R L, SCHRIER A A, et al. Photoactivated riboflavin treatment of infectious keratitis using collagen cross-linking technology. Journal of refractive surgery, 2012, 28: 706-713.

[17] TING D S J, HENEIN C, SAID D G, et al. Photoactivated chromophore for infectious keratitis - Corneal cross-linking (PACK-CXL): A systematic review and meta-analysis. Ocul Surf, 2019, 17: 624-634.

[18] HÅKAN M, MALIN M, MORTENSEN J, et al. Riboflavin and ultraviolet A collagen crosslinking of the cornea for the treatment of keratitis. Cornea, 2009, 29: 102-104.

第二节　真菌性角膜溃疡

自 2008 年 Iseli 等[1] 首次将 CXL 用于感染性角膜炎的治疗并成功阻止角膜融解过程以来，相关的临床报道及研究不断涌现。但是，相比于 PACK-CXL 在细菌性角膜炎中较为一致的广泛验证，其在真菌性角膜炎中的作用仍然缺乏高质量且有说服力的证据，其有效性和安全性尚存在一定争议[2-6]。

目前，关于 CXL 在真菌性角膜溃疡中应用的病例报道相对较少，尽管有失败病例，但多数报道肯定了 CXL 的治疗作用[7-14]。Wei 等[4] 的研究也表明，CXL 加速了真菌性角膜溃疡的愈合，缩短了疗程，最大限度地减少了药物使用和手术干预，提示 CXL 是治疗真菌性角膜炎的有效方法和辅助治疗方法。

然而，Vajpayee 等[15] 的回顾性研究和 Prajna 等[6] 进行的随机对照研究均表明，与单纯抗真菌药物治疗相比，联合 CXL 对中度真菌性角膜溃疡的治疗并没有明显益处，甚至会提高晚期深部真菌性角膜溃疡的穿孔风险，视力愈后也更差[2]。

造成现有研究结论差别较大的原因主要是真菌种类繁多，不同患者之间病情异质性较高，相关随机对照研究中很难在有限的入组患者数量中控制其同质性，这对研究结果可能造成一定的偏差。因此，关于 CXL 对真菌性角膜溃疡的治疗，尤其是在治疗方案及应用范围的选择上，还需要大样本的随机对照试验和 meta 分析来进一步研究。

【作用机制】

CXL 中的清创操作可以清除部分表面的坏死组织和菌丝，方便交联及术后药物作用于深部病灶。而交联使用的 UVA 辐射本身具有直接的抗菌作用，当光激活的核黄素氧化核酸中的鸟嘌呤时，其产生的氧自由基可以通过破坏核酸来干扰微生物的复制，有直接的细胞毒性[16, 17]。另外，通过胶原纤维的氨基之间形成新的化学键来增加角膜的机械硬度和强度，可以抵抗菌丝向深层组织的穿透，同时增强对微生物酶消化分解的抵抗力[4]。

【适应证】

（1）诊断明确的真菌性角膜炎、单纯药物控制不佳；

（2）基质浸润厚度＜2/3；

（3）基质浸润直径＜6mm；

（4）角膜最薄厚度＞400μm。

【禁忌证】

1. 绝对禁忌证

（1）后弹力层膨出或角膜穿孔；

（2）病毒性角膜炎活动期；

（3）眼内炎；

（4）感染浸润累及后1/3深部基质；

（5）对手术疗效不理解的患者。

2. 相对禁忌证

（1）有病毒性角膜炎病史；

（2）有角膜上皮愈合不良病史；

（3）合并自身免疫性疾病。

【手术步骤】

1. 缩瞳　1%毛果芸香碱滴眼液点眼，5min 1次，共3次，缩瞳以减少紫外线对晶状体及视网膜的影响。

2. 麻醉　表面麻醉，对各种原因无法配合的患者，可行神经安定镇痛联合表面麻醉。

3. 消毒铺巾　5%聚维酮碘消毒睑缘，10%聚维酮碘消毒皮肤区，铺无菌孔巾，开睑器开睑，5%聚维酮碘浸泡结膜囊30s，妥布霉素生理盐水混合液（1∶40）充分冲洗结膜囊。

4. 清创　清除病灶区坏死组织及邻近2mm角膜上皮（对角膜融解变薄者应谨慎操作），尽量使边缘光滑，有利于术后上皮愈合。

5. 核黄素导入　0.1%核黄素90s点1次，共浸润10min。

6. 紫外线照射　使用角膜胶原交联仪，365nm紫外线连续照射角膜4min，照射直径覆盖去上皮区，辐照度为30mW/cm²，总能量为7.2J/cm²，照射过程中避免角膜干燥，随时调整患者眼部位置，使紫外线聚焦于溃疡区域，避免照射角膜缘部位（图6-2-1、图6-2-2）。

7. 术毕，抗生素眼膏包眼。

【术后处理】

1. 术后2h即开放点眼，根据病情进展调整抗真菌药物用量。

2. 术后严密观察上皮修复、浸润面积、溃疡深度变化，病情稳定后方可出院，定期门诊复查。

3. 对术后上皮持续不愈、浸润扩散、溃疡加深的患者，视进展情况应及时给予结膜瓣覆盖、板层或穿透性角膜移植术。

【并发症及处理】

详见第八章。术后上皮修复情况因人而异，受感染病情影响明显，短期内上皮缺损有助于抗真菌药物渗透，感染控制后或长期上皮不愈，应及时给予促上皮修复生长类药物。

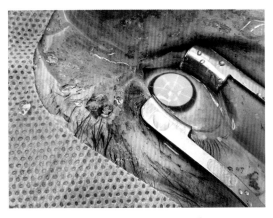

图 6-2-1　紫外线照射角膜

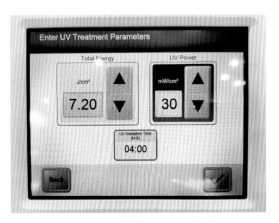

图 6-2-2　角膜交联参数设置

【典型病例】

患者女，47 岁，主诉右眼红、痛、视力下降 8d。患者于 8d 前右眼不慎进入飞虫，后出现右眼红、眼痛、异物感明显，视力逐渐下降，曾于当地医院就诊，具体治疗方案不详，无明显好转。

入院后查：视力右眼手动 /40cm，左眼 1.0；眼压右眼 24.1mmHg，左眼 15.3mmHg；裂隙灯显微镜检查见右眼结膜混合充血、轻水肿，鼻侧结膜组织增生肥厚，侵入角膜缘约 2mm，颞侧角膜可见约 5mm×5mm 灰白色溃疡灶，深达深基质层，表面可见苔被附着，荧光素染色（+），溃疡周边可见伪足样结构，周边角膜水肿明显，前房深度可，下方可见高约 0.5mm 白色积脓，瞳孔近圆，光反射迟钝，余眼内情况欠清（图 6-2-3）；左眼未见明显异常。

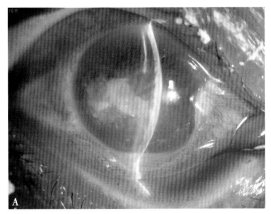

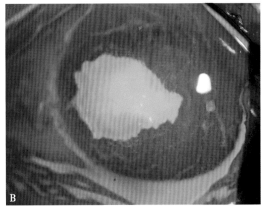

图 6-2-3　真菌性角膜溃疡
A. 右眼约 5mm×5mm 灰白色溃疡灶，表面苔被附着；B. 溃疡灶上皮缺失

角膜激光共聚焦显微镜检查见右眼角膜病灶区大量菌丝结构（图 6-2-4），刮片镜检可见菌丝（图 6-2-5）。给予抗生素、抗真菌药物局部及全身治疗，积极术前准备，于次日行右眼 CXL。

CXL 术后 1d，右眼角膜上皮缺损较前扩大，溃疡未加重，边界较前清楚，周边角膜透明度增加（图 6-2-6）；CXL 术后 3d，角膜病灶局限，无明显加重迹象，上皮逐渐修复（图 6-2-7）。

CXL 术后 14d，右眼结膜充血减轻，角膜病灶瘢痕化形成，颞侧可见新生血管长入（图 6-2-8）；CXL 术后 60d，右眼视力 0.6，角膜溃疡遗留斑翳（图 6-2-9）。

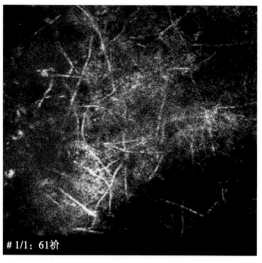

图 6-2-4 右眼共聚焦显微镜检查见大量菌丝结构

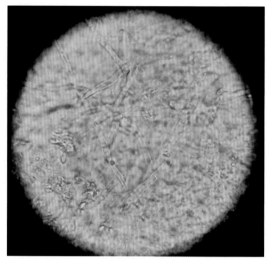

图 6-2-5 右眼刮片镜检见真菌菌丝

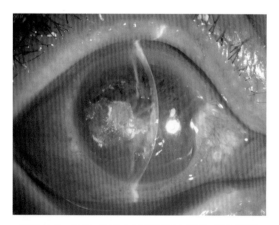

图 6-2-6 CXL 术后 1d 角膜病灶稳定，周边透明

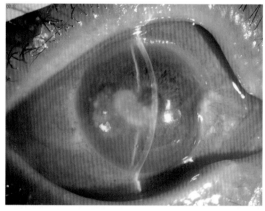

图 6-2-7 CXL 术后 3d 病灶局限，上皮逐渐修复

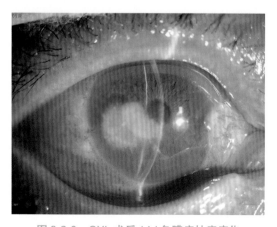

图 6-2-8 CXL 术后 14d 角膜病灶瘢痕化

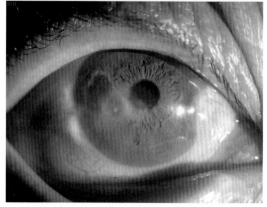

图 6-2-9 CXL 术后 60d 角膜溃疡遗留斑翳

（该病例由武汉爱尔眼科医院吴尚操医生提供。）

【总结】

根据已有的文献报道，结合我们的临床经验，笔者认为，针对真菌性角膜炎，在常规抗真菌药物治疗的同时联合 PACK-CXL 可以有效辅助灭杀真菌和抑制其繁殖，同时增强角膜对酶分解的抵抗力，有利于真菌性角膜炎的感染控制。

（张先森　李绍伟）

参 考 文 献

[1] ISELI H P，THIEL M A，HAFEZI F，et al. Ultraviolet A/riboflavin corneal cross-linking for infectious keratitis associated with corneal melts. Cornea，2008，27（5）：590-594.

[2] UDDARAJU M，MASCARENHAS J，DAS M R，et al. Corneal cross-linking as an adjuvant therapy in the management of recalcitrant deep stromal fungal keratitis：A randomized trial. Am J Ophthalmol，2015，160（1）：131-134.

[3] BAMDAD S，MALEKHOSSEINI H，KHOSRAVI A. Ultraviolet A/riboflavin collagen cross-linking for treatment of moderate bacterial corneal ulcers. Cornea，2015，34（4）：402-406.

[4] WEI A，WANG K，WANG Y，et al. Evaluation of corneal cross-linking as adjuvant therapy for the management of fungal keratitis. Graefes Arch Clin Exp Ophthalmol，2019，257（7）：1443-1452.

[5] TING D，HENEIN C，SAID D G，et al. Photoactivated chromophore for infectious keratitis - Corneal cross-linking（PACK-CXL）：A systematic review and meta-analysis. Ocul Surf，2019，17（4）：624-634.

[6] PRAJNA N V，RADHAKRISHNAN N，LALITHA P，et al. Cross-linking-assisted infection reduction：A randomized clinical trial evaluating the effect of adjuvant cross-linking on outcomes in fungal keratitis. Ophthalmology，2020，127（2）：159-166.

[7] MIKROPOULOS D G，KYMIONIS G D，VOULGARI N，et al. Intraoperative photoactivated chromophore for infectious keratitis-corneal cross-linking（PACK-CXL）during penetrating keratoplasty for the management of fungal keratitis in an immunocompromised patient. Ophthalmol Ther，2019，8（3）：491-495.

[8] ROSETTA P，LEGROTTAGLIE E F，PAGANO L，et al. Corneal cross-linking window absorption（CXL-WA）as an adjuvant therapy in the management of aspergillus niger keratitis. Case Rep Ophthalmol Med，2018，2018：4856019.

[9] ERDEM E，HARBIYELI I I，BORAL H，et al. Corneal collagen cross-linking for the management of mycotic keratitis. Mycopathologia，2018，183（3）：521-527.

[10] BALPARDA K，MEJIA-TURIZO J C，HERRERA-CHALARCA T. Simultaneous noncentered photoactivated chromophore for keratitis-corneal collagen cross-linking and penetrating keratoplasty for treatment of severe marginal fusarium spp. Keratitis：A description of a new surgical technique. Case Rep Ophthalmol Med，2017，2017：6987896.

[11] IGAL V，PIKKEL I Y，PIKKEL Y Y. Corneal cross-linking as a treatment for fungal keratitis associated with corneal melting. Case Rep Ophthalmol，2017，8（1）：148-151.

[12] ABBOUDA A，ESTRADA A V，RODRIGUEZ A E，et al. Anterior segment optical coherence tomography in evaluation of severe fungal keratitis infections treated by corneal crosslinking. Eur J Ophthalmol，2014，24（3）：320-324.

[13] TABIBIAN D，RICHOZ O，RIAT A，et al. Accelerated photoactivated chromophore for keratitis-corneal

collagen cross-linking as a first-line and sole treatment in early fungal keratitis. J Refract Surg, 2014, 30 (12): 855-857.

[14] LI Z, JHANJI V, TAO X, et al. Riboflavin/ultravoilet light-mediated crosslinking for fungal keratitis. Br J Ophthalmol, 2013, 97 (5): 669-671.

[15] VAJPAYEE R B, SHAFI S N, MAHARANA P K, et al. Evaluation of corneal collagen cross-linking as an additional therapy in mycotic keratitis. Clin Exp Ophthalmol, 2015, 43 (2): 103-107.

[16] BONZANO C, DI ZAZZO A, BARABINO S, et al. Collagen cross-linking in the management of microbial keratitis. Ocul Immunol Inflamm, 2019, 27 (3): 507-512.

[17] KASHIWABUCHI R T, CARVALHO F R, KHAN Y A, et al. Assessment of fungal viability after long-wave ultraviolet light irradiation combined with riboflavin administration. Graefes Arch Clin Exp Ophthalmol, 2013, 251 (2): 521-527.

第三节　棘阿米巴角膜溃疡

棘阿米巴角膜炎（acanthamoeba keratitis, AK）是一类严重威胁视力且治疗困难的感染性角膜炎，由致病性棘阿米巴原虫引起。自 1974 年 Naginton 等[1] 报道了首例 AK 以来，全世界已报道 3 000 余例。随着角膜塑形镜等角膜接触镜的广泛应用，临床检查手段的不断完善，以及对该病的认识逐渐加深，AK 的发病率在逐年增加。

目前，临床上 AK 的治疗非常棘手，其治疗疗程一般很长，且现有的抗阿米巴药物往往疗效较差，不易获得且有眼表毒性[2]。为了挽救眼球和恢复视力，很多患者最终要选择角膜移植手术治疗，角膜移植虽然在一定程度上能够治疗 AK，但仍然存在术后复发、需多次移植、视力恢复较差等问题[3, 4]。

随着 CXL 在感染性角膜炎领域的应用，CXL 治疗棘阿米巴角膜炎的成功病例被陆续报道。Khan 等[5] 对药物治疗无效的 3 例患者实施了 CXL，患者的感染均得到了有效控制；而 Cristian 等[6] 回顾分析了 6 例经 CXL 治疗的 AK 患者，均避免了溃疡进一步加深或角膜融解；而在一系列感染性角膜炎混合研究中，CXL 对于 AK 患者的治疗均起到了积极作用[7-10]。与此同时，也有临床报道 CXL 无法有效治疗 AK 患者[11]，而大量体外研究也表明 CXL 对阿米巴原虫并无灭杀作用[12-14]，这些研究降低了 PACK-CXL 应用于棘阿米巴角膜炎的信服力。

【适应证】

1. 诊断明确的棘阿米巴角膜炎、单纯药物控制不佳；

2. 基质浸润厚度 < 2/3；

3. 基质浸润直径 < 6mm；

4. 角膜最薄厚度 > 400μm。

【禁忌证】

1. 绝对禁忌证

（1）后弹力层膨出或角膜穿孔；

（2）病毒性角膜炎活动期；

（3）眼内炎；

（4）感染浸润累及后 1/3 深部基质；

（5）对手术疗效不理解的患者。

2. 相对禁忌证

（1）有病毒性角膜炎病史；

（2）有角膜上皮愈合不良病史；

（3）合并自身免疫性疾病。

【手术步骤】

1. 缩瞳　1% 毛果芸香碱滴眼液点眼，5min/ 次，共 3 次，缩瞳以减少紫外线对晶状体及视网膜的影响。

2. 麻醉　表面麻醉，各种原因无法配合的患者，可行神经安定镇痛联合表面麻醉。

3. 消毒铺巾　5% 聚维酮碘消毒睑缘，10% 聚维酮碘消毒皮肤区，铺无菌孔巾，开睑器开睑，5% 聚维酮碘浸泡结膜囊 30s，妥布霉素生理盐水混合液（1∶40）充分冲洗结膜囊。

4. 清创　清除病灶区坏死组织及邻近 2mm 角膜上皮，尽量使边缘光滑，有利于术后上皮愈合。

5. 核黄素导入　0.1% 核黄素 90s 点 1 次，共浸润 10min。

6. 紫外线照射　使用角膜胶原交联仪，365nm 紫外线连续照射角膜 4min，照射直径覆盖去上皮区，辐照度为 30mW/cm²，总能量为 7.2J/cm²，照射过程中避免角膜干燥，随时调整患者眼部位置，使紫外线聚焦于浸润区域，避免照射角膜缘部位。

7. 术毕，抗生素眼膏包眼。

【术后处理原则】

1. 术后 2h 即开放点眼，根据病情进展调整抗棘阿米巴药物用量。

2. 术后严密观察上皮修复、浸润面积、溃疡深度变化，病情稳定后方可出院，定期门诊复查。

3. 对于术后上皮持续不愈、浸润扩散、溃疡加深的患者，视进展情况应及时给予结膜瓣覆盖、板层或穿透性角膜移植术。

【并发症及处理】

详见第八章。术后角膜上皮修复情况因人而异，受感染病情影响明显，短期内上皮缺损有助于抗棘阿米巴药物渗透，感染控制后或长期上皮不愈应及时给予促上皮修复生长类药物。

【典型病例】

患者女，16 岁，主诉左眼痛、视力下降 2 个月。既往角膜塑形镜配戴史 1.5 年。

眼部检查：视力：右眼裸眼视力 0.15，矫正 −5.50DS → 1.2，左眼裸眼视力 HM/ 眼前，矫正不应；眼压：右眼 16mmHg，左眼指测眼压 Tn。裂隙灯显微镜检查：左眼结膜充血（+++），角膜中央见 7mm×6mm 灰白色浸润混浊，上皮大面积缺损，周边角膜轻水肿，4～9 点位基质见新生血管长入（图 6-3-1）。共聚焦显微镜检查见病灶区大量棘阿米巴包囊结构（图 6-3-2），眼前节 OCT 检查见中央角膜浅层基质浸润（图 6-3-3）。

入院后左眼给予 0.02% 氯己定滴眼液 1 次 /h，0.02% PHMB 滴眼液 1 次 /h，甲硝唑片 0.4g 3 次 /d 口服，同时行左眼角膜病灶清创联合 CXL。

CXL 术后 40d，左眼角膜上皮愈合，遗留角膜白斑，视力 HM/ 眼前，左眼加用他克莫司滴眼液 4 次 /d，妥布霉素地塞米松眼膏每晚 1 次（图 6-3-4）。

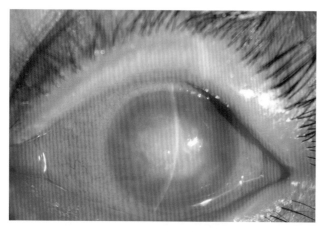

图 6-3-1　角膜中央见灰白色浸润混浊

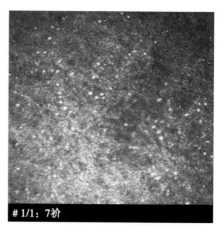

图 6-3-2　共聚焦显微镜检查见大量棘阿米巴包囊结构

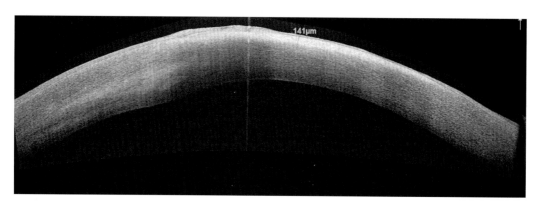

图 6-3-3　中央角膜浅层基质浸润

　　CXL 术后 9 个月，左眼视力 FC/50cm，共聚焦显微镜检查见棘阿米巴包囊数量明显减少（图 6-3-5）。

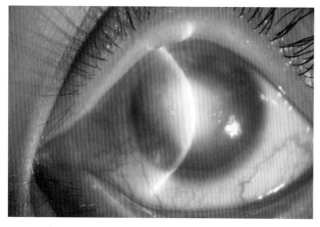

图 6-3-4　术后 40d，角膜上皮愈合，遗留角膜白斑

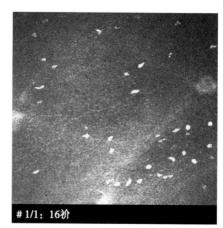

图 6-3-5　术后 9 个月，共聚焦显微镜检查棘阿米巴包囊减少

CXL 术后 10 个月，左眼视力 0.01，角膜中央斑翳（图 6-3-6），为提高视力，行左眼板层角膜移植术。

左眼板层角膜移植术后 6 个月，左眼裸眼视力 0.15，矫正 0.5，角膜植片透明（图 6-3-7）。

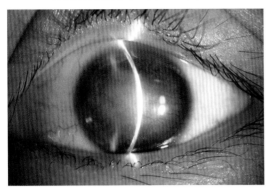 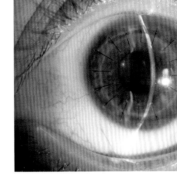

图 6-3-6　PACK-CXL 术后遗留角膜中央斑翳　　　　图 6-3-7　左眼板层角膜移植术后

（该病例由北京爱尔英智眼科医院刘畅医生提供。）

【总结】

由于棘阿米巴角膜炎发病率相对较低，有关 PACK-CXL 在此疾病当中的应用研究远不如 PACK-CXL 在细菌性和真菌性角膜炎中的研究广泛，多以病例个案的形式报道，未见大规模前瞻性临床对照试验对其疗效进行验证和观察，导致缺乏其应用的适应证、治疗方案等详细资料的积累。笔者认为，在当今棘阿米巴角膜炎药物治疗疗效欠佳、药物种类匮乏、角膜移植效果不理想的形势下，PACK-CXL 技术的出现为棘阿米巴角膜炎的治疗带来了新的希望，相信经过深入研究，通过选择合适的治疗时机，完善治疗参数和方案，PACK-CXL 将发挥更加积极有效的作用。

（张先森　李绍伟）

参 考 文 献

[1] NAGINTON J，WATSON P G，PLAYFAIR T J，et al. Amoebic infection of the eye. Lancet，1974，2（7896）：1537-1540.

[2] BAGGA B，JOSEPH J，GARG P，et al. Efficacy of topical miltefosine in patients with acanthamoeba keratitis: A pilot study. Ophthalmology，2019，126（5）：768-770.

[3] KITZMANN A S，GOINS K M，SUTPHIN J E，et al. Keratoplasty for treatment of Acanthamoeba keratitis. Ophthalmology，2009，116（5）：864-869.

[4] ROBAEI D，CARNT N，MINASSIAN D C，et al. Therapeutic and optical keratoplasty in the management of Acanthamoeba keratitis: risk factors，outcomes，and summary of the literature. Ophthalmology，2015，122（1）：17-24.

[5] KHAN Y A，KASHIWABUCHI R T，MARTINS S A，et al. Riboflavin and ultraviolet light a therapy as an adjuvant treatment for medically refractive Acanthamoeba keratitis: report of 3 cases. Ophthalmology，2011，118（2）：324-331.

[6] CRISTIAN C，MARCO C，ARTURO K，et al. Accelerated collagen cross-linking in the management of advanced Acanthamoeba keratitis. Arq Bras Oftalmol，2019，82（2）：103-106.

[7] MULLER L, THIEL M A, KIPFER-KAUER A I, et al. Corneal cross-linking as supplementary treatment option in melting keratitis: a case series. Klin Monbl Augenheilkd, 2012, 229 (4): 411-415.

[8] CHAN E, SNIBSON G R, SULLIVAN L. Treatment of infectious keratitis with riboflavin and ultraviolet-A irradiation. J Cataract Refract Surg, 2014, 40 (11): 1919-1925.

[9] PANDA A, KRISHNA S N, KUMAR S. Photo-activated riboflavin therapy of refractory corneal ulcers. Cornea, 2012, 31 (10): 1210-1213.

[10] ROSETTA P, VINCIGUERRA R, ROMANO M R, et al. Corneal collagen cross-linking window absorption. Cornea, 2013, 32 (4): 550-554.

[11] PRICE M O, TENKMAN L R, SCHRIER A, et al. Photoactivated riboflavin treatment of infectious keratitis using collagen cross-linking technology. J Refract Surg, 2012, 28 (10): 706-713.

[12] ORTILLES A, BELLOC J, RUBIO E, et al. In-vitro development of an effective treatment for Acanthamoeba keratitis. Int J Antimicrob Agents, 2017, 50 (3): 325-333.

[13] KASHIWABUCHI R T, CARVALHO F R, KHAN Y A, et al. Assessing efficacy of combined riboflavin and UV-A light (365nm) treatment of Acanthamoeba trophozoites. Invest Ophthalmol Vis Sci, 2011, 52 (13): 9333-9338.

[14] BERRA M, GALPERIN G, BOSCARO G, et al. Treatment of Acanthamoeba keratitis by corneal cross-linking. Cornea, 2013, 32 (2): 174-178.

第四节 免疫相关角膜融解

免疫相关角膜融解是一种与自身免疫相关的非感染性角膜融解。免疫相关角膜融解可单独发生如蚕食性角膜溃疡，也可伴随干燥综合征、类风湿性关节炎、肉芽肿性多血管炎等全身性疾病发生。目前多认为其发病机制有自身免疫反应的参与。外伤、感染、手术等各种外界因素可以改变角膜抗原性，进而启动机体免疫系统发生炎性细胞浸润及炎性因子释放，导致组织胶原酶分泌增加引起角膜融解，形成无菌性角膜溃疡[1,2]。目前主要的治疗原则为早期局部及全身应用免疫抑制剂，根据病情严重程度选择不同手术方式，如羊膜移植术、板层角膜移植术、穿透性角膜移植术等。然而，免疫系统疾病病因复杂、周期长、易复发，治疗效果往往欠佳，仍需探索新的安全、有效的治疗手段。

CXL 是一种全新的用于治疗圆锥角膜等角膜扩张性疾病的方法。经过数十年的基础及临床研究探索，CXL 目前还可用于治疗感染性角膜溃疡（如细菌性、真菌性、阿米巴性）、各种原因导致的角膜融解（如化学烧伤）、大泡性角膜病变等疾病[3-5]。但检索文献尚未见 CXL 治疗免疫相关角膜融解的报道。临床上，笔者尝试将 CXL 用于治疗部分免疫相关角膜融解患者，取得了一定的效果。

【作用机制】

1. 增强角膜对胶原酶的抵抗能力[6]　紫外线激活核黄素后形成的活性氧可使胶原纤维之间及胶原纤维与黏多糖之间发生光化学反应而形成化学共价键，从而使胶原酶作用位点受到破坏，进而增强组织对酶分解的抵抗力，从而减少角膜融解和角膜穿孔的风险。

2. 减轻和调节炎症反应[7-8]　有文献证实，CXL 可以使成熟的角膜新生血管和淋巴管退化，并减少 CD45[+] 炎症细胞及巨噬细胞的释放。此外，可能抑制多种细胞因子的释放及抑制基质金属蛋白酶的表达，以减轻角膜以多形核白细胞为主的炎性细胞的浸润，进而达到治疗角膜融解的效果。

【适应证】

1. 治疗区域角膜厚度原则上应≥400μm；
2. 药物治疗不能控制的角膜融解。

【禁忌证】

1. 病毒性角膜炎或既往有疱疹性眼病病史；
2. 后弹力层膨出或角膜穿孔；
3. 妊娠或哺乳期；
4. 未控制的严重全身性自身免疫性疾病。

【术前检查】

1. 术前排除感染性角膜溃疡特别是病毒感染，主要通过病史询问、泪液分泌试验、角膜病变形态、角膜组织刮片与细菌真菌培养，以及激光共聚焦显微镜综合判断。细菌、真菌、阿米巴感染可通过病原体检查确诊，病毒感染多有反复发作、免疫力低下时诱发，以及典型的角膜病变形态等特点，共聚焦显微镜下可见神经纤维密度降低及朗格汉斯细胞活化增多表现。免疫相关角膜融解一般发生在角膜缘，病变长轴与角膜缘平行，可伴有全身自身免疫性疾病，双眼泪液分泌常严重降低，Schirmer I 试验往往低于 5mm/5min。

2. 术前行眼前节 OCT 检查测量病灶区角膜厚度，一般要求最薄点厚度>400μm。

【手术步骤】

手术步骤同感染性角膜溃疡，核黄素类型及紫外线照射模式同去上皮角膜胶原交联。具体参见第四章第二节。

术中注意点：

1. 术中可仅清除明显坏死融解的角膜组织，无须扩大清除病灶外正常上皮。
2. 如病灶形态不规则，紫外线照射时可用薄棉片遮盖正常角膜。周边病灶照射时可用薄棉片遮盖正常角膜缘结膜组织。
3. 如角膜最薄点厚度<400μm 但>325μm，可酌情选用快速交联方案（KXL 系统），波长 365nm 紫外线，强度 30mW/cm²，连续照射模式，照射时间 4min。

【术后处理】

1. 术后备非甾体抗炎药如双氯芬酸钠栓镇痛，术后第 1 天可开放点眼。
2. 局部使用免疫抑制剂，如 1% 环孢素滴眼液或 0.1% 他克莫司滴眼液，2～4 次 /d。反复发作患者应长期点用，1～2 次 /d，可减少复发风险。
3. 局部酌情使用糖皮质激素，如妥布霉素地塞米松滴眼液，2～4 次 /d，或 1% 醋酸泼尼松龙滴眼液，2～4 次 /d；晚间涂妥布霉素地塞米松眼膏。对角膜明显变薄患者，应谨慎使用局部糖皮质激素制剂。
4. 局部使用抗生素眼膏预防继发性感染，如 0.3% 氧氟沙星眼膏，4 次 /d。
5. 局部使用不含防腐剂人工泪液或凝胶或小牛血去蛋白滴眼液 / 凝胶，4～6 次 /d，充分润滑营养眼表。
6. 合并全身免疫性疾病患者全身使用免疫抑制剂和糖皮质激素（具体剂量建议请内科会诊后确定）。

7. 术后如溃疡仍发展,如溃疡灶较浅且位于周边,首选生物胶辅助羊膜移植术;如继续发展至深基质层、合并后弹力层膨出或穿孔的患者,在彻底清创的基础上,可优先选择生物胶辅助多层羊膜移植术联合板层角膜移植术[9],尽可能避免穿透性角膜移植术。后者因植片位于周边,全身及局部免疫异常因素的存在,植片免疫排斥反应发生率极高,且还存在眼表干燥等不良因素,容易导致上皮愈合不良、植片融解、混浊甚至穿孔。

【并发症及处理】

见第八章第一节～第七节。

【预后】

1. 关于 CXL 治疗免疫相关角膜融解治愈率,还需要大量临床及实验室研究佐证。

2. 免疫相关角膜融解的病变程度可随全身病情发展及个体差异而变化,治疗难度较大,应密切随访。

【典型病例】

患者,女,47 岁,双眼反复疼痛、发红、畏光 3 年余,左眼为甚。类风湿性关节炎病史 15 年余。

眼部检查如下(图 6-4-1)。

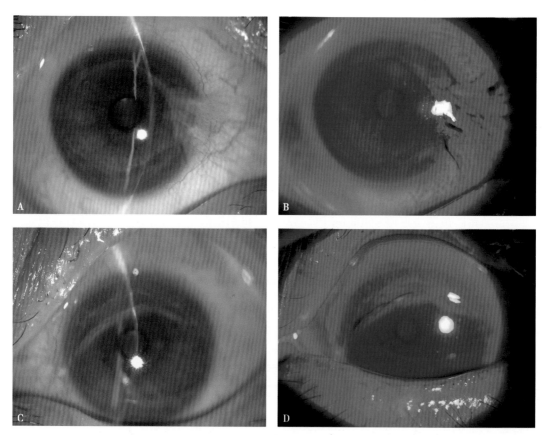

图 6-4-1　类风湿相关周边角膜融解

A,B. 右眼鼻侧结膜变性增生,长入角膜约 2mm,10～2 点位及 4～8 点位角膜变薄,下方角膜散在点状着染,荧光素染色阳性;C,D. 左眼角膜 10～3 点位可见月牙形灰白色混浊浸润伴角膜明显变薄,其间可见融解、浅沟状溃疡,荧光素染色(+),溃疡周边有新生血管长入。

辅助检查如下（图 6-4-2）。

No	项 目	简称	结果	提示	参考值	单位
1	血沉（魏氏法）	ESR	28.0	↑	成年女：0~20	mm/h

No	项 目	简称	结果	提示	参考值	单位
1	超敏C反应蛋白测定	CRP-hs	0.18		<5.0	mg/L
2	抗链球菌溶血素O测定	ASO	60.0		0~116.0	IU/mL
3	类风湿因子测定	RF	44.1	↑	<20	U/mL

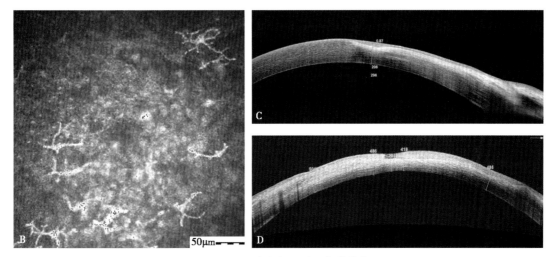

图 6-4-2 实验室与眼科影像学检查

A. 免疫相关实验室检查提示红细胞沉降率（血沉）：28.0mm/h↑，类风湿因子：44.1U/ml↑；B. 左眼激光共聚焦显微镜检查见大量活化朗格汉斯细胞；C，D. 右、左眼 OCT 检查分别示角膜溃疡灶明显变薄，最薄点分别为约 296μm、291μm。

诊断：双眼类风湿相关周边角膜融解，类风湿性关节炎。给予双眼 1% 他克莫司滴眼液、0.1% 氟米龙滴眼液、氧氟沙星眼膏、硫酸软骨素滴眼液治疗后 2d，左眼角膜溃疡、融解未见明显好转。行左眼 CXL。

术后角膜变化如下（图 6-4-3）。

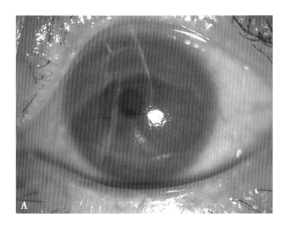
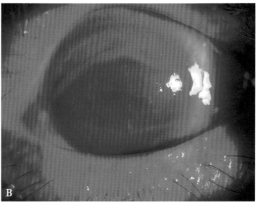

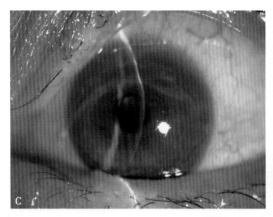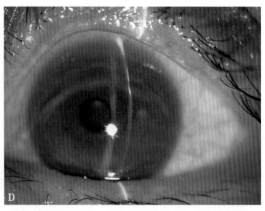

图 6-4-3 术后眼部检查

A，B. 术后第 1 天，左眼角膜溃疡修复，荧光素染色阴性；C. CXL 术后给予 1% 他克莫司滴眼液、氧氟沙星眼膏、硫酸软骨素滴眼液治疗后 12d，左眼角膜稳定，荧光素染色（-），基质浸润减轻，加用妥布霉素地塞米松眼膏抗炎治疗；D. CXL 术后 4 个月，左眼病情稳定，未见病灶进展。

【总结】

免疫相关角膜融解与全身免疫系统疾病发生发展密切相关，治疗难度大，易反复发作。临床上，免疫相关角膜融解在后期多数需要行手术治疗，预后欠佳。CXL 具有控制或减轻角膜融解、减轻炎症等作用，这为治疗免疫相关角膜融解提供了新的思路。目前，尚需对其作用机制、干预时机、干预模式、治疗方案、预后及并发症等方面进行长期观察和研究。

（柯兰 曾庆延）

参 考 文 献

[1] NAGANO T, NAKAMURA M, NISHIDA T. Differential regulation of collagen degradation by rabbit keratocytes and polymorphonuclear leukocytes. Current Eye Research, 2002, 24: 240-243.

[2] KIM H S, SHANG T, CHEN Z, et al. TGF-β1 stimulates production of gelatinase（MMP-9）, collagenases（MMP-1，-13）and stromelysins（MMP-3，-10，-11）by human corneal epithelial cells. Experimental Eye Research, 2004, 79: 270-274.

[3] CHAN T C Y, AGARWAL T, VAJPAYEE R B, et al. Cross-linking for microbial keratitis. Current Opinion in Ophthalmology, 2016, 27: 348-352.

[4] XU X, LIU T, LI H. Effect of collagen cross-linking on alkali burn-induced corneal neovascularization in rabbits. Journal of Ophthalmology, 2018, 2018: 1-6.

[5] ARORA R, MANUDHANE A, SARAN R K, et al. Role of corneal collagen cross-linking in pseudophakic bullous keratopathy. Ophthalmology, 2013, 120: 2413-2418.

[6] SPOERL E, WOLLENSAK G, SEILER T. Increased resistance of crosslinked cornea against enzymatic digestion. Curr Eye Res, 2004, 29: 35-40.

[7] GAO X W, ZHAO X D, LI W J, et al. Experimental study on the treatment of rabbit corneal melting after alkali burn with Collagen cross-linking. International Journal of Ophthalmology, 2012, 5: 147-150.

[8] HOU Y, LE V N H, TÓTH G, et al. UV-light crosslinking regresses mature corneal blood and lymphatic

vessels and promotes subsequent high-risk corneal transplant survival. American Journal of Transplantation，2018，18：2873-2884.

[9] KE L，SHEN D，WANG H Y，et al. Lamellar keratoplasty combined with amniotic membrane transplantation for the treatment of corneal perforations：A clinical and in vivo confocal microscopy study. Biomed Res Int，2020，2020：7403842.

第五节 非甾体药物相关角膜融解

一、非甾体药物及相关角膜融解

目前广泛使用的抗炎药物主要包括甾体抗炎药和非甾体抗炎药（non-steroidal anti-inflammatory drug，NSAID）。甾体抗炎药主要通过抑制磷脂酶 A2 和其下游的环氧化酶（cyclooxygenase，COX）来抑制炎症反应。非甾体抗炎药主要通过抑制 COX，减少炎症介质前列腺素的生成，来达到降低炎症反应的目的。

目前获批的 NSAID 眼用制剂主要分为三个化学亚群：芳基乙酸衍生物（双氯芬酸 diclofenac、奈帕芬胺 nepafenac、溴芬酸 bromfenac、酮咯酸 ketorolac）；芳基丙酸衍生物（氟比洛芬 flurbiprofen）；吲哚乙酸衍生物（吲哚美辛 indomethacin）。美国食品药品管理局（Food and Drug Administration，FDA）已批准了眼用 NSAID 的四个临床适用指征——白内障手术围术期的镇痛与抗炎作用、屈光手术围术期的镇痛作用、抑制眼科手术中瞳孔缩小、季节过敏性结膜炎[1]。此外，有研究显示，NSAID 在预防和治疗多种原因引起的黄斑水肿、年龄相关性黄斑变性等疾病中也具有潜在用途[2-4]。

眼用 NSAID 轻度不良反应包括：结膜充血、刺痛及灼热感，角膜知觉减退，角膜上皮延迟愈合[5]；中重度不良反应包括：浅层点状角膜炎、角膜上皮缺损、角膜浸润，最严重的是角膜融解[6]。本节将重点论述 NSAID 相关角膜融解。

早在 1999 年，已经有报道显示 NSAID 与角膜融解具有潜在联系[7]。2001 年，Guidera 等[6] 系统报道了 16 例 18 眼严重的 NSAID 相关的不良反应，涉及的药物包括酮咯酸氨丁三醇滴眼液 5 例、双氯芬酸钠滴眼液 11 例。16 例患者中，11 例患者在 3 个月内有白内障手术史，5 例患者伴随全身性疾病，包括类风湿关节炎 2 例、干燥综合征 1 例、酒糟鼻 2 例。疾病表现类型包括角膜炎 2 例，角结膜溃疡 3 例，角巩膜融解 6 例，角巩膜穿孔 5 例。其中 6 例严重的角膜或巩膜融解患者，在停药后 2 周至数月才完成治愈，所有患者都因基质厚度减少 20%～50% 而出现不同程度的视力减退，5 例患者出现角巩膜穿孔而接受角巩膜移植手术。

2006 年，Asai 等人报道了 3 例因使用溴芬酸钠而出现严重角膜融解的案例[8]。病例 1 为 58 岁男性使用溴芬酸钠滴眼液治疗巩膜外层炎，患者有 Fuchs 角膜营养不良导致大泡性角膜病变的病史，用药 15d 后，观察到角膜旁中心有深达 80% 的融解。病例 2 为一名 71 岁男性患者，在翼状胬肉术后局部应用溴芬酸钠进行治疗，治疗 40d 后，鼻侧角膜缘出现深达 60% 的融解。病例 3 为一名 76 岁妇女，因疑似细菌性角膜溃疡，使用溴芬酸钠治疗 5d 后，鼻下方角膜穿孔。3 例患者的共同体征为轻微充血、轻微浸润、轻微疼痛。3 例患者的治疗方案为停用 NSAID，给予抗生素眼液和润滑药物。经保守治疗后病情好转。

其后 NSAID 相关角膜融解的病例报道中，绝大多数患者合并全身性疾病如糖尿病、类风湿、干燥综合征、移植物抗宿主病、Stevens Johnson 综合征等或有白内障手术史[9, 10]。

综合来看，NSAID 不良反应较多，极少数患者可能进展为严重的融解穿孔，主要集中于芳基乙酸衍生物（双氯芬酸、酮咯酸、溴芬酸钠、奈帕芬胺）的使用。多数患者有眼科手术史和 / 或合并全身性疾病。及时停药、早期干预，多数患者预后良好，角膜融解控制不良可能需行手术干预。

二、角膜胶原交联治疗 NSAID 相关角膜融解

既往报道的文献中，治疗方法主要为停用 NSAID，加用抗菌药和润滑剂。部分患者经保守治疗后可控制病情进展，恢复稳定。但总体而言，这种治疗方法尚存缺陷，原因在于保守治疗方法不能立即有效控制融解，以往报道的患者病程较长，完成再上皮化的修复过程需要 1 周至数月不等，且迁延的病程易形成难以逆转的角膜胶原结构损害，造成严重的角膜瘢痕，对视力产生明显影响[6, 8]。因而需要探寻更为安全、有效的治疗方法。

CXL 自应用临床以来，广泛用于圆锥角膜等角膜扩张性疾病及感染性角膜疾病。近年来，CXL 对于治疗非感染性角膜融解也有了巨大进展，如角膜化学伤引起的无菌性融解、波士顿角膜移植术前植片预交联防止自发融解等[11, 12]。角膜胶原交联可以通过增加角膜基质中共价键引起的抗酶降解能力增强[13]，提高角膜胶原纤维的间质抗拉强度和硬度[14]，诱导基质细胞凋亡后重建，恢复角膜正常结构[15]，减少新生血管生成[11]，核黄素带来的抗炎作用及降低神经的伤害性刺激减轻疼痛[16]，核黄素对上皮细胞结构的发育和维持作用引起上皮重建[17]等。我们认为，所有这些因素结合有助于阻止角膜表面和深层融解的进一步发展。

【适应证】

1. 角膜最薄点厚度原则上 ≥400μm；
2. 角膜浸润融解明显，且停 NSAID 后恢复缓慢或继续加重。

【禁忌证】

1. 后弹力层膨出或角膜穿孔；
2. 病毒性角膜炎或既往有疱疹性眼病病史。

【手术步骤】

同感染性角膜溃疡，采用去上皮 CXL 治疗，具体参见第四章第二节。

术中可仅清除明显坏死融解角膜组织，无须扩大清除病灶外上皮。

如病灶形态不规则，紫外线照射时可用薄棉片遮盖正常角膜。

如角膜最薄点厚度 <400μm 但 >325μm，可酌情选用快速交联方案（KXL 系统），波长 365nm 紫外线，强度 30mW/cm²，连续照射模式，照射时间 4min。

【围手术期处理】

1. 术前应行角膜刮片、真菌细菌培养及激光共聚焦显微镜检查，排除病原体感染。
2. 术后局部仍继续使用抗生素眼膏预防感染，如 0.3% 氧氟沙星眼膏，4 次 /d；润滑药物，如 0.3% 玻璃酸钠、硫酸软骨素滴眼液等。
3. 可酌情配戴治疗性角膜绷带镜。
4. 对于融解较重的患者，可同时口服多西环素 100mg 2 次 /d 及维生素 C 1～2g/d 治疗。

5．如角膜基质浸润融解得到控制，但角膜上皮愈合不佳，可行羊膜移植术。

6．如角膜融解仍然无法控制，病情持续进展，应果断采取进一步手术治疗，如羊膜覆盖、结膜瓣遮盖、板层角膜移植术或穿透角膜移植术等。

【并发症及处理】

详见第八章。术后角膜基质混浊可能较为明显。可能与角膜融解本身及交联反应相关。融解控制后，可酌情加用局部激素类药物以减轻混浊，如 0.1% 或 0.02% 氟米龙滴眼液，2～4 次 /d。

【典型病例】

患者女性，47 岁，因双眼反复红、畏光 10 余年，加重 4d 入院。患者 10 年前被当地医院诊断为双眼虹膜睫状体炎，使用妥布霉素地塞米松滴眼液及眼膏、普拉洛芬滴眼液、阿托品眼膏，用药后好转。之后一直间断使用普拉洛芬滴眼液。4 个月前因再次发作在当地医院就诊，将普拉洛芬滴眼液替换为溴芬酸钠滴眼液。近 4d 自感疼痛症状加重，前来就诊。

眼科查体：视力：右眼 0.4，左眼指数 /30cm。眼压正常。双眼角膜上皮缺损，左眼5mm×5mm 环形基质浸润，局灶性水肿。鼻下方角膜轻度变薄，炎症性浸润累及深部基质（图 6-5-1）。眼底未见明显异常。

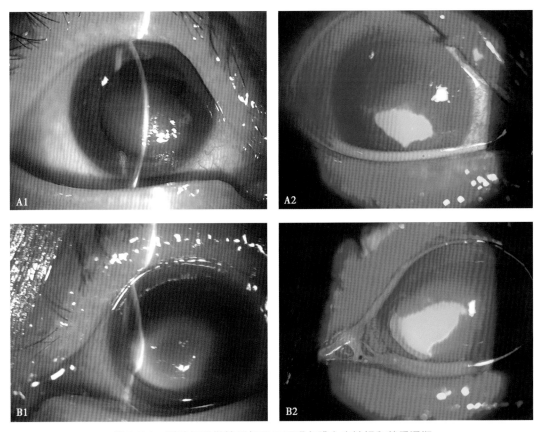

图 6-5-1　裂隙灯显微镜照相显示双眼角膜上皮缺损和基质浸润
A1，A2. 右眼；B1，B2. 左眼。

　　OCT 检查显示左眼浸润深达中基质层，鼻下方部分区域约 30% 的浅层角膜组织缺失。共聚焦显微镜检查未见真菌菌丝、棘阿米巴包囊或滋养体，显示浅层圆形高亮反光，中深基质层见条索样、松针样高亮反光，内皮窥不清（图 6-5-2）。

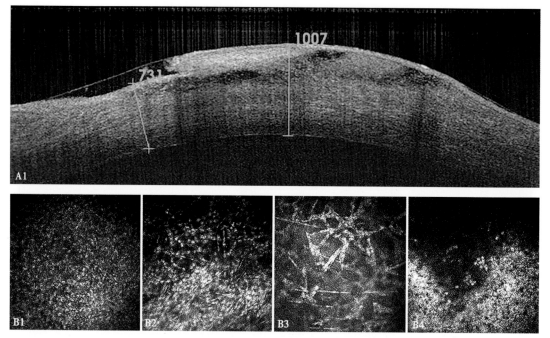

图 6-5-2　OCT 证实角膜融解累及中基质层（A1）。共聚焦显微镜显示角膜表层呈点状高反射（B1，B2），中基质层呈松针样高反射（B3），内皮层未见明显细胞结构（B4）

　　初步诊断为双眼 NSAID 相关角膜融解。立即停用溴芬酸钠滴眼液，使用 0.3% 氧氟沙星眼膏，0.3% 透明酸钠滴眼液及 0.1% 他克莫司滴眼液，均 4 次 /d。

　　保守治疗 3d 后，右眼角膜上皮修复，基质浸润减轻，但左眼未见明显改变（图 6-5-3）。

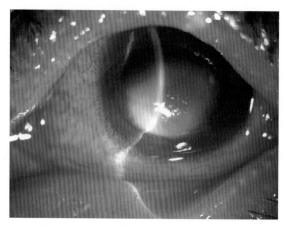

图 6-5-3　保守治疗 3d 后，左眼未见好转

为了防止角膜融解继续发展,行左眼 CXL。术中采用 0.1% 核黄素每隔 3min 点眼 1 次,共 30min,波长为 365mm 紫外线,强度 10.00mW/cm²,连续照射 9min,总能量为 5.4J/cm²。术后用药与术前相同。

CXL 术后,左眼角膜上皮缺损迅速缩小,基质浸润逐渐减轻(图 6-5-4)。第 6 天,角膜上皮缺损愈合,左眼裸眼视力 0.5(图 6-5-5)。第 21 天,角膜上皮保持完整,基质呈约 6mm×6mm 轻度混浊且变薄,未明显观察到基质浸润现象。术后 2 个月随访显示,左眼基质遗留轻度混浊,裸眼视力稳定在 0.5 左右(图 6-5-6)。术后 1 年,共聚焦显微镜显示角膜各层结构基本正常,内皮细胞的形态和数量均保持稳定(图 6-5-7)。后续血液学检查患者人白细胞抗原 B27(HLA-B27)阳性,但经风湿免疫科会诊,患者目前无强直性脊柱炎。

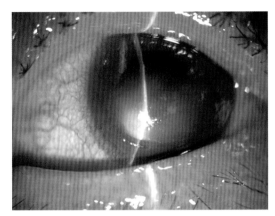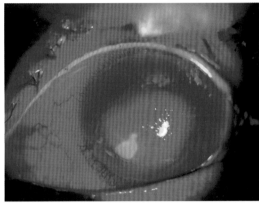

图 6-5-4　CXL 术后 3d

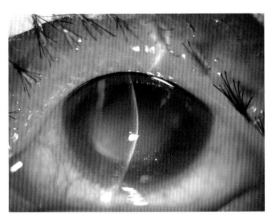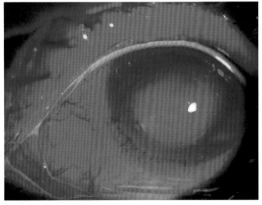

图 6-5-5　CXL 术后 6d

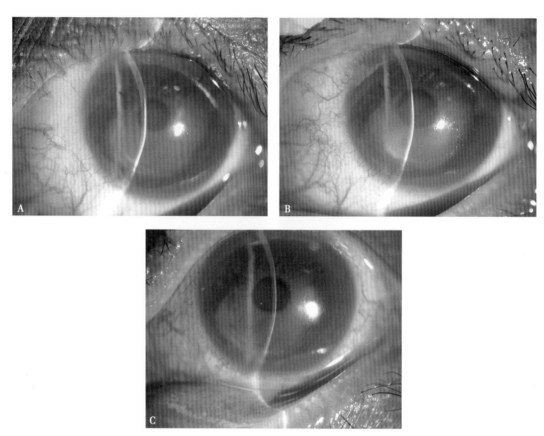

图 6-5-6　左眼 CXL 术后 21d（A）、2 个月（B）和 1 年（C）可见角膜上皮稳定，基质混浊逐渐减轻，术后 1 年时，角膜基本透明，仅鼻下方周边角膜少许云翳

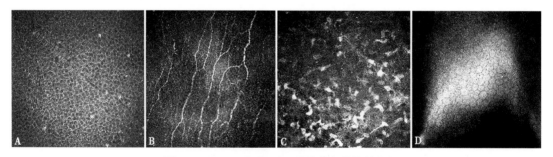

图 6-5-7　CXL 术后 1 年，共聚焦显微镜检查

A. 紧密连接的上皮细胞；B. 相互连接、排列整齐的上皮下神经纤维；C. 深度约 85μm 处基质层中卵形细胞核的基质细胞，安静无活化；D. 排列有序的内皮细胞，内皮细胞密度为（2 396±14）/mm²。

【总结】

对于 NSAID 引起的角膜融解，角膜胶原交联可能为一种安全、有效的治疗方法，早期使用可减少后续融解穿孔的风险，同时缩短病程，减少角膜结构破坏，提升角膜透明性，减少视力丢失的风险。当然，还需要更多更长期的临床研究来明确其适应证、手术时机、作用机制，并证实其安全性和有效性。

（梁登峰 曾庆延）

参 考 文 献

[1] WILSON D J, SCHUTTE S M, ABEL S R. Comparing the efficacy of ophthalmic NSAIDs in common indications: A literature review to support cost-effective prescribing. Ann Pharmacother, 2015, 49 (6): 727-734.

[2] WALTER K, KAUFFMAN L, HESS J. Wake forest school of M. rate of pseudophakic cystoid macular edema using intraoperative and topical NSAIDs alone without steroids. J Cataract Refract Surg, 2020, 46 (3): 350-354.

[3] MODJTAHEDI B S, FONG D S, JORGENSON E, et al. The relationship between nonsteroidal anti-inflammatory drug use and age-related macular degeneration. Am J Ophthalmol, 2018, 188: 111-122.

[4] PASTORE M R, DE GIACINTO C, CIRIGLIANO G, et al. Vitreous prostaglandin E2 changes after topical administration of diclofenac 0.1%, indomethacin 0.5%, nepafenac 0.3%, and bromfenac 0.09. Retina, 2020, 40 (9): 1838-1845.

[5] CONGDON N G, SCHEIN O D, VON KULAJTA P, et al. Corneal complications associated with topical ophthalmic use of nonsteroidal antiinflammatory drugs. J Cataract Refract Surg, 2001, 27 (4): 622-631.

[6] GUIDERA A C, LUCHS J I, UDELL I J. Keratitis, ulceration, and perforation associated with topical nonsteroidal anti-inflammatory drugs. Ophthalmology, 2001, 108 (5): 936-944.

[7] FLACH A. Topically applied nonsteroidal anti-inflammatory drugs and corneal problems: an interim review and comment. Ophthalmology, 2000, 107 (7): 1224-1226.

[8] ASAI T, NAKAGAMI T, MOCHIZUKI M, et al. Three cases of corneal melting after instillation of a new nonsteroidal anti-inflammatory drug. Cornea, 2006, 25 (2): 224-227.

[9] SHORSTEIN N H, LIU L, WAXMAN M D, et al. Comparative effectiveness of three prophylactic strategies to prevent clinical macular edema after phacoemulsification surgery. Ophthalmology, 2015, 122 (12): 2450-2456.

[10] RIGAS B, HUANG W, HONKANEN R. NSAID-induced corneal melt: Clinical importance, pathogenesis, and risk mitigation. Surv Ophthalmol, 2020, 65 (1): 1-11.

[11] XU X, LIU T, LI H. Effect of collagen cross-linking on alkali burn-induced corneal neovascularization in rabbits. J Ophthalmol, 2018, 2018: 7325483.

[12] ROBERT M C, ARAFAT S N, CIOLINO J B. Collagen cross-linking of the Boston keratoprosthesis donor carrier to prevent corneal melting in high-risk patients. Eye Contact Lens, 2014, 40 (6): 376-381.

[13] SPOERL E, WOLLENSAK G, SEILER T. Increased resistance of crosslinked cornea against enzymatic digestion. Curr Eye Res, 2004, 29 (1): 35-40.

[14] WANG T, PENG Y, SHEN N, et al. Photochemical activation increases the porcine corneal stiffness and

resistance to collagenase digestion. Exp Eye Res，2014，123：97-104.

[15] SALOMAO M Q，CHAURASIA S S，SINHA-ROY A，et al. Corneal wound healing after ultraviolet-A/ riboflavin collagen cross-linking：a rabbit study. J Refract Surg，2011，27（6）：401-407.

[16] BERTOLLO C M，OLIVEIRA A C，ROCHA L T，et al. Characterization of the antinociceptive and anti-inflammatory activities of riboflavin in different experimental models. Eur J Pharmacol，2006，547（1-3）：184-191.

[17] TAKAMI Y，GONG H，AMEMIYA T. Riboflavin deficiency induces ocular surface damage. Ophthalmic Res，2004. 36（3）：156-165.

第七章　角膜胶原交联治疗其他角膜疾病

第一节　角膜胶原交联在角膜移植术中的应用

一、角膜胶原交联照射圆锥角膜周边部

通常认为，圆锥角膜是中央角膜变薄、前凸的疾病过程。近年来研究[1-2]表明，在组织病理学上，锥体之外的周边部角膜也表现出与疾病相关的变化，可能也参与了疾病过程。Brautaset 等[3]发现，圆锥角膜患者周边部角膜厚度明显低于年龄相当的正常人。患者在接受角膜移植术后的平均复发潜伏期约为19年，与圆锥角膜的自然进展相似[4]。有研究[5]表明，术后受体周边的异常角蛋白可向供体植片迁移，这可能是圆锥角膜角膜移植术后复发的原因。

笔者曾尝试为3例（3眼）圆锥角膜晚期患者行深板层角膜移植术时先行角膜胶原交联（corneal collagen corss-linking，CXL）照射周边部角膜以加固植床。首先刮除中央9mm直径角膜上皮，核黄素浸润30min。为避免紫外线（UV）对中央区内皮的损伤，根据角膜地形图确定角膜变薄区域，采用环钻切除相应大小的无菌手套，遮盖该区域（图7-1-1）。在 3mW/cm² 下连续紫外线 A（UVA）曝光30min，总能量剂量为 5.4J/cm²。术后平均随访 3 年，未发现复发迹象，最佳矫正视力均可达 0.6 以上。

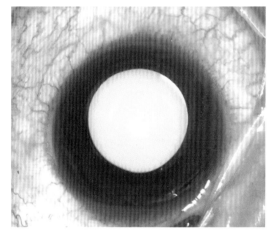

图 7-1-1　钻取无菌手套遮盖并保护中央变薄区域角膜免受紫外线照射

Ziaei 等[6]对一位需行板层角膜移植术治疗的 22 岁女性圆锥角膜患者进行了术前周边部 CXL。研究采用 20% 乙醇溶液浸润周边 6.5～9mm 范围的角膜组织，并用钝刀片刮除该处上皮，再用核黄素溶液浸泡角膜 10min，在 30mW/cm² 下连续 UVA 曝光 3min，总能量剂量为 5.4J/cm²。术中采用专用的金属工具保护中央角膜及周边角膜缘干细胞（图7-1-2）。术后用抗生素眼膏。3 个月后实施了深板层角膜移植术，术后随访 12 个月，未发现复发迹象及角膜内皮细胞丢失。当然，该方法仍需大样本临床试验及长期的术后随访来进一步证实。

另外，外周 CXL 的其他潜在益处还包括增强移植宿主交界处的生物力学强度，可以防止

散光和高阶像差。治疗后宿主的角膜基质细胞密度降低也可能降低免疫排斥的风险等[7, 8]。

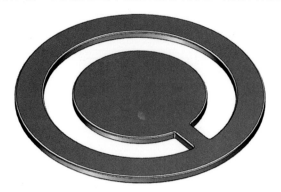

图 7-1-2　定制设计的工具示意图,帮助保护中央角膜及
角膜缘免受紫外线照射

二、角膜胶原交联在感染性角膜炎中的特殊应用

对于一些比较棘手或难治性感染性角膜疾病,用常规药物治疗或单纯行角膜移植术均不能达到治疗效果的复杂病例,有研究者尝试用 PACK-CXL(photoactivated chromophore for infectious keratitis cross-linking,光活化发色团治疗角膜炎 - 角膜交联)作为辅助治疗方法,以达到加强治疗及减少术后复发的效果,取得了一些良性结果。

(一)PACK-CXL 联合穿透性角膜移植治疗角膜移植术后感染性角膜炎

Lin 等[9] 回顾所在医院 2009—2014 年穿透性角膜移植术后发生感染性角膜炎的病例时发现,虽然术后感染性角膜炎的发生率在降低,但其中真菌性角膜炎的比例却在增加,且常常会出现药物无法控制甚至炎症扩展至眼内的情况,需要再次行角膜移植术。尽管 CXL 对真菌性角膜炎的治疗效果仍然存在不确定性,但越来越多的研究[10, 11] 验证了 CXL 确有杀灭微生物的特性。

Mikropoulos 等[12] 在对 1 例角膜移植术后 3 个月感染淡紫拟青霉菌的真菌性角膜炎患者实施药物治疗无效的情况下,制订了再次行穿透性角膜移植术,术中应用 PACK-CXL 辅助的治疗方案,旨在利用 CXL 协助杀灭切除不掉的隐藏在周边角膜缘内的菌丝。治疗方案为先行 CXL 于已感染的植片和植床。每 2min 滴注 1 次核黄素,持续浸润 15min,然后用 9mW/cm² 的 UVA 照射 10min。辐射区覆盖整个感染区域。然后行穿透性角膜移植术,再用相同的参数进行重复照射 1 次。术后 9 个月,角膜透明,未见感染复发迹象。表明该方法可能为治疗难治性真菌性角膜炎安全有效的方法。

(二)PACK-CXL 联合抗菌药物冲洗植床治疗板层角膜移植术后层间感染

在过去 20 年中,成分移植以其排斥率较低、术后类固醇治疗周期更短、没有"开天窗"手术的潜在危险等优点逐渐取代穿透性角膜移植术。大多采用板层角膜移植术和角膜内皮移植术选择性替代病变的角膜基质或内皮[13, 14]。然而,层间感染性角膜炎发生在植片与植床的潜在腔隙,很大程度上逃避了机体免疫应答,一般的局部及全身用药治疗效果不佳,无法阻止感染发展扩散。遇到这种情况,通常会采取去除角膜前部或内皮植片、层间抗菌药物冲洗的措施,若继续恶化,则需行治疗性穿透性角膜移植术才能达到清除感染的效果。

Mularoni 等[15] 报道了 1 例圆锥角膜深板层角膜移植术后 2 周念珠菌层间感染的病例,

经过 2 周的药物治疗，感染反而逐渐加重，只能行手术治疗。但术中取下角膜植片后，发现植床透明。于是尝试将板层植片倒置，用 0.1% 的低渗核黄素每 2min 1 滴，浸泡 15min，再用 10mW/cm² 紫外线照射 9min，总能量为 5.4J/cm²。联合应用抗生素及抗真菌药物冲洗植床，重新将植片复位缝合。术后 1 年，角膜透明、未复发。这样即节省了供体材料又避免了行穿透性角膜移植的并发症。作者认为，将角膜植片倒置后，紫外线直接照射后基质，可最大限度地发挥 PACK-CXL 的作用，但仍需进一步的临床观察，来确定该方法的最佳适应证及安全性。

三、角膜胶原交联在人工角膜植入术中的应用

在人工角膜（keratoprosthesis，K-Pro）术后随访的前 3 年，角膜融解发生率为 3%～18%，但在患有慢性眼表炎症性疾病的患者中，融解的概率会增加。这是由于这种炎症导致泪液中基质金属蛋白酶的水平升高，而基质金属蛋白酶是导致角膜胶原蛋白融解的主要原因[16-18]。CXL 可增加角膜的硬度，可使角膜对酶促降解的抵抗力增加。所以，CXL 也被推荐用于角膜融解的治疗[19]。有研究表明，K-pro 与交联供体的组装具有可行性，认为该方法的应用可增强供体载体角膜的生物力学稳定性和对原发疾病的抵抗力，在临床上的应用逐渐增加，但仍缺乏大样本随机对照研究。

Kanellopoulos 等[20] 的一项研究是在为 11 名患者行人工角膜（K-Pro I）植入术之前，利用 CXL 照射载体角膜，在术后平均 7.5 年的随访中未发现供体载体融解。Bal 等[21] 为一位先天性无虹膜的患者实施了双眼 K-Pro I 植入术，术后反复发生角膜融解，他们也曾尝试二次 PKP 及人工角膜复位，但很快再次发生融解、感染穿孔，抗菌药物治疗无效，且继发了手术无法修复的漏斗样视网膜脱离。考虑到患者术后视力恢复有限，人工角膜没有再安装的必要，作者团队采取移植一枚交联照射后的角膜供体植片的方案来试图保留眼球的完整性。术后随访 8 年，患者角膜未发生再次融解。

一项旨在研究用作 K-Pro 载体的角膜组织的最佳体外制备过程的体外试验，评估了不同 UVA 照射时间与胶原酶 A 完成组织消化的时间的关系，以了解最佳的角膜 CXL 方案。发现 UVA 照射 30min 后，对胶原酶 A 介导的降解反应的抵抗力最好，与对照组相比，组织融解时间增加了 3 倍。30min 组和 UVA 暴露时间更长的组之间的抵抗力没有差异[22]。

CXL 在治疗圆锥角膜等角膜扩张性疾病中的疗效明确。近年来，广大角膜病研究者为提高 CXL 的治疗效果，扩大适应范围，不断改进手术方法，并将其应用于治疗更多角膜疾病当中，如大泡性角膜炎、感染性角膜炎等。也有研究将 CXL 与其他角膜手术联用以起到协同作用，如近视矫正术。CXL 可稳定角膜结构、杀灭微生物的效果是确切的，研究者也希望该特性能在角膜移植术中得到更加广泛的应用，但目前仍多见于个案报道，其安全性及有效性还需进一步验证。

（梁伟彦　李绍伟）

参 考 文 献

[1] MATHEW J，GOOSEY J，BERGMANSON J P. Quantified histopathology of the keratoconic cornea. Optom Vis Sci，2011，88：988-997.

[2] BROOKES N H，NIEDERER R L，HICKEY D，et al. Recurrence of keratoconic pathology in penetrating

keratoplasty buttons originally transplanted for keratoconus. Cornea，2009，28：688-693.

[3] BRAUTASET R L，NILSSON M，MILLER W L，et al. Central and peripheral corneal thinning in keratoconus. Cornea，2013，32（3）：257-261.

[4] BECHRAKIS N，BLOM M L，STARK W J，et al. Recurrent keratoconus. Cornea，1994，13（1）：73-77.

[5] PATEL S V，MALTA J B，BANITT M R，et al. Recurrent ectasia in corneal grafts and outcomes of repeat keratoplasty for keratoconus. Br J Ophthalmol，2009，93：191-197.

[6] ZIAEI M，GOKUL A，VELLARA H，et al. Peripheral cornea crosslinking before deep anterior lamellar keratoplasty. Med Hypothesis Discov Innov Ophthalmol，2020，9（2）：127-134.

[7] HUANG T，YE R，OUYANG C，et al. Use of donors predisposed by corneal collagen cross-linking in penetrating keratoplasty for treating patients with keratoconus. Am J Ophthalmol，2017，184：115-120.

[8] WANG F. UVA/riboflavin-induced apoptosis in mouse cornea. Ophthalmologica，2008，222（6）：369-372.

[9] LIN I-H，CHANG Y-S，TSENG S-H，et al. A comparative，retrospective，observational study of the clinical and microbiological profiles of post-penetrating keratoplasty keratitis. Sci Rep，2016，6（1）：32751.

[10] PAPAIOANNOU L，MILIGKOS M，PAPATHANASSIOU M. Corneal collagen cross-linking for infectious ker-atitis：a systematic review and meta-analysis. Cornea，2016，35（1）：62-71.

[11] TABIBIAN D，MAZZOTTA C，HAFEZI F. PACK-CXL：corneal cross-linking in infectious keratitis. Eye Vis，2016，3（1）：11.

[12] MIKROPOULOS D G，KYMIONIS G D，VOULGARI N，et al. Intraoperative photoactivated chromophore for infectious keratitis-corneal cross-linking（PACK-CXL）during penetrating keratoplasty for the management of fungal keratitis in an immunocompromised patient. Ophthalmol Ther，2019，8（3）：491-495.

[13] TAN D T，DART J K，HOLLAND E J，et al. Corneal transplantation. Lancet，2012，379：1749-1761.

[14] KYMIONIS G D，MIKROPOULOS D G，PORTALIOU D M，et al. New perspectives on lamellar keratoplasty. Adv Ther，2014，31：494-511.

[15] MULARONI A，RANIA L，IMBURGIA A，et al. Ex vivo photoactivated chromophore for keratitis-corneal crosslinking on inverted graft：new approach to manage interface infectious keratitis after deep anterior lamellar keratoplasty. J Cataract Refract Surg，2020，46（12）：e5-e7.

[16] ALDAVE A J，SANGWAN V S，BASU S，et al. International results with the Boston type I keratoprosthesis. Ophthalmology，2012，119：1530-1538.

[17] GREINER M A，LI J Y，MANNIS M J. Longer-term vision outcomes and complications with the Boston type 1 keratoprosthesis at the University of California，Davis. Ophthalmology，2011，118：1543-1550.

[18] PAZ M，STOIBER J，DE REZENDE COUTO NASCIMENTO V，et al. Anatomical survival and visual prognosis of Boston type I keratoprosthesis in challenging cases. Graefes Arch Clin Exp Ophthalmol，2014，252：83-90.

[19] ROBERT M C，ARAFAT S N，CIOLINO J B. Collagen cross-linking of the Boston keratoprosthesis donor carrier to prevent corneal melting in high-risk patients. Eye Contact Lens，2014，40（6）：376-381.

[20] KANELLOPOULOS A J，ASIMELLIS G. Long-term safety and efficacy of high-fluence collagen crosslinking of the vehicle cornea in Boston keratoprosthesis type 1. Cornea，2014，33（9）：914-918.

[21] BAL S，CIOLINO J B. Penetrating keratoplasty using collagen crosslinked donor tissue：A case report. Am J Ophthalmol Case Rep，2021，22：101039.

[22] ARAFAT S，ROBERT M，SHUKLA A，et al. UV crosslinking of donor corneas confers resistance to kera-tolysis. Cornea，2014，33：955-959.

第二节　睑缘炎相关角结膜病变

睑缘炎（blepharitis）是眼睑缘部皮肤、皮下组织、睫毛毛囊及腺体等组织的炎性病变，是一类常见眼病，各年龄段均可患病。其多累及双眼，起病隐匿，病程慢、易复发，临床容易被忽略。而睑缘炎尤其是反复发作的后部和全睑缘炎，常导致眼表角结膜慢性刺激和炎症损伤，被称为睑缘炎相关角结膜病变（blepharokeratoconjunctivitis，BKC）。

BKC 的致病因素很多，可分为感染性和非感染性两大类[1]。感染性因素包括：细菌和蠕形螨等。非感染性因素包括：免疫反应和炎性介质等。

患者常有睑板腺囊肿、结膜炎和角膜炎反复发作史。症状表现为：眼痒、异物感、视物模糊、畏光和烧灼感等。体征包括：角膜点状上皮糜烂、边缘角膜炎、角膜溃疡、角膜瘢痕及角膜新生血管、角膜穿孔等；结膜充血、乳头及滤泡增生；睑缘充血水肿，新生血管形成，睑板腺开口阻塞或闭锁等[1]。

【治疗机制】

1. 紫外线 - 核黄素作用可增加角膜胶原机械强度及抗酶消化能力[2]。紫外线激活核黄素后形成以单线态氧为主的活性氧，活性氧使得胶原纤维之间发生光化学反应形成化学共价键，从而增强角膜胶原纤维的机械强度，进而增加角膜组织对酶分解的抵抗力，同时减少微生物作用于角膜所致的角膜融解、穿孔的风险。

2. 紫外线 - 核黄素作用可使高危角膜移植术后生长的角膜新生血管及淋巴管回退，BKC 的新生血管的发病机制与角膜移植术后相似，推测新生血管治疗同理[3]。

【适应证】

1. 角膜病变在周边区，但有明显的变薄甚至继发圆锥角膜的倾向；

2. 角膜最薄点厚度 >400μm。

【禁忌证】

1. 病毒性角膜炎病史；

2. 妊娠期。

【手术方法】

将湿棉片置于角膜上，遮盖保护正常角膜及角膜缘区域，后续步骤同经上皮 CXL，使用 VibeX Rapid（0.1% 核黄素、羟丙基甲基纤维素）核黄素点于病变角膜区域，每 90s 1 次，共 10min；交联机设置波长为 365nm 紫外线，强度 45mW/cm^2，总能量为 7.2J/cm^2，光斑直径根据角膜病变区域调整，脉冲照射模式照射病变区域角膜。照射结束后戴绷带镜，妥布霉素地塞米松眼膏涂眼并眼罩包盖。

【术后处理】

1. 促进角膜上皮修复，不含防腐剂的人工泪液点眼，修复眼表损害，建议使用 3 个月以上。

2. 预防感染，抗生素眼液使用 2 周。

3. BKC 治疗[4]

（1）局部应用抗菌药及抗炎药：轻度患者选用红霉素眼膏或夫西地酸凝胶；中重度患者

选用妥布霉素地塞米松眼膏或四环素可的松眼膏。螨虫感染患者联用茶树精油湿巾或2%甲硝唑擦拭睑缘。

（2）口服抗生素：对于伴有明显睑板腺功能障碍、酒渣鼻等患者，可口服四环素、阿奇霉素等治疗[1]。

（3）物理治疗与睑缘清洁：使用热敷眼罩、睑板腺热脉冲治疗仪等设备使病理性睑脂融解并挤压按摩，促进睑板腺分泌排出。使用睑缘清洁刷头或睑缘清洁湿巾清洗睑缘，去除睑缘鳞屑、结痂和脂栓等。

【典型病例】

患者女，19岁。因"双眼视力下降2年，加重半年"就诊。诊断为"右眼睑缘炎相关角结膜病变，双眼睑缘炎，双眼屈光不正"（图7-2-1～图7-2-5）。Vod：0.12（−2.25DS/−7.00DC×180＝1.0）。

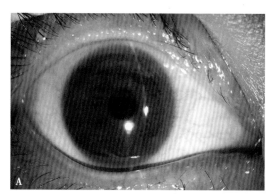
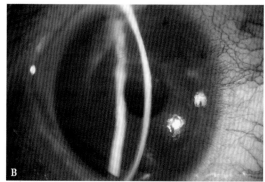

图 7-2-1　右眼前节裂隙灯显微镜检查

A. 睑缘轻度充血，睫毛根部袖套状分泌物；B. 角膜上方11点～1点方向变薄，新生血管长入。

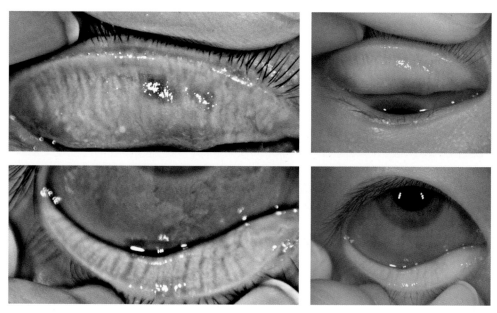

图 7-2-2　睑板腺照相

显示右眼上睑睑板腺迂曲变形，约1/3萎缩，下睑睑板腺形态尚可，未见明显萎缩。

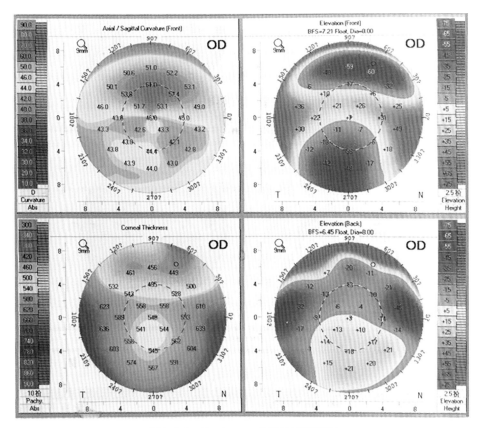

图 7-2-3　Pentacam 角膜地形图检查
右眼 $K1$ 43.7D，$K2$ 51.0D；K_{max} 62.6D，最薄点厚度 442μm。

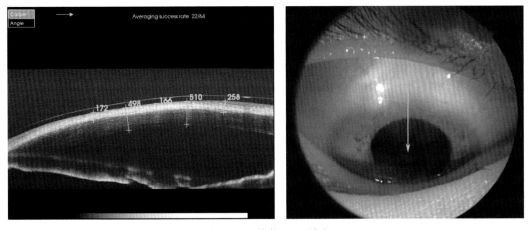

图 7-2-4　前节 OCT 检查
提示右眼角膜上方变薄明显。

　　右眼行快速经上皮 CXL。术中设置交联机波长为 365nm 紫外线，强度 45mW/cm²，总能量为 7.2J/cm²，采用光斑直径 8mm，脉冲模式照射。照射区域为上方变薄区域。湿棉片遮盖角膜缘及正常角膜。术后 1 周检查，Vod：0.15（−2.00DS/−2.50DC×170＝1.0）。影像学检查结果见图 7-2-6～图 7-2-8。

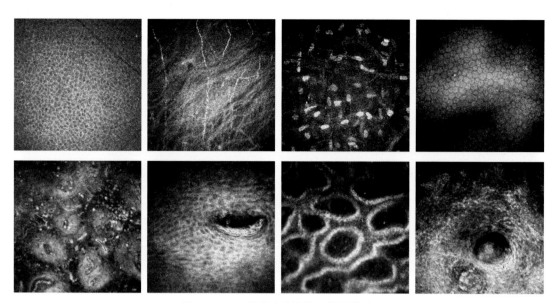

图 7-2-5 右眼激光共聚焦显微镜检查

右眼角膜上皮层细胞形态可，上皮下见少量朗格汉斯细胞，神经纤维走行规则，基质层见条状低信号，内皮细胞形态可；睑结膜见炎性信号，睑板腺开口见高信号堵塞开口，周围纤维化，右眼睑板腺一开口处见螨虫样信号堵塞开口，腺泡扩张，其内可见不均质高信号。

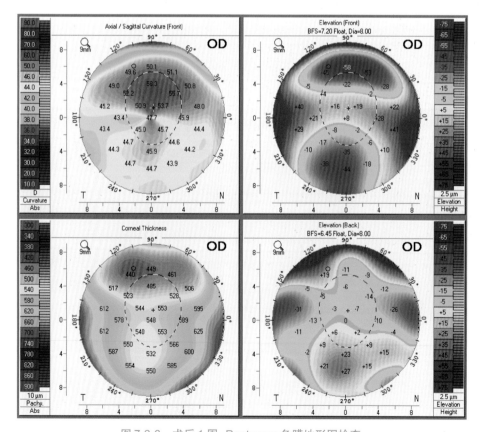

图 7-2-6 术后 1 周，Pentacam 角膜地形图检查

右眼 $K1$ 44.2D，$K2$ 52.2D；K_{max} 59.9D，最薄点 435μm。

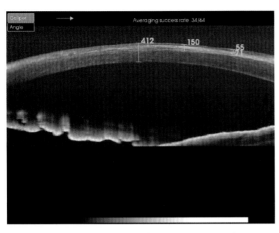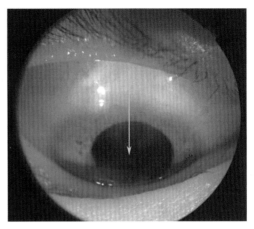

图 7-2-7　术后 1 周，前节 OCT 检查

提示右眼角膜交联反应分界线深度约达 150μm。

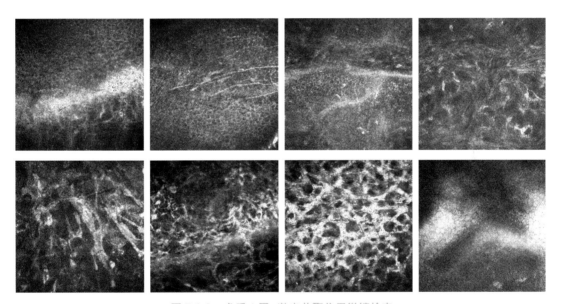

图 7-2-8　术后 1 周，激光共聚焦显微镜检查

右眼角膜中央偏上病变区域，上皮细胞形态可，上皮下见少量朗格汉斯细胞，浅基质细胞稍模糊，可见网状胶原结构增生，基质细胞活化深达 115μm，与横向周边组织边界清，内皮细胞形态正常。

　　术后 6 个月复查，Vod：0.5（−0.75DS/−2.25DC×130＝1.0）。裂隙灯显微镜检查角膜上方较前平滑，血管较前消退。复查结果见图 7-2-9～图 7-2-11。

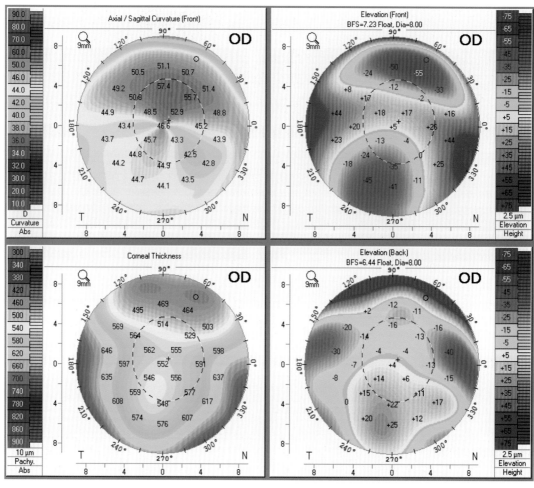

图 7-2-9 术后 6 个月，Pentacam 角膜地形图检查
右眼 $K1$ 43.5D，$K2$ 51.3D；K_{max} 58.9D，最薄点 450μm。

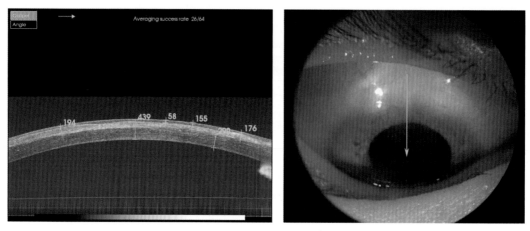

图 7-2-10 术后 6 个月，前节 OCT 检查
提示右眼角膜上方厚度仍旧偏薄，但厚度分布明显较前均匀。

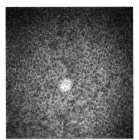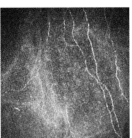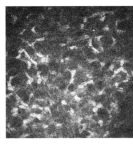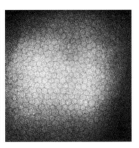

图 7-2-11　术后 6 个月，共聚焦显微镜检查

右眼角膜上皮层细胞形态可，神经纤维较细，基质层及内皮细胞形态可。

该患者术后 1 周时，验光散光明显减低，6 个月查裸眼视力明显提高，屈光度数及角膜曲率均明显下降，角膜厚度略增加，不仅达到控制作用，甚至极大改善了原有病情。由于该患者的主要问题还是睑缘炎感染造成的睑缘炎相关性角结膜病变，发病的原因与睑缘炎存在确切关系，因此，在 CXL 治疗后，应注意让患者坚持睑板腺理疗、清洁等病因及对症支持治疗[5]。

（王浩宇　曾庆延）

参 考 文 献

[1] 冯鑫媛. 睑缘炎相关角结膜病研究现状. 中华实验眼科杂志，2018，9（36）：719-723.

[2] VATANSEVER F，DE MELO W C，AVCI P，et al. Antimicrobial strategies centered around reactive oxygen species-bactericidal antibiotics，photodynamic therapy，and beyond. FEMS Microbiol Rev，2013（6）：955-989.

[3] HOU Y，LE V，TÓTH G，et al. UV light crosslinking regresses mature corneal blood and lymphatic vessels and promotes subsequent high-risk corneal transplant survival. Am J Transplant，2018，12（18）：2873-2884.

[4] 孙旭光. 睑缘炎及其相关角结膜病变. 中华眼科杂志，2012，7（48）：666-668.

[5] 王浩宇，李岱，曾庆延. 角膜胶原交联术治疗睑缘炎相关角膜病变 1 例. 临床眼科杂志，2020，28（6）：565-566.

第三节　大泡性角膜病变

一、概述

CXL 技术自 2003 年应用于圆锥角膜的治疗以来[1,2]，其在角膜疾病尤其是扩张性角膜病变方面的应用有了极大的发展，手术适应证范围不断扩大，治疗方案也在不断改进中[2-4]。

Wollensak[5] 等的研究表明，CXL 手术还具有抗水肿作用，可成为临床上治疗角膜水肿的策略。既往一些研究也表明，大泡性角膜病变患者行 CXL 术后，角膜基质水肿减轻，疼痛缓解，视力改善，CXL 可为角膜移植争取一个时间窗，延迟或避免进行角膜移植手术[6-8]。

二、角膜胶原交联治疗角膜水肿的原理

角膜厚度调节主要是角膜基质含水量的调节，由上皮和内皮的屏障功能控制。角膜任一层屏障功能的破坏都可能导致角膜水肿和角膜厚度增加。Ⅰ型胶原是角膜基质的主要大分子成分，角膜胶原形成独特的小（32nm）而均匀分布的纤维组织，交织成不同厚度（1～2μm）和宽度（5～100μm）的较大束纤维（称为角膜片层），在整个角膜基质中以相互交织的正交层排列，在前部角膜中交织更为紧密。角膜特征性胶原纤维排列使角膜保持一定的机械强度，并保持透光所需的高度透明性。由于角膜纤维的这一特殊机械结构，角膜上皮屏障的破坏仅导致角膜厚度的轻度增加，极少超过 0.6mm；相比之下，角膜内皮渗透性增加将导致显著的基质水肿，使角膜厚度增加至 0.8～1.0mm。基于人类角膜基质纤维的交织结构特性，这已是角膜最大水肿量[2]。

当角膜基质处于脱水状态时，角膜吸收液体的趋势即角膜基质吸胀压（swelling pressure，SP）为 60mmHg，随着角膜厚度增加，SP 下降到角膜厚度为 1mm 时的 0mmHg。角膜上皮健康完整时基本不透水，则增加角膜基质体积的液体主要来自房水。若用角膜净进水量表示负压驱动的进水量和活性代谢泵出量之差，则：

$$角膜进水量 = 压力 / 液体流动阻力 - 泵出量$$
$$角膜跨内皮进水量 = （吸胀压 + 眼内压）÷ 液体流动阻力 - 泵出量$$

当角膜进水量和泵出量相等时，角膜停止进水，即角膜厚度保持稳定。通过减少 SP 可以减少角膜跨内皮的被动进水量。

交联可导致 SP 减少，从而导致跨内皮流入基质的房水减少，并使角膜胶原纤维排列更加整齐，角膜透明性增加。Sondergaard AP[8] 等人的研究表明，猪和人的角膜在 CXL 术后前基质层的吸胀压显著减少。Wollensak G[3, 5, 9] 等的研究均表明，使用核黄素和 UVA 进行 CXL 会导致角膜前基质的肿胀行为发生显著变化，在前部基质 242μm 交联区域无水肿性肿胀，而 501μm 后部未交联区域水合系数为 2.7。进一步阐明，交联具有显著的抗水合效应，通过局部高强度的光聚合作用在角膜基质内产生额外的化学键，增强胶原纤维的紧实度，从而减轻角膜水肿，同时最大限度地减少对眼睛周围结构的光暴露。交联作用在基质的前半部作用最强[10]。

总之，CXL 手术可改变角膜的肿胀模式，使角膜胶原纤维排列更加整齐，在组织学上的紧实度明显增加，增强胶原纤维间的内聚力，从而使 SP 降低，角膜跨内皮进水量减少，最终减轻角膜基质水肿，增加角膜的光学透明度。基于这一原理，临床上有学者运用 CXL 治疗因角膜内皮功能不良引起的角膜基质水肿，如大泡性角膜病变（bullous keratopathy，BK），Fuchs 角膜内皮营养不良或者移植物排斥等导致的角膜水肿[3, 7, 8]。

三、角膜胶原交联在大泡性角膜病变中的应用

大泡性角膜病变是由于角膜内皮无法维持正常的脱水状态而导致角膜水肿引起的。液体积聚在角膜胶原纤维和基质层间的细胞外间隙中，导致角膜表面不规则，角膜胶原纤维间距改变，引起视力下降等，是角膜内皮失代偿的晚期表现[11, 12]。

1976 年，Arentsen[13] 报道，足够数量的健康角膜内皮细胞的物理性屏障和代谢性泵功

能才能维持角膜正常厚度、半脱水状态及透明性。各种导致角膜内皮细胞损伤的物理、化学、生物等因素,均可产生大泡性角膜病变。Bates[14] 等人发现,角膜内皮细胞密度降至正常的 25%～45%,细胞数减少 30%～40% 及细胞面积增加 3～4 倍,均能使角膜内皮失代偿,角膜发生水肿。

各种原因引起的大泡性角膜病变的治疗在临床上仍然是个较为棘手的问题。既往研究表明,CXL 可用于有疼痛症状、视力预后受限或为延缓角膜移植手术时间的大泡性角膜病变患者,多见于人工晶状体眼大泡性角膜病变(pseudophakic bullous keratopathy,PBK),其他引起大泡性角膜病变的相关疾病,如 Fuchs 角膜内皮营养不良、角膜移植术后、青光眼术后,创伤和 / 或角膜内皮炎等则很少应用 [4, 7, 15]。

(一)人工晶状体眼大泡性角膜病变

PBK 是白内障术后一种重要的长期并发症,可显著影响患者视功能,甚至可致失明,可发生于 1%～2% 的白内障术后患者 [16]。PBK 是由于角膜内皮细胞的功能障碍和 / 或丢失导致角膜水肿、角膜混浊和上皮大泡形成。患者最初可有视力下降,随着病情进展可出现强烈不适感,如眼痛、流泪,大疱破裂和角膜神经暴露引起的畏光等。有症状的患者通常可使用局部高渗盐水、皮质类固醇激素和角膜绷带镜进行治疗。角膜移植术是改善具有良好视力预后和缓解临床症状的最终方法 [16, 17]。然而,角膜移植手术费用较高,并非所有患者都能负担得起,而且角膜供体来源不足,并非所有患者都能及时获得合适的供体进行手术。因此,CXL 可作为大泡性角膜病变的一个重要辅助治疗策略,用于缓解疼痛症状或延缓角膜移植手术时间 [18]。

1. 患者选择

【适应证】

CXL 的患者选择应慎重,主要适用于有眼痛等不适、药物治疗效果欠佳、等待角膜移植手术或无法进行角膜移植的 PBK 患者,患者希望通过 CXL 治疗避免或者延迟角膜移植以及移植后长期的术后护理。

【禁忌证】

(1)角膜厚度 <400μm;

(2)既往的疱疹病毒感染,因为紫外线可能导致病毒重新激活;

(3)并发感染;

(4)有严重的角膜瘢痕或混浊;

(5)既往有上皮伤口愈合不良的病史。

2. 术式选择　如今,国际市场上大约有 12 种角膜交联系统,每一种都发射特定波长的紫外线,可改变功率或能量,以毫瓦(mW)为单位 [15]。

(1)去上皮(Epi-off)CXL:CXL 的标准治疗方案为去上皮 CXL,这是一种简单、相对安全且有效的方法。传统的去上皮 CXL 要求在去除上皮后用 0.1% 的核黄素溶液点眼 30min,继而以 370nm 波长,3mW/cm² 的功率,距角膜 1cm 的距离进行 UVA 照射(总计 5.4J/cm²)。

然而,近年来,有研究报道给予相同能量(5.4J/cm²)的快速去上皮 CXL(aEpi-off CXL)可以缩短治疗时间,并具有相同的疗效。快速 CXL 具有较高的紫外线强度,因而可以缩短紫外线照射时间 [19]。由于 PBK 患者多为老年人,因此有时难以施行耗时较长的手术,而快速CXL可能更为合适。快速CXL可以改善PBK患者的角膜水肿和主观症状。尽管疗效短暂，对于不能进行角膜移植手术的患者，相比采用高渗滴眼剂的保守治疗，快速CXL疗效更佳[20, 21]。

（2）跨上皮（Epi-on/transepithelial）CXL：跨上皮CXL的非侵入性特性使其避免角膜上皮刮除，减少术后疼痛、感染等问题，尤其适用于患有其他眼表病变，如干眼或角膜厚度较薄的患者[19]。

（3）飞秒激光辅助CXL：Krueger RR[22]等人用飞秒激光连续制造两个角膜囊袋（350μm和150μm深）。对每个囊袋进行0.1%核黄素（0.2ml）的基质内注射，随后进行UVA照射（15mW/cm²）7min。既往研究发现该方法是安全有效的，促进了基质内核黄素给药，可适用于老年人大泡性角膜病变患者，可在角膜移植术前6个月进行。对于必须切削多少深度角膜基质才能有效改善水肿，以及术后是否继发角膜肿胀等问题，仍待进一步研究。

3. 手术步骤　同常规CXL步骤。

4. 临床疗效　去上皮CXL术后早期角膜上皮愈合过程会伴有视力波动。手术后约1～3个月，患者可能对光线更敏感，视力也较差。随着角膜上皮愈合，视力可随着时间改善。CXL术后，可能需要重新验光配镜。

Wollensak[12]等利用CXL治疗大泡性角膜病变3例（3眼）。结果显示：术后3d，角膜厚度下降（90.33±17.04）μm；术后8个月，角膜厚度下降（93.67±14.22）μm。患者大泡性角膜病变明显改善，疼痛等不适感减轻，角膜基质混浊减轻，视力提高。

Ghanem[23]等人观察了14例PBK患者，经CXL治疗后1个月，角膜的透明度较术前提高，但术后6个月与术前比较差异无统计学意义。术前中央角膜厚度（central corneal thickness, CCT）为747μm，术后1个月为623μm，较术前有所下降，术后6个月，恢复至710μm，较术前差异无统计学意义。患者疼痛评分在术后1个月时较术前有所下降，但是在6个月时与术前相比差异无统计学意义。

Arora R[7]对24例PBK患者行CXL术，结果发现，术后1个月平均视力由术前的1.925±0.173提高到1.75±0.296（P=0.010），术后3个月下降到1.81±0.23。CXL术后1个月症状缓解最快，3个月后有恶化趋势。CXL术后1个月CCT由（846.46±88.741）μm降至（781.0±98.788）μm，差异有统计学意义（P<0.01），术后3个月CCT增至（805.08±136.06）μm。免疫荧光显微镜检查显示，约有一半的患者术后角膜前部基质变致密。4′,6-二氨基-2-苯基吲哚二盐酸盐（分子探针）染色显示，角膜基质中细胞核分布相对均匀。该研究结果表明，CXL可使PBK患者临床症状缓解，CCT降低和前基质致密度增加。然而，这些改变随着时间的推移而降低，并与疾病的严重程度相关。

5. 并发症　既往研究表明，儿童、青少年和成人CXL均是安全的，术后可能发生疼痛、角膜水肿复发等并发症[24-26]。

（1）疼痛：大部分患者术后眼痛较术前缓解，但去上皮CXL术后，患者在角膜上皮愈合前均有不同程度的疼痛、流泪等不适，可用促上皮愈合滴眼液，局部冷敷等处理。即使采用积极的疼痛控制方案，去上皮CXL术后疼痛也可能很剧烈，尤其是术后1～3d，之后疼痛程度会大大减少。疼痛程度与患者的年龄成负相关[23]。

（2）角膜水肿和大泡复发：CXL可缓解PBK的症状，但疗效相对短暂，在术后几个月内水肿和大泡常复发[18, 27]。Arora R[7]等人的研究表明，CXL术后3个月，视力、角膜厚度、疼痛评分和角膜混浊等所有参数均恶化。因此，选择患者时应尽量避免晚期水肿、疗效差的患者，术前沟通时，应强调术后远期疗效问题[28]。

（3）其他 CXL 术后相关并发症及其处理：详见第八章相应章节。

目前，尚未观察到 CXL 对随后角膜移植的影响，但有学者提出，CXL 诱导的 CCT 减少可能会在角膜移植手术之前提供相对正常的术前解剖条件，改善角膜透明度，具有潜在的提高角膜移植手术成功率的作用[27]。

尽管 CXL 在大泡性角膜病变中的应用取得了令人鼓舞的结果，但尚缺乏长期的随访观察，因此，有必要对 CXL 治疗大泡性角膜病变的治疗方案及长期疗效进行更长时间的随访。

（二）CXL 在其他病因所致大泡性角膜病变中的应用

Omur O. Ucakhan 和 Ayhan Saglik[29] 应用标准方案 CXL 治疗 2 例因 Fuchs 内皮营养不良而导致的疼痛性角膜水肿。结果发现，仅在治疗后第 1 个月，患者 CCT 降低，术后 6 个月时，患者所有临床指标均无明显改善。作者分析 CXL 可使相邻胶原纤维之间的共价键形成，角膜基质紧缩，从而减少水肿性角膜积液的潜在空间，这可缓解症状并改善视力。但是，CXL 不能解决 Fuchs 营养不良所致角膜水肿的根本原因。另一方面，晚期大泡性角膜病变的视觉功能降低是由于角膜基质透明性降低以及角膜水肿上皮引起的不规则散光。CXL 可减轻基质水肿，然而，几乎没有证据表明它可以治疗上皮水肿。但也有研究表明，早期 Fuchs 角膜内皮营养不良可通过 CXL 减轻昼夜水合作用的波动[30]。

Kozue Kasai[31] 等人在一项随机对照试验中纳入 23 例有症状大泡性角膜病变患者的 23 眼。大泡性角膜病变的病因包括 PBK、角膜移植术后、角膜内皮炎、抗青光眼术后、外伤，以及其他未知原因。11 只眼接受快速 CXL（去上皮 CXL 和 $18\mu W/cm^2$ UVA 照射 5min），12 眼接受 5% NaCl 高渗盐水（HS）滴剂点眼。结果显示，两组在研究期间最佳矫正视力均无明显变化。在 1 个月和 6 个月时，CXL 组的 CCT 显著低于 HS 组（分别为 $P = 0.015$ 和 0.144）。在记录的主观症状中，CXL 组在 1 个月时的刺激性明显降低（$P = 0.013$）。在随访期结束后，HS 组中的 6 名患者要求行 CXL。对这些患者完成了 6 个月的后续 CXL 随访，表明 CXL 在缓解主观症状方面更有效。因此，快速 CXL 可使大泡性角膜病变患者的疼痛和角膜水肿得到短暂改善。

该研究与既往研究相比，CXL 疗效较差的原因可能是本研究中患者大泡性角膜病变的病因复杂。在先前的研究中，大泡性角膜病变的病因仅限于 Fuchs 角膜内皮营养不良或 PBK，而参与本研究的患者大泡性角膜病变的病因各不相同，包括角膜移植术后、青光眼术后、创伤和 / 或内皮炎。在这些情况下，眼内一些炎性细胞因子升高可能会加剧角膜内皮细胞的功能下降，而持续性眼内炎症可能会削弱 CXL 的作用。

【典型病例 1】

患者男，49 岁，左眼外伤后视物不见 30 年，反复眼痛、眼睛发白 3 年。为缓解症状、改善外观前来就诊。入院诊断"左眼大泡性角膜病变、角膜带状变性、黑矇"，予行左眼角膜带状变性刮除 + CXL。术后角膜水肿减轻，患者疼痛症状缓解，外观明显改善，患者满意度高。术后 1 个月，患者再发疼痛不适，但较术前轻，患者对手术效果仍比较满意（图 7-3-1）。

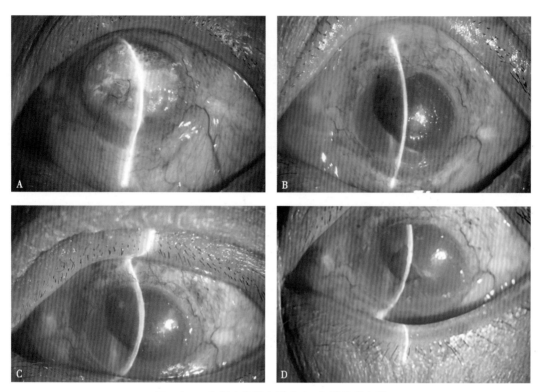

图 7-3-1　左眼大泡性角膜病变、角膜带状变性

A. 术前，裂隙灯显微镜照相（角膜灰白色不均匀混浊水肿，新生血管翳长入）；B. 术后 1d，裂隙灯显微镜照相，角膜上皮缺损，角膜大泡、水肿明显减轻；C. 术后 1 周，裂隙灯显微镜照相，角膜上皮缺损大部分愈合，角膜水肿明显减轻，患者疼痛不适好转；D. 术后 1 个月，裂隙灯显微镜照相，角膜上皮部分缺损，角膜轻度水肿，患者再发疼痛不适，但较术前减轻。

【典型病例 2】

　　患者女，47 岁，左眼视物不见 30 余年，反复眼红痛、异物感半年余。入院诊断"左眼大泡性角膜病变、晶状体溶解性青光眼、晶状体脱位、陈旧性视网膜脱离、失用性外斜、黑矇"，予行左眼晶状体皮质吸出 +CXL。术后，角膜水肿减轻，患者疼痛症状缓解（图 7-3-2 和图 7-3-3）。

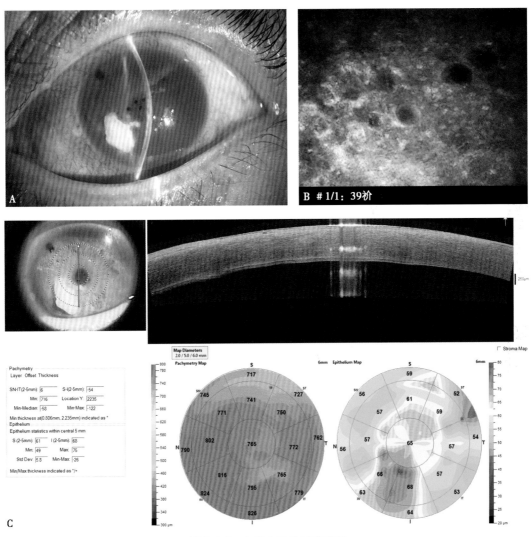

图 7-3-2 左眼大泡性角膜病变

A. 术前，裂隙灯显微镜照相（角膜水肿，可见大疱，前房中深，可见残留晶状体皮质）；B. 术前，激光共聚焦显微镜检查（左眼角膜内皮细胞无法计数）；C. 术前，前节 OCT 检查（角膜基质厚度增加，可见大泡性改变，CCTmin=716μm。前房可见残留晶状体皮质异常影像）。

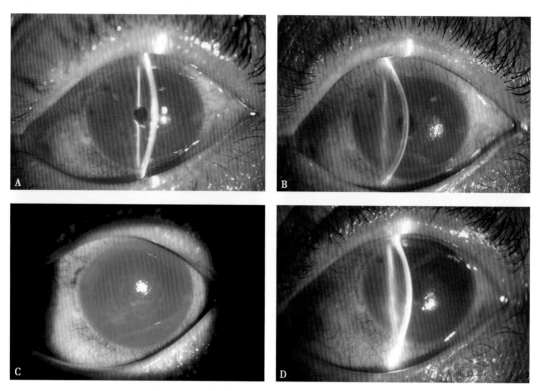

图 7-3-3　左眼大泡性角膜病变行角膜交联术后

A. 术后第 1 天，裂隙灯显微镜照相（角膜上皮缺损，角膜大疱、水肿减轻）；B. 术后第 3 天，裂隙灯显微镜照相（角膜上皮愈合，角膜水肿减轻）；C. 术后第 3 天，裂隙灯显微镜照相 + 荧光素钠染色（角膜上皮愈合，荧光素钠染色阴性）；D. 术后 1 个月，裂隙灯显微镜照相（角膜水肿复发）。

【总结】

CXL 有助于大泡性角膜病变患者的症状缓解和视觉改善，但远期疗效欠佳。由于并非所有大泡性角膜病变患者均有条件进行角膜移植手术，因此，可考虑采用 CXL 来减轻疼痛不适，并可为角膜移植提供治疗时间窗，推迟角膜移植手术的进行。此外，CXL 可减轻大泡性角膜病变患者角膜水肿并增加角膜透明性，或可在一定程度上提高大泡性角膜病变患者角膜移植手术的成功率。CXL 目前主要应用于 PBK 和 Fuchs 角膜内皮营养不良，其他病因包括角膜移植术后、青光眼术后、创伤和 / 或内皮炎等所致的大泡性角膜病变则疗效欠佳。因此，有必要开展更大规模的研究，并对大泡性角膜病变病因进行进一步研究，以改进 CXL 技术在大泡性角膜病变等疾病中的应用，提高临床疗效。

（胡鹭萍　李绍伟）

参 考 文 献

[1] WOLLENSAK G, SPORL E, SEILER T. Treatment of keratoconus by collagen cross linking. Der Ophthalmologe: Zeitschrift der Deutschen Ophthalmologischen Gesellschaft, 2003, 100（1）: 44-49.

[2] HOVAKIMYAN M, GUTHOFF R F, STACHS O. Collagen cross-linking: current status and future directions. Journal of ophthalmology, 2012, 2012: 406850.

[3] WOLLENSAK G, SPOERL E, SEILER T. Riboflavin/ultraviolet-a-induced collagen crosslinking for the

treatment of keratoconus. American journal of ophthalmology，2003，135（5）：620-627.

[4] GREENSTEIN S A，HERSH P S. Corneal crosslinking for progressive keratoconus and corneal ectasia：summary of us multicenter and subgroup clinical trials. Translational vision science & technology，2021，10（5）：13.

[5] WOLLENSAK G，AURICH H，PHAM D T，et al. Hydration behavior of porcine cornea crosslinked with riboflavin and ultraviolet A. Journal of cataract and refractive surgery，2007，33（3）：516-521.

[6] CAPOROSSI A，MAZZOTTA C，PARADISO A L，et al. Transepithelial corneal collagen crosslinking for progressive keratoconus：24-month clinical results. Journal of cataract and refractive surgery，2013，39（8）：1157-1163.

[7] ARORA R，MANUDHANE A，SARAN R K，et al. Role of corneal collagen cross-linking in pseudophakic bullous keratopathy：a clinicopathological study. Ophthalmology，2013，120（12）：2413-2418.

[8] SONDERGAARD A P，IVARSEN A，HJORTDAL J. Reduction of stromal swelling pressure after UVA-riboflavin cross-linking. Investigative ophthalmology & visual science，2013，54（3）：1625-1634.

[9] NATARAJAN R，PADMANABHAN P，GURUSWAMI S. Hydration behavior of porcine cornea crosslinked with riboflavin and ultraviolet A. Journal of cataract and refractive surgery，2007，33（9）：1503.

[10] MASTROPASQUA L，NUBILE M，LANZINI M，et al. Morphological modification of the cornea after standard and transepithelial corneal cross-linking as imaged by anterior segment optical coherence tomography and laser scanning in vivo confocal microscopy. Cornea，2013，32（6）：855-861.

[11] GONÇALVES E D，CAMPOS M，PARIS F，et al. Bullous keratopathy：etiopathogenesis and treatment. Arquivos brasileiros de oftalmologia，2008，71（6 Suppl）：61-64.

[12] MANNIS M J，HOLLAND E J. 角膜. 史伟云，译. 北京：人民卫生出版社，2018.

[13] ARENTSEN J J，MORGAN B，GREEN W R. Changing indications for keratoplasty. American journal of ophthalmology，1976，81（3）：313-318.

[14] BATES A K，CHENG H. Bullous keratopathy：a study of endothelial cell morphology in patients undergoing cataract surgery. The British journal of ophthalmology，1988，72（6）：409-412.

[15] WOLLENSAK G，AURICH H，WIRBELAUER C，et al. Potential use of riboflavin/UVA cross-linking in bullous keratopathy. Ophthalmic research，2009，41（2）：114-117.

[16] PRICOPIE S，ISTRATE S，VOINEA L，et al. Pseudophakic bullous keratopathy. Romanian journal of ophthalmology，2017，61（2）：90-94.

[17] COHEN E J，BRADY S E，LEAVITT K，et al. Pseudophakic bullous keratopathy. American journal of ophthalmology，1988，106（3）：264-269.

[18] KHAN M S，BASIT I，ISHAQ M，et al. Corneal collagen cross linking（CXL）in treatment of pseudophakic bullous keratopathy. Pakistan journal of medical sciences，2016，32（4）：965-968.

[19] OZDAS D，YESILIRMAK N，SARAC O，et al. 36-month outcomes of mechanical and transepithelial PTK epithelium removal techniques prior to accelerated CXL for progressive keratoconus. Journal of refractive surgery，2022，38（3）：191-200.

[20] YUKSEL E，CUBUK M O，YALCIN N G. Accelerated epithelium-on or accelerated epithelium-off corneal collagen cross-linking：Contralateral comparison study. Taiwan journal of ophthalmology，2020，10（1）：37-44.

[21] GORE D M, LEUCCI M T, KOAY S Y, et al. Accelerated pulsed high-fluence corneal cross-linking for progressive keratoconus. American journal of ophthalmology, 2021, 221: 9-16.

[22] KRUEGER R R, RAMOS-ESTEBAN J C, et al. Staged intrastromal delivery of riboflavin with UVA cross-linking in advanced bullous keratopathy: laboratory investigation and first clinical case. Journal of refractive surgery, 2008, 24(7): S730-S736.

[23] GHANEM V C, GHANEM R C, DE OLIVEIRA R. Postoperative pain after corneal collagen cross-linking. Cornea, 2013, 32(1): 20-24.

[24] SOETERS N, VAN DER VALK R, TAHZIB N G. Corneal cross-linking for treatment of progressive keratoconus in various age groups. Journal of refractive surgery, 2014, 30(7): 454-460.

[25] HERSH P S, STULTING R D, MULLER D, et al. United States multicenter clinical trial of corneal collagen crosslinking for keratoconus treatment. Ophthalmology, 2017, 124(9): 1259-1270.

[26] CHEN B, LI X, SUN Y, et al. Study of the effects of rabbit scleral fibroblasts on cellular biomechanical properties and MMP-2 expression using two modes of riboflavin/ultraviolet A wave collagen cross-linking. Experimental eye research, 2021, 212: 108695.

[27] GATZIOUFAS Z, SEITZ B. Collagen crosslinking in pseudophakic bullous keratopathy. Journal of cataract and refractive surgery, 2010, 36(8): 1444-1445.

[28] RODRIGUEZ-AUSIN P, GUTIERREZ-ORTEGA R, ARANCE-GIL A, et al. Keratopathy after cross-linking for keratoconus. Cornea, 2011, 30(9): 1051-1053.

[29] UCAKHAN O O, SAGLIK A. Outcome of two corneal collagen crosslinking methods in bullous keratopathy due to fuchs' endothelial dystrophy. Case reports in medicine, 2014, 2014: 463905.

[30] HAFEZI F, DEJICA P, MAJO F. Modified corneal collagen crosslinking reduces corneal oedema and diurnal visual fluctuations in Fuchs dystrophy. The British journal of ophthalmology, 2010, 94(5): 660-661.

[31] KASAI K, KATO N, DEN S, et al. A prospective, randomized clinical study comparing accelerated corneal collagen crosslinking with 5% NaCl hypertonic saline for bullous keratopathy in Asian eyes. Medicine, 2019, 98(51): e18256.

第八章 角膜胶原交联并发症及处理

角膜胶原交联（corneal collagen cross-linking，CXL）已被证实能够有效地稳定圆锥角膜和医源性角膜膨隆，避免或延迟角膜移植，不少患者因术后角膜曲率变平而视力得到提高[1-7]。虽然手术并发症很少而且通常较轻微，但临床医师必须清楚CXL各方面的潜在问题。CXL后的并发症包括角膜混浊、角膜瘢痕形成、感染性角膜炎、无菌浸润、上皮愈合延迟、治疗失败、角膜过度扁平化伴远视漂移和内皮功能衰竭等[8]。其中角膜浅层混浊经常发生，通常在交联后1～2个月出现，并在6～12个月内消退[8]；而永久性基质瘢痕[9]可能发生在CXL后更久，它在同时接受激光光学角膜切削术（photo refractive keratectomy，PRK）和CXL的眼中更为普遍[10]；术后早期（几天到几周）可出现无菌浸润，通常用局部类固醇药物治疗[11]，但治疗前应排除感染性角膜炎的可能，以免给患者带来更严重的后果；交联后感染性角膜炎少见但后果很严重，目前临床上CXL术后角膜感染显示多种病原菌，一旦发生角膜感染应尽早明确病原菌并积极治疗；其他不常见的并发症包括与特应性眼病相关的角膜融解[12]，而特应性眼病应在CXL之前得到控制；长期研究表明CXL术后圆锥角膜的进展可能发生在8%的病例中[13-15]；很少病例CXL术后出现角膜内皮细胞损伤，Sharma等[16]报告了350只接受标准去上皮CXL治疗的眼中，持续性内皮细胞衰竭的发生率为1.4%，尽管有角膜厚度＞400μm的安全限值，这可能是术中基质脱水导致基质变薄、角膜厚度不均匀以及紫外线设备的聚焦问题所致。经上皮CXL和快速CXL可减少并发症[17]。因此，CXL术前需要对患者眼部及全身情况作全面评估，术前应告知患者各种潜在的手术并发症。图8-0-1为CXL潜在并发症的分类。

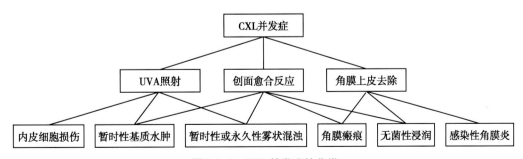

图 8-0-1 CXL 并发症的分类

目前临床开展CXL所应用的核黄素与紫外线安全性已经过大量研究。

核黄素：CXL中使用的核黄素并无潜在毒性。核黄素即维生素 B_2，是一种无毒、可溶解的光敏介质，是活体细胞的必需组成成分，口服剂量高达43mg时未发现全身副作用[18]。

CXL 治疗过程中患者所接受的核黄素的总剂量为 1.2mg，远远低于上限值。

紫外线 A（ultraviolet light A，UVA）：紫外线可能损伤眼部结构。标准去上皮核黄素 /UVA 治疗早期会导致角膜基质中出现角膜细胞凋亡反应，治疗深度主要在角膜浅中基质，大约在 350μm 以内 [19-24]。有报道描述了 UVA 剂量依赖性角膜细胞凋亡，标准治疗方法中角膜表面辐照度为 30mW/cm²，导致基质中角膜细胞凋亡深度达到 300μm，CXL 术后 4～6 周角膜基质细胞开始再生 [25, 26]。Mazzota 等 [23] 发现，进展性圆锥角膜患者 CXL 后 5d，中央照射区域上皮下基质神经纤维消失，术后 6 个月神经再生完成。Salomao 等 [24] 研究发现，核黄素 /UVA 联合治疗引起的角膜愈合反应比单纯核黄素或单纯 UVA 引起的角膜愈合反应更明显。

角膜中核黄素对 UVA 的吸收大大地降低了角膜基质后部的眼内结构的辐射暴露，包括内皮细胞（0.32J/cm²）、晶状体前后表面（分别为 0.27J/cm² 和 0.22J/cm²）和视网膜（0.22J/cm²）（"核黄素保护效应"）。所有残余 UVA 能量都 <1J/cm²，与户外活动 1d 所照射的太阳 UVA 能量相当 [25-30]。

第一节　术后疼痛

CXL 术后疼痛多发生于去上皮 CXL 术后，多在术后即出现且持续几天，临床上主要表现为术眼疼痛难忍，伴睁眼困难和流泪，根据疼痛主观评分问卷（表 8-1-1），经上皮 CXL 术后出现疼痛较少或者疼痛的程度远低于去上皮 CXL[31, 32]。

表 8-1-1　疼痛评分表

疼痛评分	疼痛程度	主观描述
0	无痛	无不适
1	极轻微疼痛	轻微不适
2	轻微疼痛	轻微疼痛，无须要求咨询医生
3	中度疼痛	中度疼痛，流泪，要求咨询医生
4	重度疼痛	重度疼痛，要求口服止疼药
5	极重度疼痛	极重度疼痛，要求口服止疼药或者局部给予麻药处理

【发病机制】

CXL 术中 UVA 对角结膜上皮细胞水分子的氧化作用产生较多氧自由基，进一步使细胞死亡释放大量炎性因子而出现疼痛症状 [33-35]。去上皮 CXL 术后角膜上皮下角膜神经末梢裸露，该处神经多为无髓鞘的 Y 型 [36]。严重的角膜相关疼痛可归因于损伤神经纤维的活动，因为疼痛诱导因子包括前列腺素 E₂ 的产生和神经肽。这些神经末梢对上皮缺损后的眼睑运动也非常敏感 [36]。随着时间的推移，疼痛减轻，可能反映了角膜上皮缺损的修复 [37]。

【处理及预后】

为缓解术后疼痛，去上皮 CXL 术后常规配戴治疗性角膜绷带镜缓解疼痛。CXL 术后疼痛可在 72h 内自行缓解或口服镇痛药物后 72h 内缓解。经上皮 CXL 患者术后疼痛最小，仅有 11.7% 需要口服或局部镇痛 [31]，这远低于标准 CXL 中需要镇痛的患者比例。本研究团队率先采用上皮下快速 CXL 方法治疗圆锥角膜，研究发现，上皮下快速 CXL 组患者术后疼痛明显小于去上皮快速 CXL 组，两组术后 0、1、2、3d 疼痛评分有显著性差异，上皮下快速 CXL 组术后患者只出现中等水平的疼痛和刺激症状，不需要任何镇痛药[32]。

（李　玲　李绍伟）

参 考 文 献

[1] MAZZOTTA C，TRAVERSI C，BAIOCCHI S，et al. Conservative treatment of keratoconus by riboflavin-UVA-induced cross-linking of corneal collagen：qualitative investigation. European Journal of Ophthalmology，2006，16（4）：530-535.

[2] WITTIG SILVA C，WHITING M，LAMOUREUX E，et al. A randomized controlled trial of corneal collagen cross-linking in progressive keratoconus：preliminary results. J Refract Surg，2008，24（7）：S720-S725.

[3] HERSH P S，GREENSTEIN S A，FRY K L. Corneal collagen crosslinking for keratoconus and corneal ectasia：one year results. Cataract Refract Surg，2011，37（1）：149-160.

[4] SPOERL E，HUHLE M，SEILER T. Induction of cross links in corneal tissue. Exp Eye Res，1998，66（1）：97-103.

[5] SUNG H W，CHANG W H，MA C Y，et al. Crosslinking of biological tissues using genipin and/or carbodiimide. J Biomed Mater Res A，2003，64（3）：427-438.

[6] KOHLHAAS M，SPOERL E，SCHILDE T，et al. Biomechanical evidence of the distribution of cross-links in corneas treated with riboflavin and ultraviolet A light. J Cataract Refract Surg，2006，32（2）：279-283.

[7] SPORT E，HUHL M，KASPER M，et al. Increased rigidity of the cornea caused by intrastromal cross-linking. Ophthalmologe，1997，94（12）：902-906.

[8] RANDLEMAN J K R. Corneal collagen cross-linking complications and their management Corneal Collagen Cross-Linking. Thorofare：SLACK，2013：89-96.

[9] LIM L S，BEUERMAN R，LIM L，et al. Late onset deep stromal scarring after riboflavin UV-A corneal collagen cross-linking for mild keratoconus. Arch Ophthalmol，2011，129（3）：360-362.

[10] KYMIONIS G D，PORTALIOU D M，DIAKONIS V F，et al. Posterior linear stromal haze formation after simultaneous photo refractive keratectomy followed by corneal collagen cross linking. Invest Ophthalmol Vis Sci，2010，51（10）：5030-5033.

[11] KOLLER T，MROCHEN M，SEILER T. Complication and failure rate after corneal crosslinking. J Cataract Refract Surg，2009，35（8）：1358-1362.

[12] KOPPEN C，VRYGHEM J C，GOBIN L，et al. Keratitis and corneal scarring after UVA/riboflavin cross-linking for keratoconus. J Refract Surg，2009，25（9）：S819-S823.

[13] THEURING A，SPOERL E，PILLUNAT L E，et al. Corneal collagen cross-linking with riboflavin and ultraviolet-A light in progressive keratoconus. Results after 10-year follow-up. Ophthalmologe，2015，112（2）：140-147.

[14] RAISKUP F，THEURING A，PILLUNAT L E，et al. Corneal collagen crosslinking with riboflavin and ultraviolet-A light in progressive keratoconus：Ten-year results. J Cataract Refract Surg，2015，41（1）：41-46.

[15] OBRART D P S，PATEL P，LASCARATOS G，et al. Corneal cross-linking to halt the progression of keratoconus and corneal ectasia：Seven-year follow-up. Am J Ophthalmol，2015，160（6）：1154-1163.

[16] SHARMA A，NOTTAGE J M，MIRCHIA K，et al. Persistent corneal edema after collagen cross-linking for

keratoconus. Am J Ophthalmol, 2012, 154（6）: 922-926.

[17] MAIER P, REINHARD T, KOHLHAAS M. Corneal collagen crosslinking in the Stabilization of keratoconus. Dtsch Arztebl Int, 2019, 116（11）: 184-190.

[18] Expert Group on Vitamins and Minerals Secretariat. Revised Review of Riboflavin.（2002-08-01）[2012-09-27]. http://www.fbod.gov.uk/multimedia/pdfs/review riboflavin.

[19] AMBROSIO R Jr, KARA-JOSE N, WILSON S E. Early keratocyte apoptosis after epithelial scrape injury in the human cornea. Exp Eye Res, 2009, 89（4）: 597-599.

[20] WILSON S E, CHAURASIA S S, MEDEIROS F W. Apoptosis in the initiation, modulation and termination of the corneal wound healing response. Exp Eye Res, 2007, 85（3）: 305-311.

[21] NETTO M V, MOHAN R R, MEDEIROS F W, et al. Femtosecond laser and microkeratome corneal flaps: comparison of stromal wound healing and inflammation. J Refract Surg, 2007, 23（7）: 667-676.

[22] WOLLENSAK G, SPOERL E, WILSCH M, et al. Keratocyte apoptosis after corneal collagen cross-linking using riboflavin/UVA treatment. Cornea, 2004, 23（1）: 43-49.

[23] MAZZOTTA C, BALESTRAZZI A, TRAVERSI C, et al. Treatment of progressive keratoconus by riboflavin UVA induced cross-linking of corneal collagen: ultrastructural analysis by Heidelberg Retinal Tomograph-II in vivo confocal microscopy in humans. Cornea, 2007, 26（4）: 390-397.

[24] SALOMAO M Q, CHAURASIA S S, SINHA ROY A, et al. Corneal wound healing after ultraviolet-A/riboflavin collagen cross-linking: a rabbit study. J Refract Surg, 2011, 27（6）: 401-407.

[25] WOLLENSAK G, SPOERL E, REBER F, et al. Keratocyte cytotoxicity of riboflavin/UVA treatment in vitro. Eye（Lond）, 2004, 18（7）: 718-722.

[26] WOLLENSAK G, SPORL E, REBER F, et al. Corneal endothelial cytotoxicity of riboflavin/UVA treatment in vitro. Ophthalmic Res, 2003, 35（6）: 324-328.

[27] BAIOCCHI S, MAZZOTTA C, CERRETANI D, et al. Corneal cross-linking: riboflavin concentration in corneal stroma exposed with and without epithelium. J Cataract Refract Surg, 2009, 35（5）: 893-899.

[28] WOLLENSAK G, SPOERL E, WILSCH M, et al. Endothelial cell damage after riboflavin ultraviolet-A treatment in the rabbit. J Cataract Refract Surg, 2003, 29（9）: 1786-1790.

[29] International Commission on Non Ionizing Radiation Protection. Guidelines on limits of exposure to ultraviolet radiation of wavelengths between 180nm and 400nm（incoherent optical radhtfcon）. Health Phys, 2004, 87（2）: 171-186.

[30] SPOERL E, MROCHEN M, SLINEY D, et al. Safety of UVA-riboflavin cross-linking of the cornea. Cornea, 2007, 26（4）: 385-389.

[31] MEHBOOB M A, AMEEN S S, ALI K. Efficacy and safety of transepithelial collagen crosslinking for progressive keratoconus. Pakistan Journal of Medical Sciences, 2016, 32（5）: 1111-1115.

[32] LI S, XIE H, XU M, et al. Comparison of pain after subepithelial versus conventional accelerated corneal collagen cross-linking for keratoconus. International Ophthalmology, 2019, 39（6）: 1249-1254.

[33] MAZZOTTA C, HAFEZI F, KYMIONIS G, et al. In vivo confocal microscopy after corneal collagen crosslinking. Ocul Surf, 2015, 13: 298-314.

[34] WORETA F A, GUPTA A, HOCHSTETLER B, et al. Management of post photorefractive keratectomy pain. Surv Ophthalmol, 2013, 58（6）: 529-535.

[35] NAWAZ S, GUPTA S, GOGIA V, et al. Trans epithelial versus conventional corneal collagen cross-linking: a randomized trial in keratoconus. Oman J Ophthalmol, 2015, 8 (1): 9-13.

[36] MULLER L J, MARFURT C F, KRUSE F, et al. Corneal nerves: structure, contents and function. Exp Eye Res, 2003, 76 (5): 521-542.

[37] ZAREI GHANAVATI S, JAFARPOUR S, RADYN MAJD A, et al. Evaluation of early postoperative ocular pain after photorefractive keratectomy and corneal cross-linking. Journal of Cataract & Refractive Surgery, 2018, 44 (5): 566-570.

第二节　角膜上皮延迟愈合

CXL 后角膜上皮通常于术后 1 周即可愈合，个别病例有延迟愈合的情况，术后裂隙灯下显微镜示角膜上皮片状缺损，角膜荧光素染色着色。角膜上皮长期缺损可能会导致感染性角膜炎和角膜溃疡，术后出现角膜上皮持久不愈合，应给予重视。

【发病机制】

有研究报道，UVA 可诱导包括角膜缘干细胞（limbal epithelial stem cell，LESC），角膜上皮细胞和角膜内皮细胞（角膜厚度 <400μm 时）在内的角膜细胞凋亡[1-4]。与单独 UVA 照射相比，光敏剂如核黄素联合 UVA 0.5mW/cm² 照射治疗时，基质细胞毒性低 10 倍[5,6]。

标准治疗过程中刮除角膜上皮将通过角膜上皮细胞释放的炎症趋化因子、细胞因子来调节角膜伤口愈合反应。在这个过程中，肿瘤坏死因子 -α 和白细胞介素 -1 为重要的调节因子，可引起基质金属蛋白酶 -9（matrix metalloproteinase-9，MMP-9）上调，从而引起炎症反应影响角膜愈合[7,8]。

临床上一些上皮愈合延迟的病例与中、重度圆锥角膜术后第 1 周配戴角膜接触镜相关，尤其是最大曲率位于中央，绷带角膜接触镜的配戴将导致其不断摩擦中央凸起处角膜上皮，导致其上皮持续不愈合。

非甾体抗炎药（nonsteroidal anti-inflammatory drug，NSAID）在术后早期禁用，它会激活基质金属蛋白酶导致角膜融解[9]。

术前干眼或者过敏性结膜炎也可导致术后角膜上皮延迟愈合。

【临床表现】

眼部症状主要有眼红、眼刺痛、畏光流泪、异物感、干涩感；部分患者可因角膜神经功能异常而自觉症状轻微；还可出现视物模糊、视力波动或下降等症状。

眼部体征可表现为角膜上皮部分缺损，角膜上皮水肿，角膜荧光素点状、线状或片状染色，随病变发展会出现角膜浅基质溃疡；球结膜血管扩张、光泽差或水肿、皱褶，严重者可出现睫状充血；泪膜异常：角膜上皮弥漫性脱失或糜烂患者可出现泪膜稳定性下降，泪膜破裂时间缩短；伴有明显炎性反应时，结膜囊会出现黏性丝状分泌物；部分患者可能出现角膜知觉减退。

【预防及处理】

术中角膜上皮的刮除应距离角膜缘一定距离，约 2mm，避免损伤角膜缘干细胞。UVA 照射时，采取遮盖措施保护角膜缘免受 UVA 照射，术前校准 UVA 光源，整个交联过程中确认 UVA 光束的居中性和辐射的强度。

在 CXL 期间，用金属环防止核黄素渗漏至角膜缘可防止 UVA 损伤 LESC[10-12]，由于 LESC 在正常和伤口愈合条件下对维持健康的角膜上皮细胞是必不可少的，有效地保护角膜缘免受紫外线的侵害，有助于避免 CXL 的并发症。

CXL 后由于角膜上皮长期缺损可能会导致感染性角膜炎和角膜溃疡，术前常规抗生素预防感染，积极治疗干眼和过敏性结膜炎，术后应常规给予抗生素的配合治疗，同时术后常规配戴绷带镜（角膜中央曲率过高者注意观察是否存在摩擦）或者绷带包扎术眼以眼球制动。若发现角膜上皮延迟愈合，加用促进角膜上皮生长的滴眼液，如小牛血清去蛋白眼用凝胶或者自体血清点眼，如经局部促进角膜上皮生长后上皮仍然未愈合，可行羊膜覆盖术治疗。患者角膜上皮经过上述处理后一般都能痊愈，角膜上皮痊愈后仍需避免用眼过度，局部配合使用不含防腐剂的人工泪液。

【典型病例】

患者，女，12 岁，因"双眼视力下降伴眼部疼痛半年"入院。诊断：双眼圆锥角膜（右眼Ⅱ期，左眼Ⅳ期），双眼屈光不正（图 8-2-1）。入院后表面麻醉下行双眼角膜上皮刮除联合 CXL 治疗。术后常规给予配戴角膜接触镜，局部给予重组人表皮生长因子滴眼液、0.02% 氟米龙滴眼液和 0.5% 左氧氟沙星滴眼液 4 次 /d 点眼。术后 5d，右眼角膜上皮片状缺损，左眼角膜上皮线状缺损（图 8-2-2），右眼局部加用小牛血清滴眼液点眼后眼垫覆盖眼球制动。术后 10d，患者右眼角膜上皮线状混浊，左眼角膜上皮完整，病情稳定（图 8-2-3）。

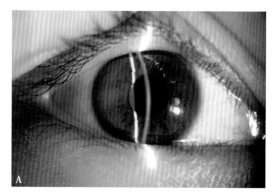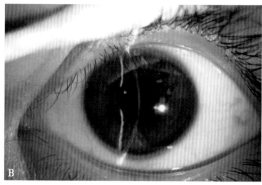

图 8-2-1　圆锥角膜术前裂隙灯显微镜前节照
A. 右眼；B. 左眼。

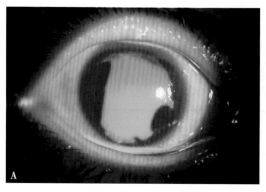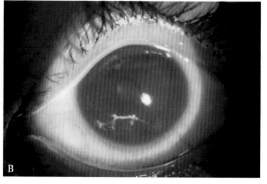

图 8-2-2　去上皮 CXL 术后 5d
A. 右眼角膜上皮片状缺损；B. 左眼角膜上皮线状缺损。

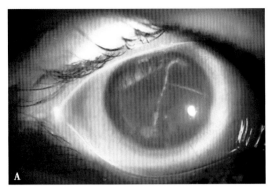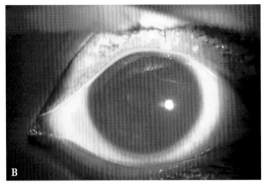

图 8-2-3 去上皮 CXL 术后 10d

A. 右眼角膜上皮线状混浊；B. 左眼角膜上皮完整。

（李 玲 李绍伟）

参 考 文 献

[1] THORSRUD A, NICOLAISSEN B, DROLSUM L. Corneal collagen crosslinking in vitro: inhibited regeneration of human limbal epithelial cells after riboflavin ultraviolet-A exposure. Journal of cataract and refractive surgery, 2012, 38（6）: 1072-1076.

[2] SPOERL E, MROCHEN M, SLINEY D, et al. Safety of UVA riboflavin cross-linking of the cornea. Cornea, 2007, 26（4）: 385-389.

[3] GREGOR W, EBERHARD S, MICHAELA W, et al. Endothelial cell damage after riboflavin ultraviolet-A treatment in the rabbit. Journal of cataract & refractive surgery, 2003, 29（9）: 1786-1790.

[4] WOLLENSAK G, SPORL E, REBER F, et al. Corneal endothelial cytotoxicity of riboflavin/UVA treatment in vitro. Ophthalmic Res, 2003, 35（6）: 324-328.

[5] WOLLENSAK G, SPOERL E, REBER F, et al. Keratocyte cytotoxicity of riboflavin/UVA treatment in vitro. Eye（Loud）, 2004, 18（7）: 718-722.

[6] WOLLENSAK G, SPOERL E, WILSCH M, et al. Keratocyte apoptosis after corneal collagen cross-linking using riboflavin/UVA treatment. Cornea, 2004, 23（1）: 43-49.

[7] JAMERSON E C, ELHUSSEINY A M, ELSHEIKH R H, et al. Role of Matrix Metalloproteinase 9 in ocular surface disorders. Eye & Contact Lens, 2020, 46（suppl 2）: 57-63.

[8] YERRAMOTHU P, VIJAY A K, WILLCOX M D P. Inflammasomes, the eye and anti-inflammasome therapy. Eye（Lond）, 2018, 32（3）: 491-505.

[9] GOKHALE N S, VEMUGANTI G K. Diclofenac induced acute corneal melt after collagen crosslinking for keratoconus. Cornea, 2010, 29（1）: 117-119.

[10] VIMALIN J, GUPTA N, JAMBULINGAM M, et al. The effect of riboflavin UV-A treatment on corneal limbal epithelial cells——a study on human cadaver eyes. Cornea, 2012, 31（9）: 1052-1059.

[11] JEYALATHA V, JAMBULINGAM M, GUPTA N, et al. Study on polymethylmethacrylate ring in protecting limbal stem cells during collagen cross-linking. Ophthalmic Res, 2013, 50（2）: 113-116.

[12] KYUNG L H, SUK R J, JEONG J H, et al. Protection of corneal limbus from riboflavin prevents epithelial stem cell loss after collagen cross-linking. Journal of Ophthalmology, 2018, 2018: 1-7.

第三节　感染性角膜炎

感染性角膜炎为 CXL 术后较为严重的并发症，可能为细菌、真菌、病毒、阿米巴等病原体所致。临床中应引起足够的重视，有报道 CXL 术后继发感染性角膜炎的发生率低于0.001 7%[1]。

【病原学】

临床工作中，CXL 后感染性角膜炎常为细菌性角膜炎，也可见病毒性角膜炎、棘阿米巴性角膜炎和真菌性角膜炎等。Shetty 等的一项回顾性研究分析 2 350 例 CXL 患者，显示 4 眼角膜浸润最后发展为莫西沙星耐药性葡萄球菌（moxifloxacin resistant staphylococcus aureus，MXRSA）性角膜炎[1]。也有报道 CXL 术后发生严重角膜炎，病原体为铜绿假单胞菌[2]。

单纯疱疹病毒（herpes simplex virus，HSV）常在情绪紧张、创伤、发热和激光手术后被激活[3]。有学者报道了圆锥角膜 CXL 术后并发虹膜炎及疱疹病毒性角膜炎[4]。多篇文献报道 CXL 术后发生单纯疱疹病毒性角膜炎[4-6]。

Samantha 等报道 CXL 术后发生链格孢属真菌性角膜炎[7]。而此前在西班牙和印度则有报道 CXL 术后角膜感染的病原体包括表皮葡萄球菌[8]、金黄色葡萄球菌[9]、大肠埃希菌[10]、铜绿假单胞菌[2]、疱疹病毒[11]、阿米巴[12]、真菌[13]和微小孢子虫[14]等。

CXL 术后发生多菌性角膜炎也有报道[15]。

【发病机制】

角膜上皮层完整性的破坏以及 Bowman 层的暴露是感染性角膜病变发生的基础。已经证实上皮清创、角膜神经损伤和局部使用类固醇滴眼液均为危险因素。上皮清创和 CXL 均已被证明会对基质细胞造成损伤，而基质细胞在角膜免疫反应中起到重要作用，此时莫西沙星耐药性葡萄球菌（MXRSA）性角膜炎可能发生[1]。

有研究[16, 17]证明紫外线照射可重新激活 HSV 感染。角膜接触镜卫生不良被认为是阿米巴感染的潜在危险因素[3, 12]。

【临床表现】

不同病原微生物所导致的 CXL 术后感染性角膜炎的临床表现各不相同，其常见症状有眼红、眼痛、畏光、流泪、视物模糊或视力下降、眼睑痉挛、分泌物增多等，有部分患者无任何症状。临床体征有结膜、睫状充血或混合充血，角膜出现炎性浸润灶，浸润灶可侵及角膜表面、深基质层或累及全层角膜，浸润灶可单个或多个；角膜可有局部或弥漫性水肿，上皮损害，前房反应甚至前房积脓、眼内炎。

因各种致病微生物不同，可见到相应的角膜浸润灶，但是部分病灶缺少特征性。革兰阳性球菌感染者常有疼痛、分泌物多、上皮损害，查体可见圆形或椭圆形病灶，溃疡周边清楚，溃疡下方边界模糊，有致密的浸润灶，周围组织水肿。葡萄球菌可导致严重的基质脓肿和角膜穿孔；肺炎球菌引起的角膜炎（匐行性角膜炎）为椭圆形病灶，带匐行性边缘，较深的中央基质溃疡，常伴有前房反应甚至前房积脓。革兰氏阴性菌所致角膜炎，多表现为快速发展的角膜液化性坏死，其中铜绿假单胞菌引起的感染具有特征性，角膜浸润迅速扩展及黏液性坏死，溃疡浸润灶及分泌物略带黄绿色，前房积脓严重。感染如不控制，可导致角膜坏死穿孔、全眼球炎。

真菌感染起病慢，症状轻，角膜浸润灶呈灰白色或黄白色，外观干燥而粗糙，溃疡表面由菌丝和坏死组织形成边界清楚的灰白隆起病灶（菌丝苔被），感染灶旁可见树根样浸润灶（伪足）或孤立的结节状浸润（卫星灶），菌丝灶周围有时出现灰白色环行浸润（免疫环）、角膜内皮斑，50% 患者早期出现前房积脓，严重的基质溃疡坏死可导致角膜穿孔和真菌性眼内炎。

病毒性角膜炎的临床表现主要有视力下降、眼睑肿胀、异物感、球结膜混合充血、眼痛、畏光、流泪、角膜溃疡、角膜后沉着物（KP）、角膜知觉减退、耳前淋巴结肿大和其他不适症状等。当单纯疱疹病毒破坏角膜内皮细胞延续至小梁网造成小梁网炎症时，可表现为眼压升高伴前房反应及角膜盘状或弥漫性水肿和大量 KP。

临床工作中区分无菌性和感染性角膜炎并不是很容易，判断不精确可能会导致病变的及时治疗延误，影响患者术后预后效果。临床上区分无菌性角膜浸润和感染性角膜浸润要点如下（表 8-3-1）[17]。

表 8-3-1　无菌性浸润与感染性浸润的区别

	无菌性浸润	感染性浸润
出现时间	24～48h	>48h
角膜荧光素染色	与浸润灶不匹配	与浸润灶匹配
炎症出现	突然出现	逐渐进展
激素治疗	有效	无效
视力	恢复较好	恢复不佳

【预防与处理】

CXL 术后抗感染的重点应以预防为主：术前应预防性使用抗菌药物滴眼，目前常使用喹诺酮类或其他种类的广谱抗菌药物，4 次 /d，使用 3d 以上，可有效降低结膜囊的病原菌数量。对于有疱疹病史的患者，预防性抗病毒治疗可以降低 CXL 后并发病毒性角膜炎的可能性。而对于手术前口服或局部使用类固醇或其他免疫抑制药物的高危患者，必要时应停用药物一段时间再行手术治疗。术中使用聚维酮碘消毒结膜囊 30s，预防感染。手术过程中严格遵循无菌操作。术后密切随访病情，早期戴透明的保护眼罩和防护镜，注意眼部卫生，同时使用喹诺酮类或其他种类的广谱抗菌药物，4 次 /d，使用 1 周以上，经上皮 CXL 可适当缩短局部抗生素使用时间。

临床上 CXL 术后怀疑感染性角膜炎发生，应积极行病原菌学检查，如通过角膜共聚焦显微镜明确或者排除病原菌，必要时可行角膜刮片及培养鉴定菌种。一旦明确感染性角膜炎应立即给予抗感染治疗，早期加大用药频次，抑制病原菌生长，待病情稳定后调整用药。标准的刮除角膜上皮的 CXL 治疗后，应常规局部应用抗生素直到角膜上皮完全修复，可以减少感染性角膜炎发生的概率。

【典型病例】

患者，男，14 岁，因"双眼渐进性视力下降 3 年"入院。诊断：双眼圆锥角膜（右眼Ⅱ期，左眼Ⅳ期），双眼屈光不正（图 8-3-1）。入院后表面麻醉下行右眼角膜上皮刮除联合 CXL 治疗。术后常规配戴角膜绷带镜，局部 0.5% 左氧氟沙星滴眼液 4 次 /d，溴芬酸钠水合物滴眼液及 0.02% 氟米龙滴眼液 3 次 /d 点眼治疗。术后 5d，右眼角膜上皮愈合，中央偏颞侧可见浅基质环形混浊浸润灶（图8-3-2），继前用药。术后2周，患者主诉右眼视力下降伴眼红、眼痛。中央角膜见灰白色混浊浸润灶，无分泌物（图8-3-3）。共聚焦显微镜未见明显病原菌，考虑CXL后细菌性角膜炎可能性大，停戴角膜绷带镜，停用局部0.02%氟米龙滴眼液点眼，给予局部频点0.05%左氧氟沙星滴眼液和妥布霉素滴眼液，2d后病灶处混浊减轻，局部0.05%左氧氟沙星滴眼液和妥布霉素滴眼液均改为4次/d，加用0.02%氟米龙滴眼液3次/d点眼，1个月后复查病情稳定（图8-3-4）。

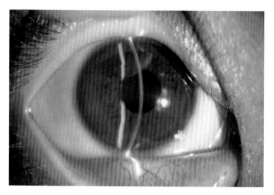

图8-3-1　入院时右眼前节照

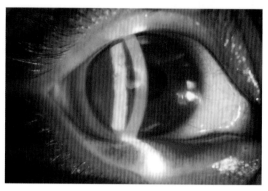

图8-3-2　去上皮CXL术后5d，右眼中央偏颞侧角膜见灰白色环形混浊浸润灶

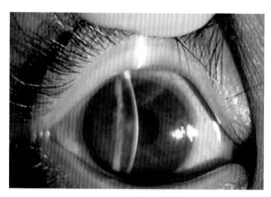

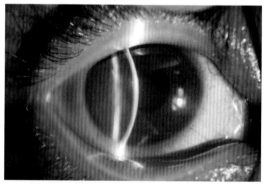

图8-3-3　去上皮CXL术后2周，右眼中央偏颞侧角膜见灰白色混浊浸润灶

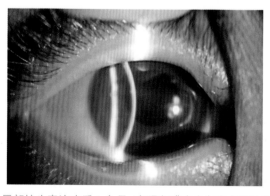

图8-3-4　局部抗生素治疗后1个月，右眼角膜中央灰白色混浊浸润灶消失

（李玲　李绍伟）

参 考 文 献

[1] SHETTY R，KAWERI L，NUIJTS R M，et al. Profile of microbial keratitis after corneal collagen cross-linking. BioMed Res Int，2014，2014：340509.

[2] SHARMA N，MAHARANA P，SINGH G，et al. Pseudomonas keratitis after collagen crosslinking for keratoconus：Case report and review of literature. Journal of Cataract & Refractive Surgery，2010，36（3）：517-520.

[3] HOU Y C，CHEN C C，WANG I J，et al. Recurrent herpetic keratouveitis following YAG laser peripheral iridotomy. Cornea，2004，23（6）：641-642.

[4] KYMIONIS G D，PORTALIOU D M，BOUZOUKIS D I，et al. Herpetic keratitis with iritis after corneal crosslinking with riboflavin and ultraviolet A for keratoconus. Journal of Cataract & Refractive Surgery，2007，33（11）：1982-1984.

[5] SHIMELD C，WHITELAND J L，NICHOLLS S M，et al. Immune cell infiltration in corneas of mice with recurrent herpes simplex virus disease. Journal of General Virology，1996，77（Pt 5）：977-985.

[6] YUKSEL N，BILGIHAN K，HONDUR A M. Herpetic keratitis after corneal collagen cross-linking with riboflavin and ultraviolet-A for progressive keratoconus. International Ophthalmology，2011，31（6）：513-515.

[7] MCGIRR S，ANDERSEN D，HALGREN J. Alternaria keratitis after corneal crosslinking. American Journal of Ophthalmology Case Reports，2020，17：100616.

[8] PEREZ-SANTONJA J J，ARTOLA A，JAVALOY J，et al. Microbial keratitis after corneal collagen cross-linking. J Cataract Refract Surg，2009，35（6）：1138-1114.

[9] RANA M，LAU A，ARALIKATTI A，et al. Severe micro bial keratitis and associated perforation after corneal cross-linking for keratoconus. Contact Lens Anterior Eye，2015，38：134-137.

[10] POLLHAMMER M，CURSIEFEN C. Bacterial keratitis early after corneal cross-linking with riboflavin and ultra violet-A. J Cataract Refract Surg，2009，35：588-589.

[11] KYMIONIS G D，PORTALIOU D M，BOUZOUKIS D I，et al. Herpetic keratitis with iritis after corneal cross-linking with riboflavin and ultra violet A for keratoconus. J Cataract Refract Surg，2007，33：1982-1984.

[12] RAMA P，DIMATTEO F，MATUSKA S，et al. A canthamoeba keratitis with perforation after corneal cross-linking and band age contact lens use. J Cataract Refract Surg. 2009，35（4）：788-791.

[13] GARCIA-DELPECH S，DIAZ-LLOPIS M，UDAONDO P，et al. Fusarium keratitis 3 weeks after healed corneal crosslinking. J Refract Surg，2010，26（12）：994-995.

[14] GAUTAM V J，JHANJI V，SATPATHY G，et al. Microsporidial keratitis after collagen crosslinking. Ocul Immunol Inflamm，2013，21（6）：495-497.

[15] ZAMORA K V，MALES J J. Polymicrobial keratitis after a collagen cross-linking procedure with postoperative use of a contact lens：A case report. Cornea，2009，28（4）：474-476.

[16] ROONEY J F，STRAUS S E，MANNIX M L，et al. UV light-induced reactivation of herpes simplex virus type 2 and prevention by acyclovir. Journal of Infectious Diseases，1992，166（3）：500-506.

[17] MEREAUX D，KNOERI J，JOUVE L，et al. Sterile keratitis following standard corneal collagen crosslinking：a case series and literature review. J Fr Ophthalmol，2019，42（6）：603-611.

第四节　非感染性角膜基质浸润

CXL 术后非感染性基质浸润常表现为角膜上皮刮除与角膜上皮未刮除交界处点状或小片状角膜灰白色混浊。在 CXL 治疗术后该并发症的发生概率较小，有报道 CXL 治疗后早期无菌性浸润发生的概率为 0.97%[1]，也有学者报道无菌性浸润发生的概率为 2.7%[2]，而发生迟发性无菌性周围溃疡性角膜炎（sterile peripheral ulcerative keratitis，PUK）的概率为 1.4%[3]。

【发病机制】

目前 CXL 术后非感染性角膜基质浸润的机制并不明确，可能与以下因素有关：

有学者报道 CXL 术后出现边界清楚的无菌性浸润病灶，可能是前基质对核黄素或者紫外线照射的超敏反应[4]。

而 Koppen 和 Kymionis 等[5, 6]报道 CXL 术后出现无菌性角膜浸润可能由沉积在泪液池中葡萄球菌抗原介导的细胞免疫反应所致，多发生在沉积泪液池的周边，而不健康（如睑板腺功能障碍）睑缘形成泪液池中葡萄球菌抗原物质较别的区域多。同时，术后使用角膜接触镜也会增加葡萄球菌抗原物质在泪液池中的沉积量[7]。

Lam 等[2]提出角膜最薄点厚度 <425μm 和角膜最大曲率 >60D 是无菌性角膜炎发生的危险因素，若这两个因素同时存在会大大增加无菌性角膜浸润的可能。角膜曲率较大，角膜表面的核黄素保留时间越短，UVA 照射时更容易损伤角膜，同时较薄的角膜可能使角膜内皮暴露在 UVA 辐射下，导致内皮毒性，这是免疫反应和无菌浸润的触发因素，进一步的证据来自无菌浸润倾向于发生在角膜最薄的区域。

Cerman 等[8]报道另一个可能因素是 CXL 术后使用局部非甾体抗炎药，这些药物只阻断环加氧酶途径，由于脂加氧酶途径没有被阻断，白三烯的积累发生，这可能导致中性粒细胞趋化和产生无菌性浸润。

还有研究[4]报道，通过 CXL 治疗圆锥角膜时，年龄偏大的病例较年龄偏小的病例术后更容易发生 PUK，而病例的性别、最薄角膜厚度、平均角膜曲率、角膜内基质环（intrastromal corneal ring segment，ICRS）的存在与迟发性 PUK 的发生无关，CXL 打破圆锥角膜的组织金属蛋白酶及其组织抑制因子之间的平衡，从而导致 PUK，同时，炎症或自身免疫性疾病的发生也可能导致了无菌性 PUK 的发生。

【预防与处理】

由于 CXL 术后无菌性浸润有抗原参与的免疫反应，术前应积极治疗过敏性角膜炎和睑板腺功能障碍，从而减少术后无菌性炎症发生。

临床工作中区分细菌性和无菌性角膜炎并不是很容易，判断不精确可能会延迟正确的糖皮质激素治疗，影响患者术后预后效果。临床上区分感染性角膜浸润和无菌性角膜浸润要点详见本章第三节。排除病原菌感染后，局部给予妥布霉素地塞米松滴眼液治疗，无菌性角膜浸润可得到解决，视力恢复较好。也可结膜下注射妥布霉素注射液 0.4ml 和地塞米松磷酸钠注射液 0.4ml，病灶可完全消失。当出现迟发性 PUK 时，积极使用妥布霉素地塞米松滴眼液，1% 环孢素滴眼液也能有效控制角膜浸润性炎症，可作为二线用药[4]。

【典型病例】

患者，男，20岁，因"左眼视力下降2年"入院。诊断：双眼圆锥角膜（Ⅳ期），双眼屈光不正（图8-4-1），入院后表面麻醉下行右眼角膜上皮刮除联合CXL治疗，术后常规配戴角膜绷带镜，局部给予重组人表皮生长因子滴眼液、0.02%氟米龙滴眼液和0.5%左氧氟沙星滴眼液4次/d点眼；术后5d右眼下方周边灰白浸润灶，角膜上皮大部分完整，鼻下方角膜上皮线状粗糙混浊，无分泌物，考虑CXL后无菌性角膜炎（图8-4-2），取出角膜绷带镜，调整药物为妥布霉素地塞米松滴眼液和0.5%左氧氟沙星滴眼液4次/d点眼。用药后3d患者右眼角膜上皮完整，颞下方周边灰白浸润灶变淡，调整药物为0.02%氟米龙滴眼液和左氧氟沙星滴眼液4次/d点眼，此时病情稳定出院，1周后两种药物减为2次/d点眼，2周停用后复查，患者右眼颞下方周边灰白浸润灶消失（图8-4-3）。

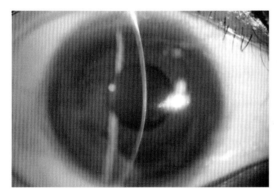
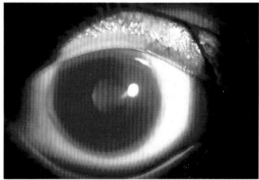

图8-4-1　圆锥角膜患者术前

右眼角膜中央偏下方角膜变薄，可见Vogt线和Fleischer环。

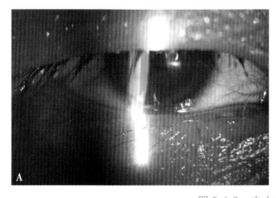
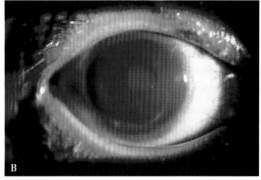

图8-4-2　去上皮CXL术后5d

A.右眼角膜上皮大部分完整，下方周边可见圆形浸润灶；B.荧光素染色可见鼻下方上皮线状粗糙混浊。

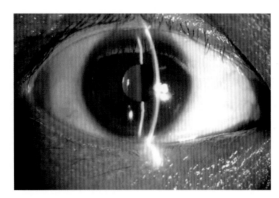

图 8-4-3　药物治疗后 2 周
右眼角膜上皮完整，下方浸润灶消失。

（李 玲　李绍伟）

参 考 文 献

[1] GHANEM R，NETTO M，GHANEM V，et al. Peripheral sterile corneal ring in filtrate after riboflavin-UVA collagen cross-linking in keratoconus. Cornea，2012，31：702-705.

[2] LAM F，GEOURGOUDIS P，NANAVATY M，et al. Sterile keratitis after combined riboflavin UVA corneal collagen cross-linking for keratoconus. Eye，2014，28：1297-1303.

[3] CHANBOUR W，MOKDAD I，MOUHAJER A，et al. Late onset sterile peripheral ulcerative keratitis post corneal collagen cross-linking. Cornea，2019，38：338-343.

[4] GHANEM R C，NETTO M V，GHANEM V C，et al. Peripheral sterile corneal ring infiltrate after riboflavin UVA collagen cross-linking in keratoconus. Cornea，2012，31（6）：702-705.

[5] KOPPEN C，VRYGHEM J C，GOBIN L，et al. Keratitis and corneal scarring after UVA/riboflavin cross-linking for keratoconus. Journal of Refractive Surgery，2009，25（9）：S819-S823.

[6] KYMIONIS G D，BOUZOUKIS D I，DIAKONIS V F，et al. Diffuse lamellar keratitis after corneal cross-linking in a patient with post-laser in situ keratomileusis corneal ectasia. Journal of cataract & refractive surgery，2007，33（12）：2135-2137.

[7] ANGUNAWELA R I，ARNALICHMONTIEL F，ALLAN B D S. Peripheral sterile corneal infiltrates and melting after collagen crosslinking for keratoconus. J Cataract Refract Surg，2009，35：606-607.

[8] CERMAN E，OZCAN D O，TOKER E. Sterile corneal infiltrates after corneal collagen cross-linking：evaluation of risk factors. Acta Ophthalmol，2017，95（2）：199-204.

第五节　暂时性/永久性角膜雾状混浊

角膜雾状混浊是 CXL 术后常见并发症之一，发生率约为 8.6%～11.36%[1-3]，CXL 术后 1 个月时可出现暂时性角膜雾状混浊，3 个月时到达高峰，大部分病例在术后 3～12 个月时混浊逐渐减轻[4]，极少数病例角膜混浊可持续 1 年以上。此类并发症大多出现在传统的 Dresden 方案中，快速 CXL 中出现较少，大多数情况下对视力无明显影响[5]，在去上皮 CXL 治疗中，少部分患者可形成永久性基质瘢痕，导致不同程度视力损害[6, 7]。

【发病机制】

关于 CXL 术后角膜雾状混浊是否是术后正常反应一直存在争议。有研究认为 CXL 术后轻度角膜基质混浊与暂时性角膜成纤维细胞再生相关，是持续的紫外线 - 核黄素联合治疗诱导的角膜细胞自然愈合的结果，是 CXL 诱导的间质胶原致密化和重塑的间接征象 [8]。共聚焦显微镜显示，CXL 术后 2 个月角膜基质细胞活化再生，术后 6 个月可完全再生，这些活化的角膜基质细胞可能产生异常的胶原纤维，导致相关的基质混浊 [9, 10]。CXL 术后早期角膜雾状混浊通常与术后角膜水肿和细胞凋亡相关 [3, 11]。CXL 术后永久性角膜雾状混浊的原因可能与圆锥角膜进一步发展、角膜曲率过高、薄角膜、紫外线照射、既往角膜屈光手术史、治疗时患者年龄较大有关 [6, 11, 12]。

【临床表现】

CXL 术后角膜雾状混浊多位于基质层，呈粉尘状，部分患者可达 60% 角膜深度（约300μm）；与 CXL 术后角膜雾状混浊不同，屈光性角膜切削术后的永久性基质层混浊是继发于成纤维细胞的再生，可位于上皮下区域，呈网状较多 [3, 9, 10]，术后 1 年角膜混浊程度可改善 [11-13]。CXL 术后暂时性角膜雾状混浊通常位于角膜旁中心，对视力无明显影响，而持续性角膜基质雾状混浊可影响视力 [9]。眼前节相干光断层扫描（OCT）显示角膜基质反射率增加，可达基质深度的 50%～60% [6]；共聚焦显微镜表明去上皮 CXL 术后 6 个月内前基质细胞平均密度显著下降，但是术后 12 个月，细胞密度可恢复到基线值 [8]。

【治疗与预防】

一般 CXL 术后角膜基质混浊具有自限性，通常无须行特殊治疗，局部皮质类固醇治疗无明显改善。此外，也有研究表明类固醇激素治疗对高密度、持续的影响视力的角膜雾状混浊或者基质瘢痕有较好效果 [8]。对视力无明显影响者可观察；若持续性角膜混浊、基质瘢痕且明显影响视力者，可行板层角膜移植术。

术前应详细询问病史，谨慎评估患者病情及个人风险因素，严格把握手术适应证。眼部有活动性眼表病变、上皮愈合不良、角膜瘢痕、单纯疱疹病毒感染史的患者，应避免手术，以减少此类并发症发生 [1, 14]。术后早期应避免紫外线照射。

【典型病例1】

患者男，21 岁，因"双眼无明显诱因视力下降 1 年"入院，既往屈光不正 10 年，配戴框架眼镜及软性角膜接触镜镜矫正视力。诊断：双眼圆锥角膜（右眼Ⅱ期，左眼Ⅲ期），双眼屈光不正（图 8-5-1）。入院后查视力：右眼 0.12，矫正 −7.75DS/−5.00DC×91＝0.8；左眼 0.15，矫正 −7.00DS/−3.50DC×97＝0.8。前节 OCT 示双眼角膜局部变薄，反光均匀（图 8-5-2）。予双眼行双眼角膜上皮刮除 +CXL，手术顺利。术后予双眼配戴角膜绷带镜，0.02% 氟米龙 4 次 /d，左氧氟沙星滴眼液 4 次 /d，重组牛碱性成纤维细胞生长因子眼用凝胶 3 次 /d。术后 1 周，角膜上皮愈合完整。术后 1 个月复查，视力右眼 0.12，矫正 −6.25DS/−4.75DC×80＝0.9^{-2}，左眼0.15，矫正 −5.25DS/−3.25DC×150＝0.9^{-2}。裂隙灯显微镜下查见双眼角膜雾状混浊（图 8-5-3），前节 OCT 示角膜上皮下浅基质层高反光信号（图 8-5-4），共聚焦显微镜示基质层可见条形暗纹（图 8-5-5）。术后半年复查，视力右眼 0.12，矫正 −7.25DS/−4.25DC×85＝1.0，左眼 0.12，矫正 −7.50DS−3.00DC×90＝0.8。裂隙灯显微镜下查双眼角膜透明（图 8-5-6），前节 OCT 示角膜光反射均匀（图 8-5-7）。

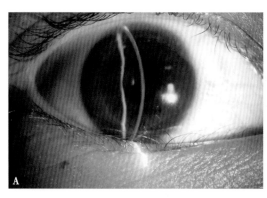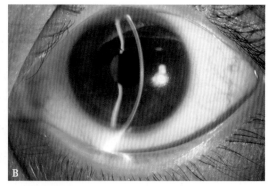

图 8-5-1　双眼 CXL 术前裂隙灯显微镜下检查

A 为右眼，B 为左眼。双眼角膜直径 11mm，透明，Fleischer 环（-），Vogt 线（-），munson 征（-），前房深度正常。

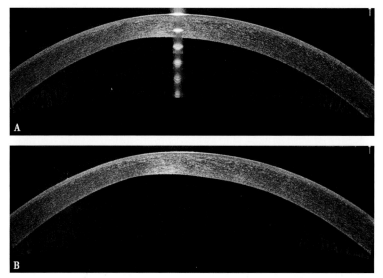

图 8-5-2　前节 OCT 检查

A 为右眼，B 为左眼。双眼角膜局部变薄，反光均匀。

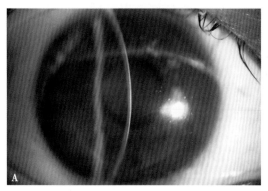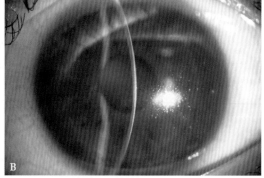

图 8-5-3　双眼 CXL 术后 1 个月复查

A 为右眼，B 为左眼。裂隙灯下检查见双眼角膜浅基质层雾状混浊。

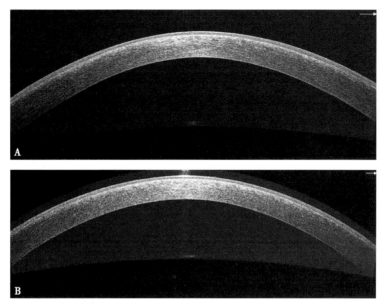

图 8-5-4　CXL 术后 1 个月前节 OCT 复查
A 为右眼，B 为左眼。双眼角膜上皮下、浅基质高反光信号。

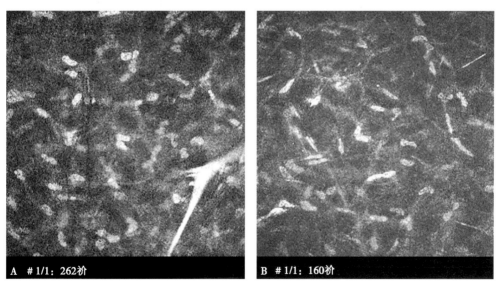

图 8-5-5　角膜共聚焦显微镜检查
A 为右眼，B 为左眼。双眼基质层纤维排列可，浅基质层可见条形暗纹。

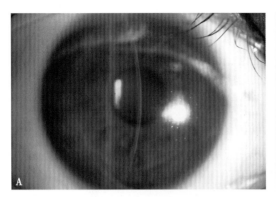
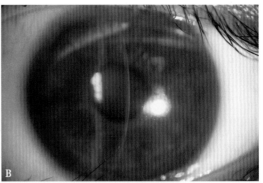

图 8-5-6　CXL 术后半年裂隙灯显微镜复查
A 为右眼，B 为左眼。双眼角膜透明。

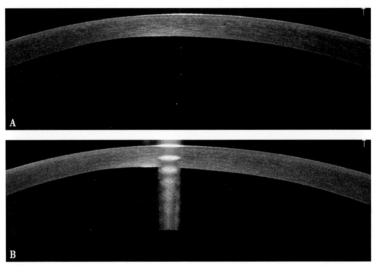

图 8-5-7　前节 OCT 检查
A 为右眼，B 为左眼。双眼光反射密度均匀，未见明显高反光信号。

【典型病例 2】

患者女，39 岁，因"自觉左眼视力下降 3 年"入院，既往 5 年前曾行双眼准分子激光上皮下角膜磨镶术（LASEK）联合 CXL（瑞士某医院，具体不详），自诉术后视力好。入院查：视力右眼 0.8，左眼 0.25，矫正不应，双眼眼压正常；裂隙灯显微镜下检查：右眼角膜局部变薄，偏鼻下方近瞳孔缘处见白色混浊，直径约 2.5mm，左眼角膜局部变薄，中央区见黄白色混浊，直径约 4.0mm，余眼部检查未见明显异常（图 8-5-8）；前节 OCT 示：双眼局部角膜变薄，局部高密度光反射信号（图 8-5-9）；双眼角膜生物力学指数 CBI 值 1.0；共聚焦显微镜示双眼角膜基质纤维排列紊乱（图 8-5-10）。入院诊断：双眼角膜斑翳（双眼 CXL 术后，双眼屈光矫正术后）。入院后给予左眼飞秒激光辅助深板层角膜移植术。术后半年复查，视力右眼 1.0，左眼 0.15，矫正 +4.00DS/−5.00DC×70 = 0.4（小孔视力 0.7）。裂隙灯显微镜查右眼情况同前，左眼角膜植片透明（图 8-5-11）。

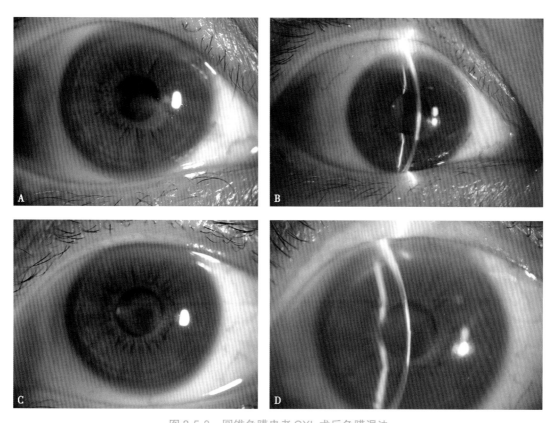

图 8-5-8　圆锥角膜患者 CXL 术后角膜混浊

A、B 为右眼裂隙灯下检查，右眼角膜局部变薄，偏鼻下方近瞳孔缘处见白色混浊，直径约 2.5mm×2.5mm；
C、D 为左眼裂隙灯检查，角膜局部变薄，中央区见黄白色混浊，直径约 4.0mm×4.0mm。

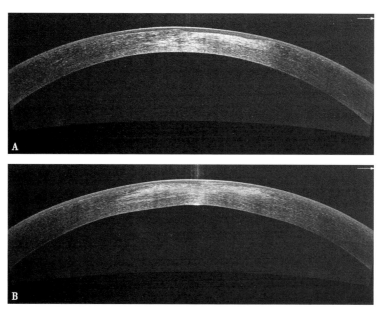

图 8-5-9　眼前节 OCT 检查

A 为右眼，B 为左眼。双眼局部角膜变薄，不均匀高密度光反射信号。

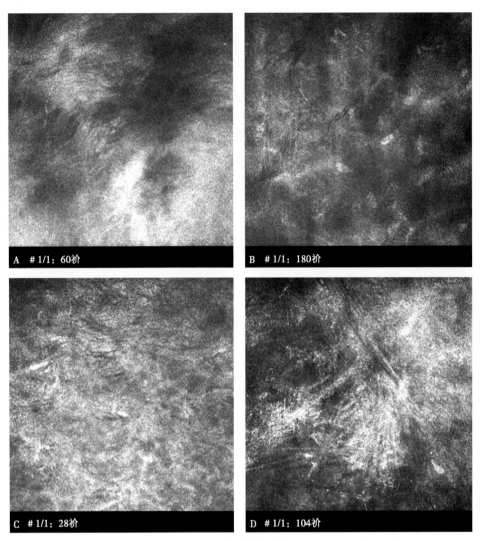

图 8-5-10　角膜共聚焦显微镜检查
A、B为右眼，C、D为左眼。示双眼基质层纤维排列紊乱，可见不规则高反光结构。

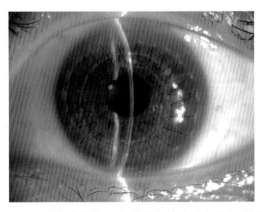

图 8-5-11　左眼角膜植片透明，植片与植床对合整齐，缝线在位

（窦泽夏　李绍伟）

参 考 文 献

[1] RAISKUP F, HOYER A, SPOERL E. Permanent corneal haze after riboflavin-UVA-induced cross-linking in keratoconus. J Refract Surg, 2009, 25（9）: S824-S828.

[2] KOPPEN C, VRYGHEM J C, GOBIN L, et al. Keratitis and corneal scarring after UVA/riboflavin cross-linking for keratoconus. J Refract Surg, 2009, 25（9）: S819-S823.

[3] MAZZOTTA C, BALESTRAZZI A, BAIOCCHI S, et al. Stromal haze after combined riboflavin-UVA corneal collagen cross-linking in keratoconus: in vivo confocal microscopic evaluation. Clin Exp Ophthalmol, 2007, 35（6）: 580-582.

[4] GREENSTEIN S A, FRY K L, BHATT J, et al. Natural history of corneal haze after collagen crosslinking for keratoconus and corneal ectasia: Scheimpflug and biomicroscopic analysis. J Cataract Refract Surg, 2010, 36（12）: 2105-2114.

[5] HATCH W, EL-DEFRAWY S, ONG TONE S, et al. Accelerated corneal cross-linking: efficacy, risk of progression, and characteristics affecting outcomes. A large, single-center prospective study. Am J Ophthalmol, 2020, 213: 76-87.

[6] GUELL J L, VERDAGUER P, ELIES D, et al. Late onset of a persistent, deep stromal scarring after PRK and corneal cross-linking in a patient with forme fruste keratoconus. J Refract Surg, 2014, 30（4）: 286-288.

[7] LIM L S, BEUERMAN R, LIM L, et al. Late-onset deep stromal scarring after riboflavin-UV-A corneal collagen cross-linking for mild keratoconus. Arch Ophthalmol, 2011, 129（3）: 360-362.

[8] MAZZOTTA C, HAFEZI F, KYMIONIS G, et al. In vivo confocal microscopy after corneal collagen crosslinking. Ocul Surf, 2015, 13（4）: 298-314.

[9] BELIN M W, LIM L, RAJPAL R K, et al. Corneal cross-linking: Current USA status: Report from the Cornea Society. Cornea, 2018, 37（10）: 1218-1225.

[10] MAZZOTTA C, BALESTRAZZI A, TRAVERSI C, et al. Treatment of progressive keratoconus by riboflavin-UVA-induced cross-linking of corneal collagen: ultrastructural analysis by Heidelberg Retinal Tomograph II in vivo confocal microscopy in humans. Cornea, 2007, 26（4）: 390-397.

[11] KOLLER T, MROCHEN M, SEILER T. Complication and failure rates after corneal crosslinking. J Cataract Refract Surg, 2009, 35（8）: 1358-1362.

[12] KIM B Z, JORDAN C A, MCGHEE C N, et al. Natural history of corneal haze after corneal collagen crosslinking in keratoconus using Scheimpflug analysis. J Cataract Refract Surg, 2016, 42（7）: 1053-1059.

[13] J LAI M, GREENSTEIN S A, GELLES J D, et al. Corneal haze after transepithelial collagen cross-linking for keratoconus: A Scheimpflug densitometry analysis. Cornea, 2020, 39（9）: 1117-1121.

[14] OLIPHANT H, ZAREI-GHANAVATI M, SHALABY BARDAN A, et al. Corneal collagen cross-linking in keratoconus: primum non nocere. Eye（Lond）, 2018, 32（1）: 4-6.

第六节 角膜内皮失代偿

CXL 术后角膜内皮失代偿偶有发生，一般表现为持续性角膜水肿、角膜内皮细胞计数明显降低等常见角膜内皮失代偿的临床表现。有回顾性研究显示，CXL 术后角膜水肿发生率约为 2.9%，角膜内皮失代偿发生率为 1.4%[1, 2]。

【发病机制】

已有研究表明，当角膜厚度 <400μm，CXL 术后可能会发生暂时性和永久性角膜水肿，角膜内皮细胞数目减少。目前研究推测 CXL 术后发生角膜内皮失代偿可能的原因主要是紫外线 - 核黄素对角膜细胞及内皮细胞产生的细胞毒性反应。UVA 具有引起细胞毒性和潜在的诱变作用，可能导致基质细胞凋亡和角膜内皮细胞损伤[3]。核黄素的应用可明显减少紫外线对角膜内皮细胞层的辐射，降低毒性作用。在体外兔角膜实验研究中，紫外线 - 核黄素联合治疗对角膜内皮细胞凋亡的阈值为 0.35mW/cm², 辐照剂量为 0.63J/cm²。细胞培养研究也表明引起细胞毒性反应的紫外线辐射强度不小于 0.35mW/cm²[4]。角膜胶原术后角膜基质角化细胞的再生深度为 300μm，由于紫外线的穿透深度与内皮细胞之间需有 50～100μm 的"安全距离"，因此，推荐角膜厚度不小于 400μm。当采用 3mW/cm² 的照射强度（约 5.4J/cm²）照射角膜表面时，在 400μm 厚的核黄素饱和角膜中，内皮细胞的辐照度为 0.18mW/cm²，比损伤阈值小 2 倍[5]。另外，角膜基质变薄，术中角膜上皮刮除后角膜脱水导致角膜厚度不足也是导致角膜内皮损伤的原因。此外，也有研究推测是由于使用二极管和有限的聚焦 / 对准系统导致紫外线光束中的热点缺乏均匀性导致[6]。另有研究表明 CXL 可激活病毒并触发角膜内皮细胞炎症反应，诱发感染性或非感染性角膜内皮炎[7]。

【临床表现】

CXL 术后角膜内皮失代偿患者术后即刻表现为角膜上皮和基质水肿，后弹力层皱褶，可能伴有内皮面沉着物，视力下降。早期大部分患者自诉晨间视物模糊，眼部异物感，下午或者傍晚视力可提高，眼部异物感症状减轻或消失；严重者晚期可出现大泡性角膜病变，上皮反复水肿剥脱，基质严重水肿，异物感加剧。角膜共聚焦显微镜可查角膜内皮细胞较术前明显减少，甚至内皮细胞形态不规则，模糊不清。

【预防与治疗】

根据标准 CXL 方案，刮除上皮后角膜厚度 >400μm，可有效防止角膜内皮及眼内深部组织结构的损伤[6, 8, 9]。对于角膜厚度 <400μm 的患者，建议使用低渗核黄素溶液、不含右旋糖苷或含羟丙基甲基纤维素的等渗溶核黄素溶液增加角膜厚度，再行紫外线照射可有效防止角膜内皮细胞损伤[10-13]。此外，精确校准交联仪器的参数，保证紫外线能量输出稳定，患者术中保持眼部平稳，也可减少基质细胞死亡，降低内皮细胞凋亡的风险[5]。

对 CXL 术后角膜内皮细胞损伤患者，早期角膜水肿较轻不影响视力者，可观察；出现角膜上皮大泡时可配戴治疗性角膜绷带镜减轻症状；角膜持续水肿，严重影响视力者，可行角膜内皮移植术；若合并角膜基质瘢痕，影响视力较明显者，可行穿透性角膜移植术治疗。

虽然此并发症相对少见，但术前应严格把握适应证，必要时可于术中实时进行角膜厚度测量，术后严密随访，尽可能降低内皮损伤等严重并发症的发生。

（窦泽夏　李绍伟）

参 考 文 献

[1] SHARMA A, NOTTAGE J M, MIRCHIA K, et al. Persistent corneal edema after collagen cross-linking for keratoconus. Am J Ophthalmol, 2012, 154（6）: 922-926.

[2] BAGGA B, PAHUJA S, MURTHY S, et al. Endothelial failure after collagen cross-linking with riboflavin

and UV-A: case report with literature review. Cornea, 2012, 31 (10): 1197-1200.

[3] SPOERL E, MROCHEN M, SLINEY D, et al. Safety of UVA-riboflavin cross-linking of the cornea. Cornea, 2007, 26 (4): 385-389.

[4] WOLLENSAK G, SPORL E, REBER F, et al. Corneal endothelial cytotoxicity of riboflavin/UVA treatment in vitro. Ophthalmic Res, 2003, 35 (6): 324-328.

[5] SPOERL E, MROCHEN M, SLINEY D, et al. Safety of UVA-riboflavin cross-linking of the cornea. Cornea, 2007, 26 (4): 385-389.

[6] O'BRART D. Corneal collagen crosslinking for corneal ectasias: a review. Eur J Ophthalmol, 2017, 27 (3): 253-269.

[7] BELIN M W, LIM L, RAJPAL R K, et al. Corneal cross-linking: Current USA status: Report from the Cornea Society. Cornea, 2018, 37 (10): 1218-1225.

[8] KYMIONIS G D, PORTALIOU D M, DIAKONIS V F, et al. Corneal collagen cross-linking with riboflavin and ultraviolet-A irradiation in patients with thin corneas. Am J Ophthalmol, 2012, 153 (1): 24-28.

[9] HERSH P S, STULTING R D, MULLER D, et al. United States multicenter clinical trial of corneal collagen crosslinking for keratoconus treatment. Ophthalmology, 2017, 124 (9): 1259-1270.

[10] JAIN V, GAZALI Z, BIDAYI R. Isotonic riboflavin and HPMC with accelerated cross-linking protocol. Cornea, 2014, 33 (9): 910-913.

[11] OLTULU R, SATIRTAV G, DONBALOGLU M, et al. Intraoperative corneal thickness monitoring during corneal collagen cross-linking with isotonic riboflavin solution with and without dextran. Cornea, 2014, 33 (11): 1164-1167.

[12] JACOB S, KUMAR D A, AGARWAL A, et al. Contact lens-assisted collagen cross-linking (CACXL): A new technique for cross-linking thin corneas. J Refract Surg, 2014, 30 (6): 366-372.

[13] CAPOROSSI A, MAZZOTTA C, PARADISO A L, et al. Transepithelial corneal collagen crosslinking for progressive keratoconus: 24-month clinical results. J Cataract Refract Surg, 2013, 39 (8): 1157-1163.

第九章　角膜胶原交联在角膜屈光手术中的应用

角膜屈光手术主要包括表层屈光手术和板层屈光手术。其中表层屈光手术包括：屈光性角膜切削术（photorefractive keratectomy，PRK）、化学法上皮瓣下角膜磨镶术（laser subepithelial keratomileusis，LASEK）、机械法上皮瓣下角膜磨镶术（epipolis laser in situ keratomileusis，Epi-LASIK），以及最新的经上皮准分子激光角膜切削术（trans-epithelial photorefractive keratectomy，TransPRK）；板层屈光手术包括：以机械刀或飞秒激光辅助制作角膜瓣的准分子激光原位角膜磨镶术（laser insitu keratomileusis，LASIK）和飞秒激光小切口角膜基质透镜取出术（femtosecond laser small incision lenticule extraction，SMILE）。角膜屈光手术发展至今已有几十年的历史，术后获得了良好的安全性、有效性、稳定性和可预测性[1-4]，在临床上广泛应用于近视及散光的矫正。但是其术后并发症，如医源性角膜扩张、屈光回退等会引起视力下降[5-7]。术后角膜膨隆是角膜屈光手术后最严重的并发症，然而目前对其发病机制了解甚少[8, 9]。研究发现，无论是LASIK或SMILE对角膜的垂直或水平切割，还是PRK对Bowman膜的损伤，都可能导致角膜生物力学不稳定从而引起角膜扩张[6, 10, 11]。除此之外，术前高度近视或远视、角膜薄和地形图异常（圆锥角膜）、揉眼、妊娠、内分泌失调、某些全身性疾病和药物使用也是术后角膜扩张的危险因素[6, 12-14]。

为提高角膜屈光术后生物力学稳定性、预防术后圆锥角膜的发生，近年来出现了一类新的术式——角膜屈光手术联合角膜胶原交联（corneal collagen cross-linking，CXL）[15]。CXL是以核黄素作为光敏剂，通过365nm波长的紫外线A（ultraviolet A，UVA）照射浸润了核黄素的角膜，诱导角膜基质产生化学反应，在胶原蛋白分子、纤维、微纤维之间形成共价键，出现新的连接，从而增加胶原纤维的机械强度，提高角膜的硬度，增加角膜组织的稳定性和对抗角膜向前膨隆的力量[15]。已有大量研究证实，CXL可阻止圆锥角膜进展，保持角膜形态稳定[16]。传统的角膜胶原交联治疗方式中[15]，核黄素浓度低（0.1%）、浸润时间长（30min）、紫外线照度小（3mW/cm^2）、照射角膜时间长（30min），治疗过程中需要长时间暴露角膜；快速角膜胶原交联增加核黄素浓度（0.22%或0.25%）、增加紫外线照度（9~45mW/cm^2），从而有效减少了治疗时间，另外，预防性交联照射总能量较治疗性交联为低[17, 18]，这都在一定程度上降低了屈光联合交联术后并发症的发生率[19, 20]，目前在角膜屈光手术中联合使用的主要是快速角膜胶原交联技术。

目前主流的联合术式有：飞秒激光制瓣LASIK（femtosecond laser assisted laser-assisted in situ keratomileusis，FS-LASIK）联合CXL（FS-LASIK Xtra），SMILE联合CXL（SMILE Xtra）和表层屈光手术联合CXL（PRK Xtra）。已有研究表明，角膜屈光手术联合CXL术后安全性和有效性好，术后屈光稳定性和生物力学均较单纯角膜屈光手术更好，尚未发现术后明显回退或角膜膨隆[17,18]。

目前，关于角膜屈光手术联合 CXL 的患者适应证和 CXL 操作流程尚无专家共识，本章就目前国内外较为通用的患者入选标准和操作方法作一简要介绍，并按照不同术式进行分节讲解，供大家参考。

第一节　飞秒激光制瓣的准分子激光原位角膜磨镶术联合快速角膜胶原交联

LASIK 根据制瓣方式不同，分为机械板层刀制瓣 LASIK 和飞秒激光制瓣 LASIK。与传统机械板层刀制瓣相比，飞秒激光制瓣提高了角膜瓣制作的精确性、稳定性和安全性[21]。但是无论机械刀还是飞秒激光，因其需要制作角膜瓣以及基质的切削，不可避免会削弱角膜的生物力学，这是术后发生角膜扩张的根本原因[22]。有研究报道，LASIK 术后角膜膨隆发病率达 0.04%～0.6%[8]，发病时间在术后数月到数年。

FS-LASIK Xtra 是用飞秒激光制作角膜瓣，准分子激光进行屈光度的切削，之后再进行快速角膜胶原交联的屈光手术，主要目的是提升角膜稳定性，减少术后角膜扩张的发生。目前主要应用于术前角膜薄、度数高、残余角膜基质床薄、LASIK 术后有角膜膨隆的高风险患者，其应用至今已有近 10 年的历史[17-19,23-26]。由于目前尚无统一适应证标准和操作规范，以及角膜胶原交联手术未普遍推广，这种联合手术尚未广泛开展。

临床观察显示，LASIK Xtra 术后 3.5 年裸眼视力、矫正视力及屈光度稳定，未见屈光回退、角膜膨隆和内皮细胞减少[24]。在 LASIK Xtra 与单纯 LASIK 对比中，LASIK Xtra 术后获得了与单纯 LASIK 手术相同的安全性、有效性、可预测性和稳定性[19,25]。术后早期 LASIK Xtra 组视力较 LASIK 组略差[26]，但 3 个月时 LASIK Xtra 组裸眼视力超过 LASIK 组，且残余屈光度更低。生物力学研究显示，LASIK Xtra 与 LASIK 术后角膜生物力学无明显差异[27]；也有研究发现高度近视术后，由于中周部上皮增生，从而导致回退和生物力学稳定性下降，而 LASIK Xtra 较 LASIK 术后角膜中周部上皮增生更少，使术后角膜生物力学稳定性增加、回退率下降[20]。目前，LASIK Xtra 主要用于近视矫正，也有专家将其应用于远视矫正，单纯 LASIK 治疗远视存在轻度的回退，而 LASIK Xtra 治疗远视效果稳定，无回退现象[28]。

【适应证】

常规 LASIK 手术适应证[29]：

1. 患者本人有摘镜愿望，对手术效果有合理的期望值。

2. 年龄≥18 周岁（特殊情况除外，如择业要求、高度屈光参差、角膜疾病需要激光治疗等）；术前在充分理解的基础上患者本人及家属须共同签署知情同意书。

3. 屈光状态基本稳定（每年近视屈光度数增长不超过 0.50D）时间≥2 年。

4. 屈光度数：近视≤-12.00D，散光≤6.00D，远视≤+6.00D。

除满足以上条件，若患者符合以下 2 条或 2 条以上可考虑行 LASIK Xtra[17,18]：

1. 年龄＜30 岁；

2. 等效球镜≥-6.00D；

3. 双眼角膜地形图不对称、形态欠规则，后表面高度较正常偏高，但无圆锥角膜；

4. 450μm＜角膜最薄点厚度＜480μm；

5. 剩余基质床厚度：250～280μm；

6. 1.65＜BAD＜2.6；

7. 0.5＜CBI＜1.0；

8. 0.5＜TBI＜1.0；

9. 圆锥角膜家族史、过敏性眼病史。

【禁忌证】[29]

1. 眼部活动性炎症；

2. 眼周化脓性炎症；

3. 严重的外眼疾病，如眼睑缺损、畸形、慢性泪囊炎等；

4. 疑似圆锥角膜、已确诊的圆锥角膜或其他类型角膜扩张；

5. 角膜中央厚度＜450μm，或预计角膜剩余基质床厚度＜250μm，预期术后剩余角膜中央基质厚度小于术前角膜厚度50%；

6. 未受控制的青光眼；

7. 影响视力的白内障；

8. 未受控制的全身结缔组织病及严重自身免疫性疾病；

9. 未受控制的糖尿病；

10. 全身感染性疾病；

11. 角膜基质或内皮营养不良。

FS-LASIK Xtra 的禁忌证基本上与 FS-LASIK 手术相同。

【手术步骤】

快速角膜胶原交联操作方法尚无统一标准，不同专家使用方法可能有差异。LASIK Xtra 术中核黄素浓度 0.1%、0.22% 或 0.25%，核黄素浸泡时间 45～120s，UVA 波长 365nm 或 370nm，UVA 照射时间 30～300s，照度 9～30mW/cm²，总能量 0.9～5.4J/cm²[17, 18]。以下 FS-LASIK Xtra 方法为本院采用的方法，也是目前大多数专家采用的方法。

1. 用飞秒激光系统制作角膜瓣

（1）参数设置：定制角膜瓣直径为 7.9～8.8mm，角膜瓣厚度为 90～120μm，角膜瓣边缘切割角度为 90°，瓣蒂位置以 12 点位置为宜。

（2）定中心，在患者保持注视时，升高术床，使负压锥镜准确压到角膜上，启动负压。

（3）负压到位，在提示音后启动飞秒激光进行扫描制瓣。

2. 准分子激光切削屈光度　角膜制瓣完成后转至准分子激光仪下，常规无菌操作，掀开角膜瓣，发射准分子激光，切削屈光度。

3. 联合快速角膜胶原交联（图 9-1-1）

（1）把瓣置于"Taco"位置；

（2）0.22% 核黄素（VibeX Xtra）均匀充分注射在角膜基质床上，浸泡 90s；

（3）平衡盐溶液冲洗角膜基质床表面残留的核黄素；

（4）角膜瓣归位；

（5）应用角膜胶原交联仪（KXL），选择波长 365nm，照度 30mW/cm² 的 UVA 连续照射角膜 90s，照射总能量为 2.7 J/cm²。

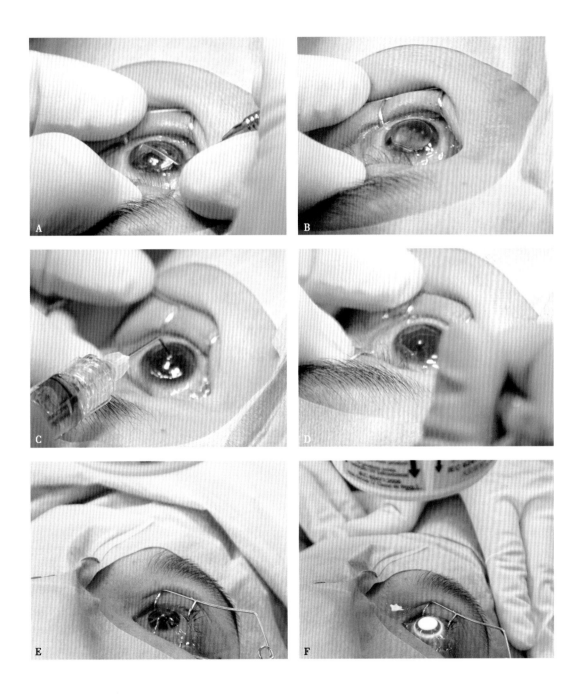

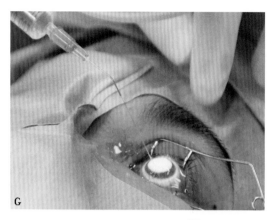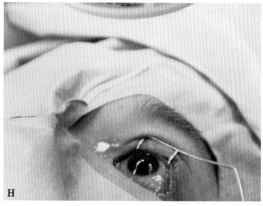

图 9-1-1　FS-LASIK Xtra 步骤图

A. 掀起飞秒制作的角膜瓣；B. 暴露角膜基质床，角膜瓣蒂置于上方，进行准分子激光切削；C. 0.22% 核黄素注射在角膜基质床上，浸泡 90s；D. 角膜基质冲洗，清除多余核黄素，复位角膜瓣；E. 中心定位；F. 紫外线照射，UVA（365nm）30mW/cm² 连续照射 90s；G. 照射过程中点水湿润角膜；H. 紫外线照射结束。

【术后用药】

1. 抗生素滴眼液（如 0.5% 左氧氟沙星滴眼液），连续点眼 10d，4 次 /d。

2. 激素滴眼液（如 0.1% 氟米龙滴眼液），连续点眼 1～3 个月，从 4 次 /d，根据 haze 的变化逐步减量至停用。

3. 人工泪液（如 0.1% 玻璃酸钠滴眼液，不含防腐剂人工泪液更佳），4 次 /d，连续点眼 2～3 个月。

【并发症及处理】

FS-LASIK 手术并发症及处理：

1. 负压吸引移位或脱环　由于患者挤眼、眼球转动、睑裂狭小等因素导致负压吸引过程中负压环发生移位或脱环。轻微移位影响不大，可以继续手术；明显移位甚至脱环，则需重新吸附，重新扫描。

2. 结膜下出血　对术后视力无影响，可自行吸收。

3. 前房气泡　较大的前房气泡可能干扰眼球跟踪与定位，需等待气泡消退后再行准分子激光扫描。

4. 上皮下气泡　非常少见，多与角膜瓣过薄有关。分离角膜瓣时应小心谨慎，防止造成角膜瓣的损伤。

5. 角膜瓣掀开困难　与层间飞秒激光脉冲点间距和行间距过大有关。调整点间距、层间距重新扫描。

6. 角膜内不透明气泡　多与角膜瓣过薄有关。影响眼球跟踪定位，待气泡吸收后再行准分子激光切削。

7. 角膜瓣皱褶　与术毕时取出开睑器推动了角膜瓣或术后患者揉眼有关。需冲洗复位。

8. 短暂光敏感综合征（transient light sensitivity syndrome，TLSS）　为飞秒激光特有的并发症，较少见。糖皮质激素治疗有效。

9. 弥漫性层间角膜炎（diffuse lamellar keratitis，DLK）　多与层间非细菌性炎症有关。糖皮质激素治疗有效。

10. 角膜上皮下混浊（haze）　原因尚不明确，可能与所制作的角膜瓣过薄、激光脉冲能量较大有关，与表层术后所形成的 haze 类似，通过糖皮质激素治疗有效。

11. 术源性干眼　角膜屈光术后常见并发症。大多数患者随术后时间的延长症状会逐渐缓解或消失，早期可使用人工泪液治疗。

LASIK Xtra 术后除了常规 FS-LASIK 手术并发症，还应特别关注以下并发症：

1. Haze　大部分角膜胶原交联患者术后早期出现过轻微 haze，角膜混浊位于角膜基质，一般不影响视力，1 个月左右消退[19, 26, 28, 30]。本院有 2 例患者分别在术后 2 个月和 3 个月复诊时发现双眼角膜中央区 haze 1 级，但视力无影响，患者无不适，予以激素治疗后 haze 消退。UVA 照射时间长会增加术后 haze 发生率[31]。使用激素可预防和控制 haze。

2. DLK　LASIK Xtra 术后出现 1~2 级 DLK 占 38.2%，明显高于常规 LASIK（4%），予以激素冲击治疗，DLK 在 1 周左右消退[30]。

3. 上皮糜烂　15.8% 患者 LASIK Xtra 术后出现角膜上皮糜烂[30]，可配戴角膜绷带镜或用抗生素眼膏包眼，或局部点自体血清，必要时刮除局部糜烂上皮。

4. 术后角膜基质分界线　与交联反应有关，一般在浅中基质层，不影响视力。照射时间延长会导致交联线厚度增加，术中 UVA 照射 2min，术后 1 个月可达到 280μm 左右，但 1 个月后交联线会逐渐减轻[31]。

5. 干眼　LASIK Xtra 术后出现干眼较少，可能与术后一段时间滴用不含防腐剂人工泪液有关[32]。

6. 屈光回退　LASIK Xtra 术后 2 年研究结果未见明显回退[25]。

7. 角膜膨隆　目前研究尚未见 LASIK Xtra 术后出现角膜膨隆[17, 18]。

8. 角膜内皮细胞损伤　快速角膜胶原交联中照射的总能量仅为 2.7J/cm²，该能量远低于造成角膜内皮细胞损伤的阈值[33]。许多研究也证实交联术后角膜内皮细胞密度与术前相比无统计学差异[32, 33]。

【预后】

1. LASIK Xtra 术后患者获得了良好的视力，远期稳定性好，对于高度近视患者有控制术后回退的作用，目前尚未发现术后出现角膜膨隆。

2. 术后早期反应可能较常规 LASIK 手术明显，可适当延长激素和人工泪液的使用时间，注意患者定期随访。

3. 尚需更大样本长时间临床研究进一步验证其远期疗效。

【典型病例】

患者男，29 岁，双眼视力下降 10 年。否认眼部外伤史及家族性眼病史。术前检查：VOD：0.12，VOS：0.15；综合验光：OD：−6.25DS/−2.00DC×5＝1.0，OS：−4.75DS/−1.50DC×170＝1.0。眼压：OD：14.7mmHg，OS：14.0mmHg。角膜厚度：OD：493μm，OS：499μm。双眼眼前节及眼底检查未见异常。术前 Pentacam 角膜地形图结果见图 9-1-2 和图 9-1-3，双眼角膜断层形态学联合生物力学评估见图 9-1-4。

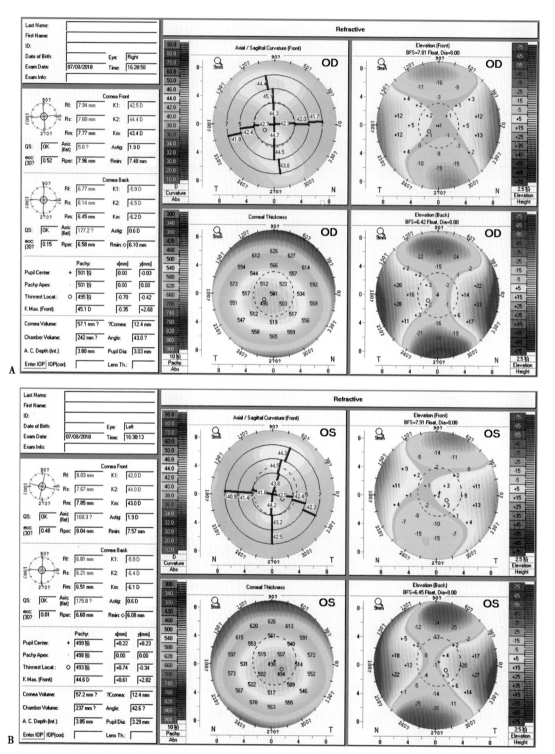

图 9-1-2　术前屈光四联图
A. 右眼；B. 左眼。

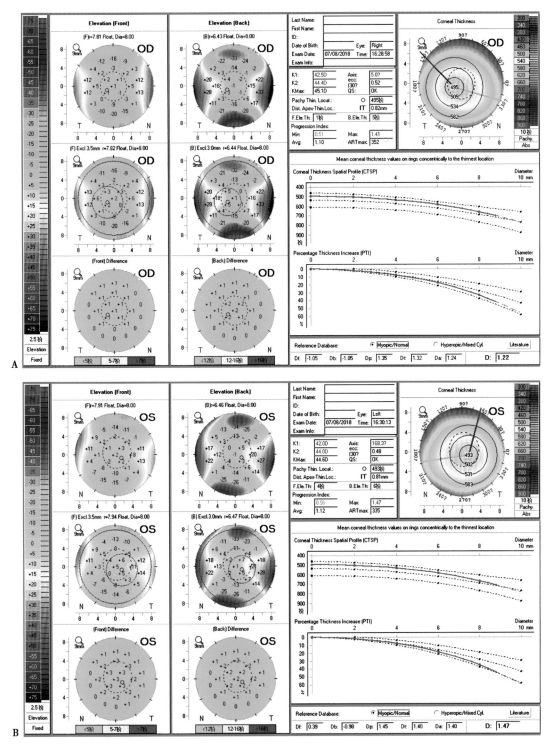

图 9-1-3　术前 Belin 图

A. 右眼；B. 左眼。

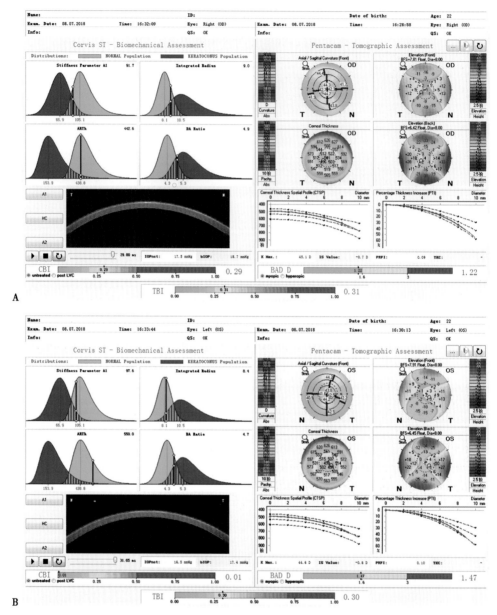

图 9-1-4　术前 Pentacam + Corvis ST 联合图

A. 右眼；B. 左眼。

双眼角膜对称性较好，形态规则，BAD.D、CBI 和 TBI 均在正常范围，但度数偏高、角膜薄，行常规 LASIK 术后可能有回退和角膜膨隆风险。因此，考虑屈光手术联合角膜胶原交联手术。患者于 2018 年 7 月 20 日行双眼飞秒 LASIK 联合角膜胶原交联（FS-LASIK Xtra），手术顺利。术后常规局部抗炎治疗。

术后 1d：VOD：1.0，VOS：0.8；裂隙灯显微镜检查：角膜轻度水肿，角膜瓣位正，双眼 DLK 1 级。予以妥布霉素地塞米松滴眼液加强抗炎治疗。

术后 3d：VOD：1.0，VOS：1.2；眼压：OD：9.5mmHg，OS：11mmHg。裂隙灯显微镜检查：双眼 DLK 0.5 级。继续予以妥布霉素地塞米松滴眼液抗炎治疗。

术后 1 周：VOD：1.0，VOS：1.0；眼压：OD：10mmHg，OS：10mmHg。裂隙灯显微镜检查：角膜透明，角膜瓣位正。予以 0.1% 氟米龙滴眼液抗炎 1 周治疗。

术后 1 个月：VOD：1.2，VOS：1.0；眼压：OD：9mmHg，OS：9mmHg。裂隙灯显微镜检查：角膜透明，角膜瓣位正。双眼 Pentacam 角膜地形图检查结果见图 9-1-5 和图 9-1-6。

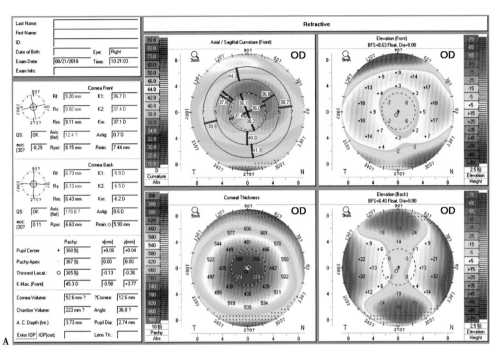

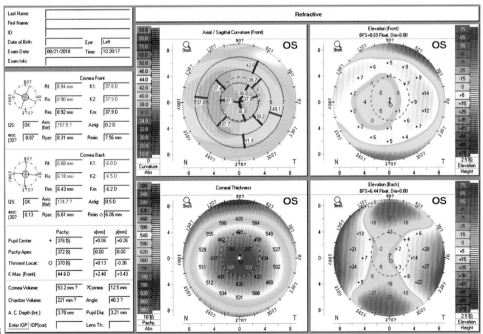

图 9-1-5　术后 1 个月屈光四联图
A. 右眼；B. 左眼。

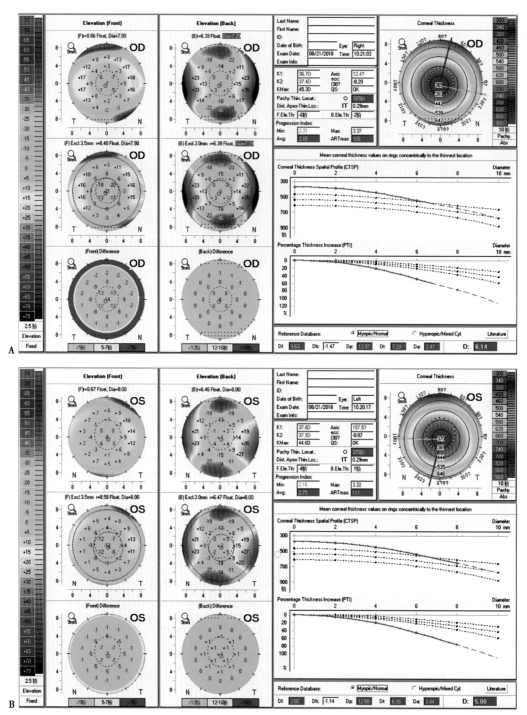

图 9-1-6　术后 1 个月 Belin 图

A. 右眼；B. 左眼。

术后 1.5 年：VOD：1.0 +，VOS：1.0 +；眼压：OD：10mmHg，OS：9mmHg。主觉验光：OD：−0.25DC×45 = 1.2，OS：+0.50DS/−0.50DC×80 = 1.2。裂隙灯显微镜检查：角膜透明。右眼多次测量配合不佳，地形图和生物力学结果未采用。左眼 Pentacam 角膜地形图检查结

果见图 9-1-7 和图 9-1-8，手术前后对照图见图 9-1-9；左眼角膜断层形态学联合生物力学评估见图 9-1-10，手术前后对照图见图 9-1-11 和图 9-1-12。

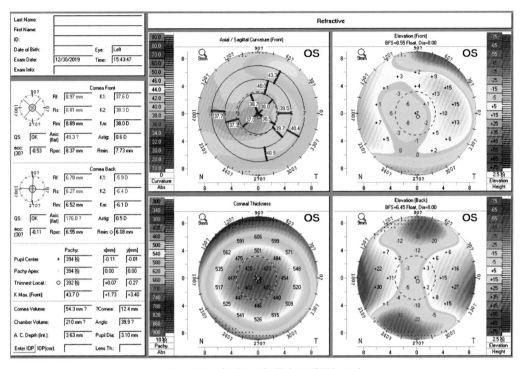

图 9-1-7　术后 1.5 年屈光四联图（OS）

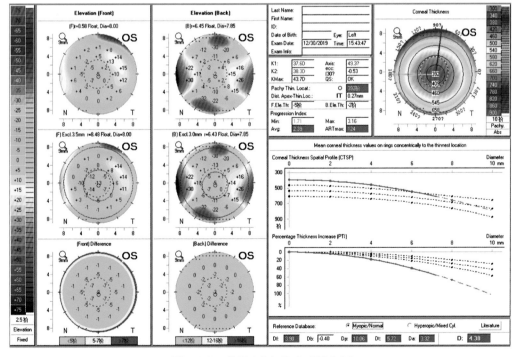

图 9-1-8　术后 1.5 年 Belin 图（OS）

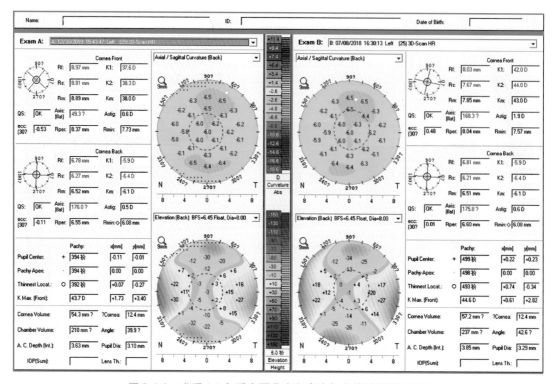

图 9-1-9　术后 1.5 年后表面曲率和高度与术前对照图（OS）

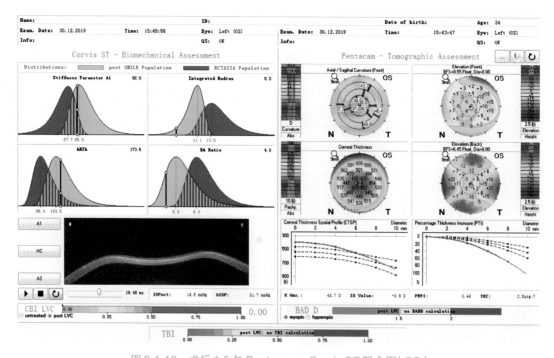

图 9-1-10　术后 1.5 年 Pentacam＋Corvis ST 联合图（OS）

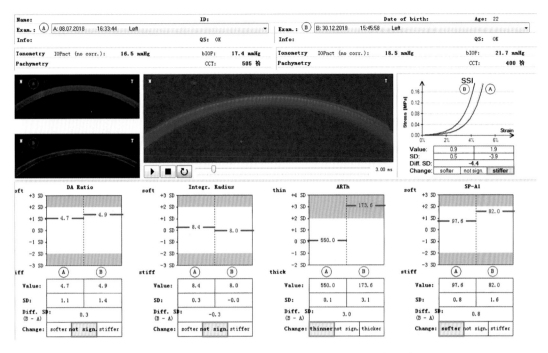

图 9-1-11 术后 1.5 年与术前 Corvis ST 对照图（OS）

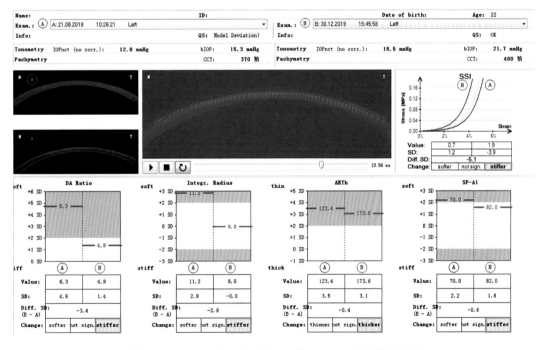

图 9-1-12 术后 1.5 年与术后 1 个月 Corvis ST 对照图（OS）

　　LASIK Xtra 术后 1.5 年，患者双眼视力达到 1.0+，眼压正常。后表面曲率和高度较术前无变化，提示角膜形态稳定；CBI 术前 0.01，术后 0.00；虽然角膜变薄，但术后 1.5 年 DA 比和综合半径与术前无明显差异，SP-A1 较术前增大；应力应变指数（SSI）术前、术后 1 个月和术后 1.5 年分别为 0.9、0.7、1.9，术后 1.5 年较术前和术后 3 个月均明显提高，提示角膜胶原纤维硬度增加，交联有效。术后早期出现轻度 DLK，予以激素治疗 1 周后缓解，未出现 haze、屈光回退或角膜膨隆等并发症，提示 LASIK Xtra 安全、有效，交联后角膜生物力学强度提升。

（雷晓华　姜　黎）

参 考 文 献

[1] SEILER T，KAHLE G，KRIEGEROWSKI M，et al. Laser keratomileusis for correction of myopia. Fortschr Ophthalmol，1990，87：479-483.

[2] PALLIKARIS I G，SIGANOS D S. Excimer laser in situ keratomileusis and photorefractive keratectomy for correction of high myopia. J Refract Corneal Surg，1994，10：498-510.

[3] O'BRART D P. Excimer laser surface ablation：A review of recent literature. Clin Exp Optom，2014，97：12-17.

[4] MOSHIRFAR M，MCCAUGHEY M V，REINSTEIN D Z，et al. Small-incision lenticule extraction. J Cataract Refract Surg，2015，41：652-665.

[5] CHAYET A S，ASSIL K K，MONTES M，et al. Regression and its mechanisms after laser in situ keratomileusis in moderate and high myopia. Ophthalmology，1998，105：1194-1199.

[6] EL-NAGGAR M T. Bilateral ectasia after femtosecond laser-assisted small-incision lenticule extraction. J Cataract Refract Surg，2015，41：884-888.

[7] SPADEA L，GIOVANNETTI F. Main complications of photorefractive keratectomy and their management. Clin Ophthalmol，2019，13：2305-2315.

[8] SEILER T，KOUFALA K，RICHTER G. Iatrogenic keratectasia after laser in situ keratomileusis. J Refract Surg，1998，14：312-317.

[9] ROBERTS C J，DUPPS W J. Biomechanics of corneal ectasia and biomechanical treatments. J Cataract Refract Surg，2014，40：991-998.

[10] PALLIKARIS I G，KYMIONIS G D，ASTYRAKAKIS N I. Corneal ectasia induced by laser in situ keratomileusis. J Cataract Refract Surg，2001，27：1796-1802.

[11] PARMAR D，CLAOUE C. Keratectasia following excimer laser photorefractive keratectomy. Acta Ophthalmol Scand，2004，82：102-105.

[12] SEILER T，QUURKE A W. Iatrogenic keratectasia after LASIK in a case of forme fruste keratoconus. J Cataract Refract Surg，1998，24：1007-1009.

[13] SORKIN N，KAISERMAN I，DOMNIZ Y，et al. Risk assessment for corneal ectasia following photorefractive keratectomy. J Ophthalmol，2017，2017：2434830.

[14] GIRI P，AZAR D T. Risk profiles of ectasia after keratorefractive surgery. Curr Opin Ophthalmol，2017，28：337-342.

[15] WOLLENSAK G，SPOERL E，SEILER T. Riboflavin/ultraviolet-A-induced collagen crosslinking for the

treatment of keratoconus. Am J Ophthalmol, 2003, 135: 620-627.

[16] SORKIN N, VARSSANO D. Corneal collagen crosslinking: A systematic review. Ophthalmologica, 2014, 232: 10-27.

[17] BRAR S, GAUTAM M, SUTE S S, et al. Refractive surgery with simultaneous collagen cross-linking for borderline corneas - A review of different techniques, their protocols and clinical outcomes. Indian J Ophthalmol, 2020, 68(12): 2744-2756.

[18] MA J, WANG Y, JHANJI V. Corneal refractive surgery combined with simultaneous corneal cross-linking: Indications, protocols and clinical outcomes-A review. Clin Exp Ophthalmol, 2020, 48(1): 78-88.

[19] CELIK H U, ALAGOZ N, YILDIRIM Y, et al. Accelerated corneal crosslinking concurrent with laser in situ keratomileusis. J Cataract Refract Surg, 2012, 38: 1424-1431.

[20] KANELLOPOULOS A J, ASIMELLIS G. Epithelial remodeling after femtosecond laser-assisted high myopic LASIK: comparison of stand-alone with LASIK combined with prophylactic high-fluence crosslinking. Cornea, 2014, 33: 463-469.

[21] KYMIONIS G D, KANKARIYA V P, PLAKA A D, et al. Femtosecond laser technology in corneal refractive surgery: A review. J Refract Surg, 2012, 28(12): 912-920.

[22] TOMITA M, YOSHIDA Y, YAMAMOTO Y, et al. In vivo confocal laser microscopy of morphologic changes after simultaneous LASIK and accelerated collagen crosslinking for myopia: one-year results. J Cataract Refract Surg, 2014, 40(6): 981-990.

[23] KANELLOPOULOS A J. Long-term safety and efficacy follow-up of prophylactic higher fluence collagen cross-linking in high myopic LASIK. Clin Ophthalmol, 2012, 6: 1125-1130.

[24] LIM E W L, LIM L. Review of laser vision correction(LASIK, PRK and SMILE)with simultaneous accelerated corneal crosslinking-long-term results. Curr Eye Res, 2019, 44: 1171-1180.

[25] KANELLOPOULOS A J, ASIMELLIS G. Combined laser in situ keratomileusis and prophylactic high-fluence corneal collagen crosslinking for high myopia: two-year safety and efficacy. J Cataract Refract Surg, 2015, 41: 1426-1433.

[26] CHAN T C, YU M C, NG A L, et al. Short-term variance of refractive outcomes after simultaneous LASIK and high-Fluence crosslinking in high myopic correction. J Refract Surg, 2016, 32: 664-670.

[27] TOMITA M, YOSHIDA Y, YAMAMOTO Y, et al. In vivo confocal laser microscopy of morphologic changes after simultaneous LASIK and accelerated collagen crosslinking for myopia: one-year results. J Cataract Refract Surg, 2014, 40: 981-990.

[28] ASLANIDES I M, MUKHERJEE A N. Adjuvant corneal crosslinking to prevent hyperopic LASIK regression. Clin Ophthalmol, 2013, 7: 637-641.

[29] 中华医学会眼科学分会角膜病学组. 激光角膜屈光手术临床诊疗专家共识（2015 年）. 中华眼科杂志, 2015, 51(4): 249-254.

[30] SEILER T G, FISCHINGER I, KOLLER T, et al. Superficial corneal crosslinking during laser in situ keratomileusis. J Cataract Refract Surg, 2015, 41: 2165-2170.

[31] NG A L, KWOK P S, WU R T, et al. Comparison of the demarcation line on ASOCT after simultaneous LASIK and different protocols of accelerated collagen crosslinking: a bilateral eye randomized study. Cornea, 2017, 36: 74-77.

[32] SADOUGHI M M, EINOLLAHI B, BARADARAN-RAFII A, et al. Accelerated versus conventional corneal collagen cross-linking in patients with keratoconus: An intrapatient comparative study. Int Ophthalmol, 2018, 38(1): 67-74.

[33] WU Y, TIAN L, WANG L Q, et al. Efficacy and safety of LASIK combined with accelerated corneal collagen cross-linking for myopia: Six-month study. Biomed Res Int, 2016, 2016: 5083069.

第二节 飞秒激光小切口角膜微透镜取出术联合快速角膜胶原交联

飞秒激光小切口角膜微透镜取出术（femtosecond laser small incision lenticule extraction, SMILE）是利用飞秒激光在角膜基质层进行两次不同深度的扫描，制作一个角膜基质透镜，再从周边小切口取出透镜从而矫正近视和散光的一种屈光手术方式。由于其切口小、无须制作角膜瓣，最大限度上保证了角膜组织的结构完整性，理论上较其他屈光手术术后有更好的角膜生物力学结构。然而由于其术后切除了部分角膜组织，术后角膜整体的生物力学仍然存在下降的趋势。目前已有文献报道 SMILE 术后发生角膜扩张的案例[1-4]，为 SMILE 术后 6～18 个月出现圆锥角膜。值得关注的是，回顾术前资料，有 3 例术前双眼有亚临床圆锥角膜表现；另外 1 例术前角膜正常，术后 1 年时左眼出现圆锥角膜，而右眼正常。提示 SMILE 术后角膜扩张危险因素尚不明确。

SMILE 联合快速角膜胶原交联（SMILE Xtra），是在 SMILE 术中进行快速角膜胶原交联，从而增强术后的角膜生物力学强度，降低术后屈光回退的风险，预防术后角膜扩张[5]。SMILE Xtra 是近 5 年出现的新的手术方式，相关报道不多，目前的研究结果显示，与单纯 SMILE 相比，SMILE Xtra 矫正近视术后早期有效性和安全性略差[6]，但是长期稳定性更好[7]。SMILE Xtra 术后早期角膜上皮形态改变，细胞边界不规则，并有高反射点，随时间增加，高反射点减少，到 6 个月时，恢复到术前形态[8]。SMILE Xtra 术后 3 个月，角膜神经密度下降，中央区上皮下神经纤维消失，然后逐渐增生，到 6 个月时形态逐渐恢复，但未达到术前水平[8]。SMILE Xtra 术后角膜阻力因子（corneal resistance factor, CRF）较单纯 SMILE 组高，但低于术前水平[7]，提示 SMILE 联合 CXL 能增强术后角膜硬度。

【适应证】

常规 SMILE 适应证[9]：

1. 患者本人要求摘除眼镜；

2. 18 岁以上；

3. 屈光度数：相对稳定（在过去 1 年内屈光度数变化≤0.50D），范围为球镜度数 −1.00～−10.00D，柱镜度数≤−5.00D；

4. 角膜：透明无明显云翳或斑翳；角膜地形图检查形态正常，无圆锥角膜倾向；

5. 无其他眼部疾病和 / 或影响手术恢复的全身器质性病变；

6. 经术前检查排除手术禁忌证者；

7. 其他参考准分子激光角膜切削术、准分子激光角膜上皮瓣下磨镶术及 LASIK 等准分子激光角膜屈光手术。

除满足以上条件，若患者具备以下 2 项或 2 项以上可考虑行 SMILE Xtra[8, 10-12]：

1．年龄＜30 岁；

2．等效球镜≥-6.00D；

3．双眼角膜地形图不对称、形态欠规则，后表面高度较正常偏高，但无圆锥角膜；

4．450μm＜角膜最薄点厚度＜480μm；

5．剩余基质床厚度：250～280μm；

6．1.65＜BAD＜2.6；

7．0.5＜CBI＜1.0；

8．0.5＜TBI＜1.0；

9．圆锥角膜家族史、过敏性眼病史。

【禁忌证】[9]

1．患者头位不能处于正常位置；

2．重度弱视；

3．圆锥角膜或可疑圆锥角膜；

4．其他角膜扩张性疾病或变性；

5．近期反复发作病毒性角膜炎等角膜疾病；

6．重度干眼、干燥综合征；

7．角膜过薄，中央角膜厚度＜450μm，目前可参考但需进一步循证医学支持的标准：预计透镜取出后角膜中央残留基质床厚度＜250μm（一般角膜基质床剩余厚度应至少＞250μm，建议 280μm 以上）；透镜过薄（＜20μm）；

8．存在活动性眼部病变或感染；

9．严重的眼附属器病变，如眼睑缺损和变形、严重眼睑闭合不全；

10．未受控制的青光眼；

11．严重影响视力的白内障；

12．严重的角膜疾病，如明显的角膜斑翳等角膜混浊、边缘性角膜变性、角膜基质或内皮营养不良以及其他角膜疾病，角膜移植术、放射状角膜切开术等角膜手术后，眼外伤、严重眼表和眼底疾病等；

13．存在全身结缔组织疾病或自身免疫性疾病，如系统性红斑狼疮、类风湿关节炎、多发性硬化等；

14．已知存在焦虑、抑郁等严重心理、精神疾病；

15．全身系统性疾病或精神疾病，如癫痫、癔症等致无法配合检查和手术的疾病；

16．其他同 LASIK 和准分子激光角膜上皮瓣下角膜磨镶术。

SMILE Xtra 禁忌证基本同常规 SMILE 手术。

【手术步骤】

SMILE 术中联合的快速角膜胶原交联操作方法尚无统一标准，不同专家使用方法可能有差异。SMILE Xtra 核黄素浓度 0.1%、0.22% 或 0.25%，核黄素浸泡时间 45～900s，UVA 波长 365nm，UVA 照射时间 45～180s，照度 18～45mW/cm²，总能量 0.8～3.4J/cm²[5-8, 10-12]。以下为汉口爱尔眼科医院采用的方法，也是相关厂家推荐的、大多数专家采用的方法。

1. SMILE 手术　应用飞秒激光器进行扫描切割，制作角膜帽和基质透镜，参数设置为角膜帽厚度 120μm，角膜帽直径 7.3mm，微透镜直径 6.5mm，基底加厚 15μm，激光发射速度 500kHz，脉冲能量 0.150μJ，在角膜周边做一宽度为 2～4mm 的切口，切口方向为 90° 或 135°。飞秒激光按预设参数完成微透镜及小切口制作，激光扫描结束后，利用显微分离器掀开分离角膜帽边缘，先分离微透镜的上表面，再分离微透镜的下表面，然后用显微镊取出微透镜。

2. 联合快速角膜胶原交联（图 9-2-1）　从 SMILE 微小切口处注入 0.22% 核黄素（VibeX Xtra），浸泡 90s 后，平衡盐溶液冲洗角膜基质囊袋内核黄素，应用角膜胶原交联仪，选择波长 365nm，照度 30mW/cm^2 的紫外线 A（UVA）连续照射角膜 90s，照射总能量为 2.7J/cm^2。

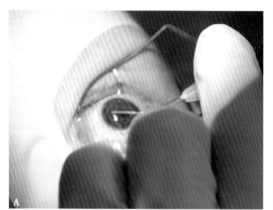
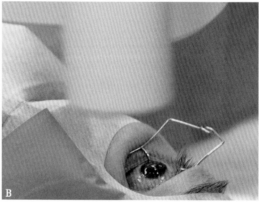
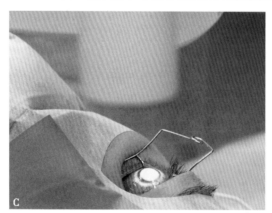

图 9-2-1　SMILE Xtra 手术步骤

A. 0.22% 核黄素注入 SMILE 微小切口内，浸泡 90s；B. 中心定位；C. UVA（365nm）30mW/cm^2 连续照射 90s

【术后用药】

1. 抗生素滴眼液(如 0.5% 左氧氟沙星滴眼液),连续点眼 10d,4 次 /d。

2. 激素滴眼液(如 0.1% 氟米龙滴眼液),连续点眼 1~3 个月,从 4 次 /d,根据 haze 的变化,逐步减量至停用。

3. 人工泪液(如 0.1% 玻璃酸钠滴眼液),4 次 /d,连续点眼 2~3 个月。

【并发症及处理】

1. 负压吸引环脱环　由于角膜表面液体过多、患者眼球突然转动或睑裂狭窄等原因,造成在飞秒激光扫描过程中负压吸引环脱环。

(1)扫描 1s 内脱环,可以重新吸附,重新扫描;

(2)成功扫描透镜后表面及边切,而在扫描透镜前表面时脱环。可以重新吸附,并根据设备提示,继续扫描;

(3)在扫描 1s 后,且没有完全扫描完透镜后表面时脱环,则需放弃 SMILE 手术。

2. 暗区　在激光扫描过程中,角膜基质内扫描区出现暗区,多与角膜表面异物有关。

(1)轻微暗区,不影响透镜分离;

(2)明显暗区,可能影响透镜分离,需放弃 SMILE 手术。

3. 不透明气泡层　其产生是飞秒激光的光致破裂机制作用于角膜后产生的气泡进入角膜层间,从而形成不透明气泡层。在分离透镜的时候应小心谨慎,一般不影响术后的视力。

4. 结膜下出血　与 FS-LAISK 相比较为少见。

5. 透镜分离困难　多与激光能量设置过低有关,较大暗区也会影响透镜分离。

6. 透镜取出不全　可能严重影响视力,要尽量取出。

7. 短暂光敏感综合征　为飞秒激光特有的并发症,较少见。通过糖皮质激素治疗有效。

8. 弥漫性层间角膜炎(DLK)　临床表现为非感染性弥漫性角膜帽下炎性细胞浸润。有文献对 SMILE 术后的 1 112 只眼进行研究,统计出 DLK 发生的概率是 1.6%[13],及时足量激素可控制 DLK。

9. 术后干眼　较 LASIK-Xtra 少,多在术后早期,且恢复相对较快,有研究表明多在术后 3 个月恢复至术前水平。可使用人工泪液治疗。

10. Haze　由于 SMILE 角膜帽的位置多设定在角膜深度 110~120μm,接近前弹力层下角膜前基质层,故术后愈合时角膜基质层间可能会出现雾状混浊[9]。此类混浊不同于表层切削术后的角膜上皮下混浊,多程度较轻,且较快消失。处理方法:①局部适当点用较低浓度的糖皮质激素滴眼液;②注意随访观察,随着时间的推移,haze 会逐渐消退。有研究报道一例患者 SMILE Xtra 术后 1 个月出现双眼 2 级 haze,到术后 3 个月消退,术后追问病史,患者有甲状腺炎病史[10]。

11. 术后角膜交联线(图 9-2-2)　与交联反应有关,一般不影响视力。SMILE Xtra 术后 6 个月交联线厚度 225μm 左右,随后逐渐下降[10]。激光共聚焦显微镜下可见基质胶原纤维网状增生(图 9-2-3)。

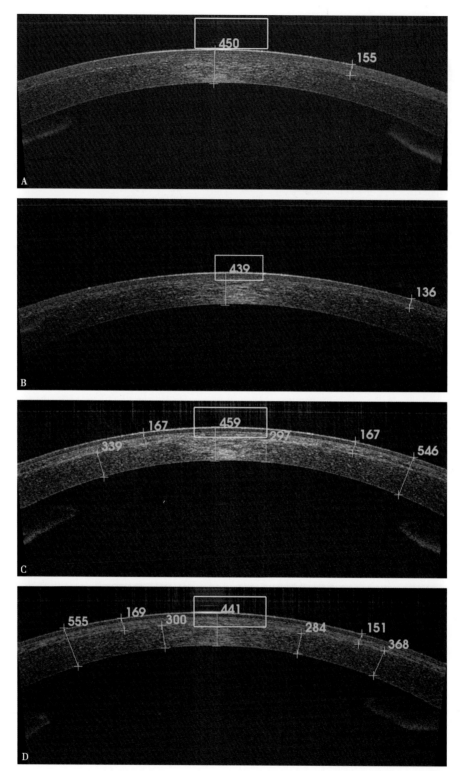

图 9-2-2　SMILE Xtra 术后不同时期角膜 OCT 检查

A～D. 分别为 SMILE Xtra 术后 1d、1 周、1 个月和 6 个月角膜 OCT 检查结果，交联线在术后 1 个月最为显著。

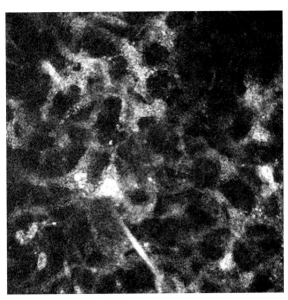

图 9-2-3　SMILE Xtra 术后 6 个月激光共聚焦显微镜检查

可见角膜浅中基质胶原纤维结构网状增生。

【预后】

1. SMILE Xtra 术后患者视力恢复快,临床效果基本和常规 SMILE 手术无差异；长期稳定性好,但也有少数患者术后裸眼视力未达到预期效果,矫正视力下降 1 行,需注意患者的选择,建议这种联合手术只在有角膜扩张高风险的患者中进行。

2. 目前关于 SMILE Xtra 治疗近视的报道不多,更长期的效果也不明确,需要更多的研究来验证该手术的远期疗效。

【典型病例 1】

患者女,27 岁,双眼视力下降 10 年。否认眼部外伤史及家族性眼病史。术前检查：VOD：0.1,VOS：0.1；眼压：OD：14.7mmHg,OS：14.0mmHg；综合验光：OD：−3.75/−0.50×70＝1.0,OS：−3.75/−0.25×90＝1.0。角膜厚度：OD：526μm,OS：522μm。双眼眼前节及眼底检查未见异常。术前 Pentacam 角膜地形图结果见图 9-2-4 和图 9-2-5,角膜断层形态学联合生物力学评估（Corvis ST）结果见图 9-2-6。

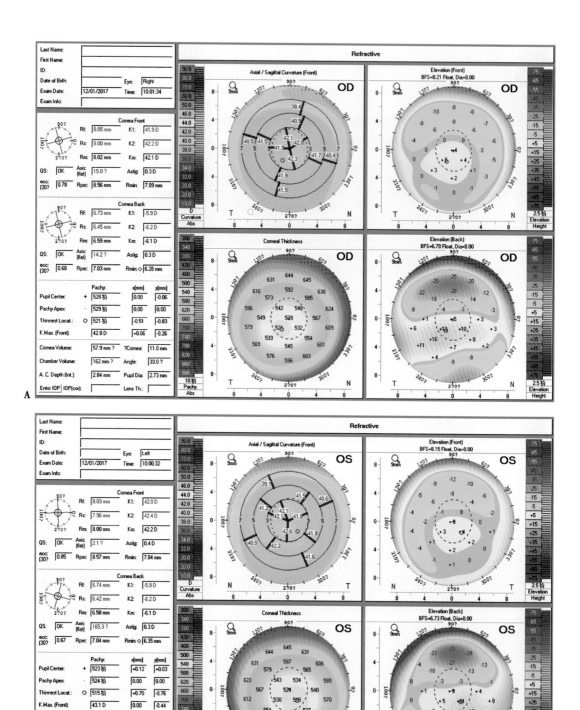

图 9-2-4 术前屈光四联图

A. 右眼；B. 左眼。

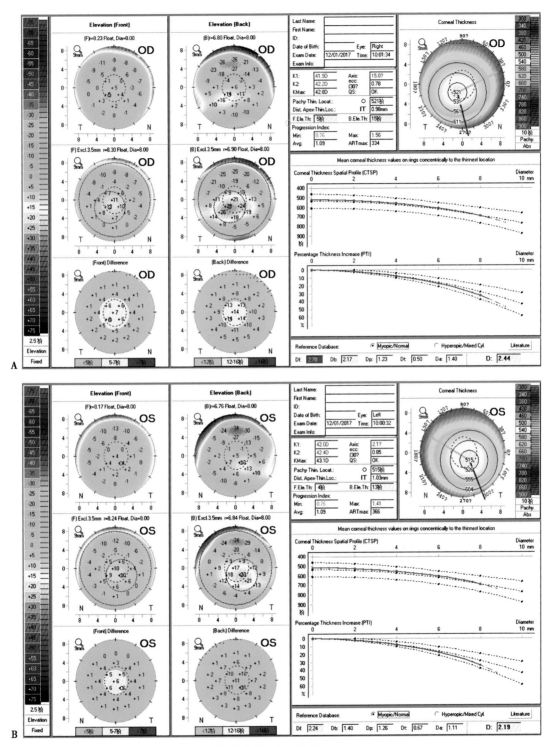

图 9-2-5　术前 Belin 图
A. 右眼；B. 左眼。

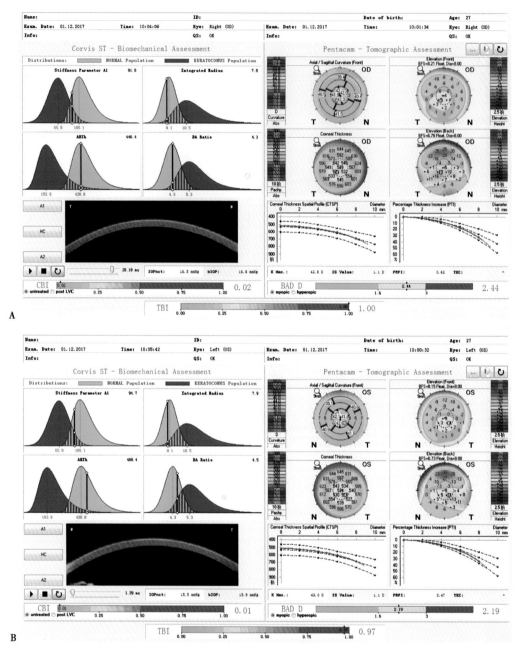

图 9-2-6　术前 Pentacam + Corvis ST 联合图
A. 右眼；B. 左眼。

双眼角膜对称性较好，形态较规则，度数不高，但双眼角膜前表面高度略偏高，右眼后表面高度略偏高，双眼 BAD.D＞1.6、TBI 接近 1.0，行常规 SMILE 手术后可能有回退和角膜膨隆风险，因此，考虑屈光手术联合角膜胶原交联手术。患者于 2017 年 12 月 1 日行双眼 SMILE 联合角膜胶原交联（SMILE Xtra），手术顺利。术后常规局部抗炎治疗。

术后 1d：VOD：1.0，VOS：1.0；裂隙灯显微镜检查：双眼上方角膜层间轻度混浊，DLK＜0.5 级。予以增加激素频次抗炎治疗。

术后 1 周：VOD：1.1，VOS：1.2；眼压：OD：10mmHg，OS：10mmHg。裂隙灯显微镜检查：角膜透明，DLK 消退。

术后 1 个月：VOD：1.2，VOS：1.2；眼压：OD：10mmHg，OS：10mmHg。裂隙灯显微镜检查：角膜透明。

术后 3 个月：VOD：1.2，VOS：1.2；眼压：OD：9mmHg，OS：10.5mmHg。裂隙灯显微镜检查：角膜透明。双眼 Pentacam 角膜地形图结果见图 9-2-7 和图 9-2-8。

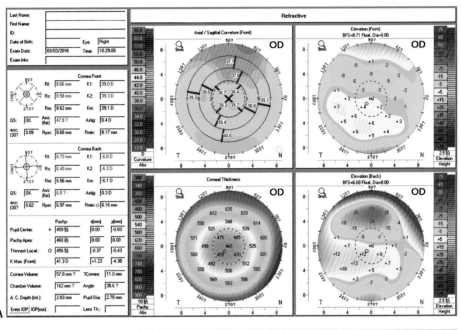

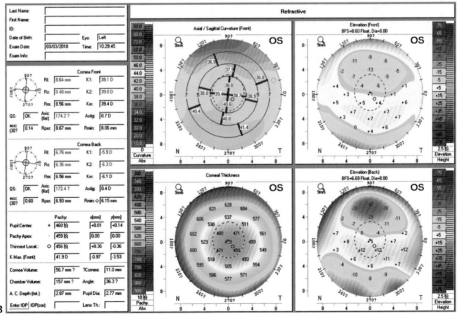

图 9-2-7 术后 3 个月屈光四联图
A. 右眼；B. 左眼。

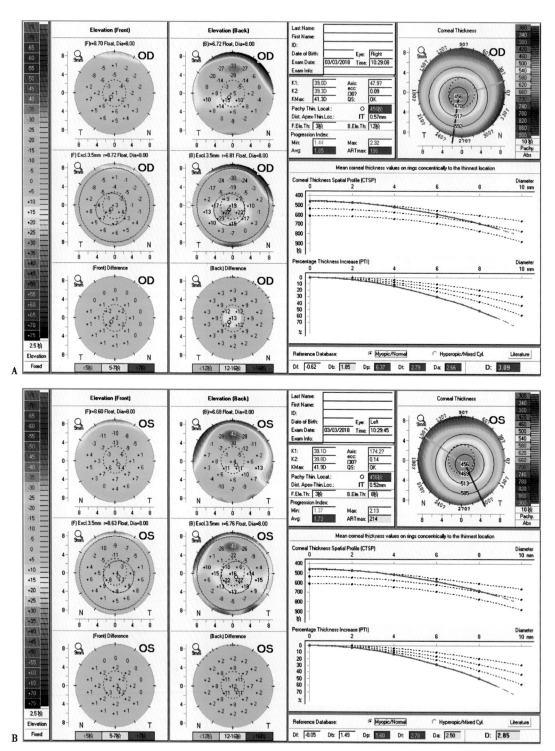

图 9-2-8　术后 3 个月 Belin 图

A. 右眼；B. 左眼。

术后 1 年：VOD：1.2，VOS：1.2；眼压：OD：10.3mmHg，OS：9.7mmHg。主觉验光：OD：PL＝1.2，OS：−0.25/−0.25×70＝1.2。裂隙灯显微镜检查：角膜透明。双眼 Pentacam 角膜地形图结果见图 9-2-9 和图 9-2-10，手术前后对照图见图 9-2-11，角膜断层形态学联合生物力学评估见图 9-2-12，手术前后对照图见 9-2-13。

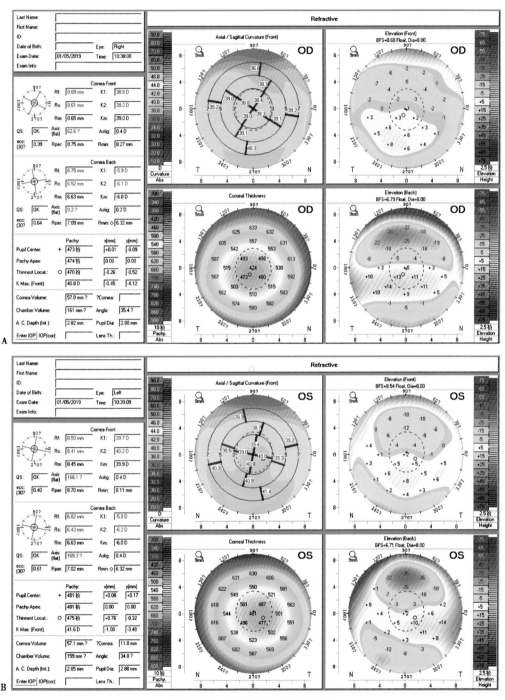

图 9-2-9　术后 1 年屈光四联图

A. 右眼；B. 左眼。

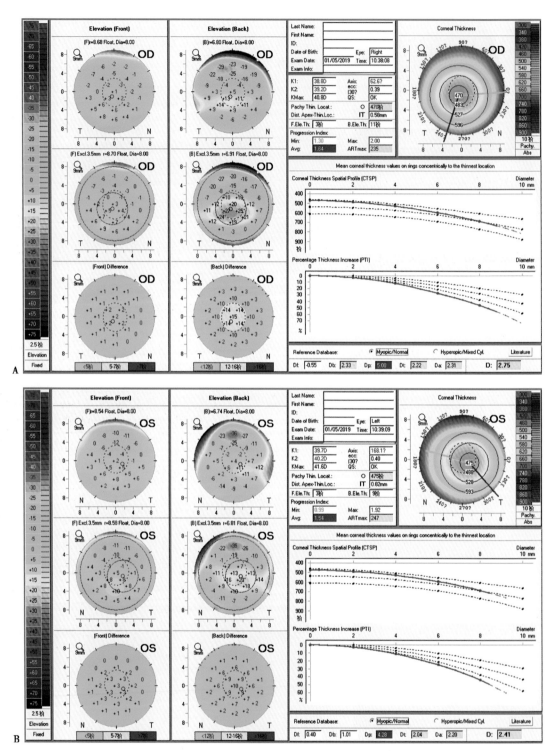

图 9-2-10　术后 1 年 Belin 图

A. 右眼；B. 左眼。

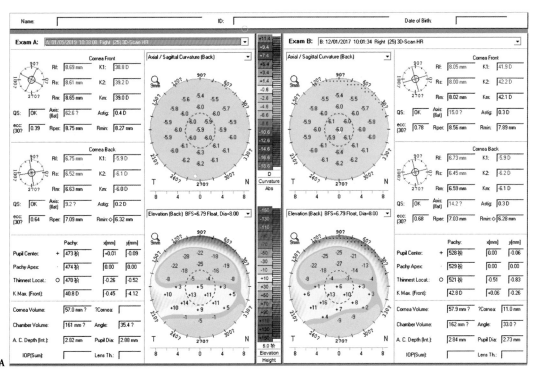

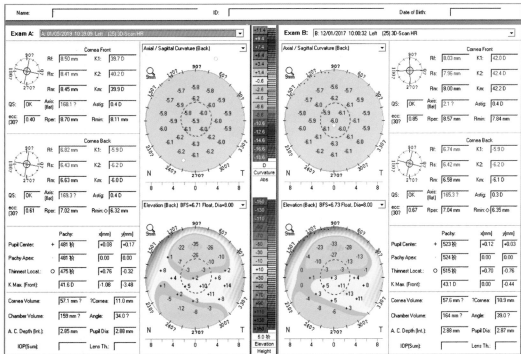

图 9-2-11　术后 1 年角膜后表面曲率和高度与术前对照图

A. 右眼；B. 左眼。

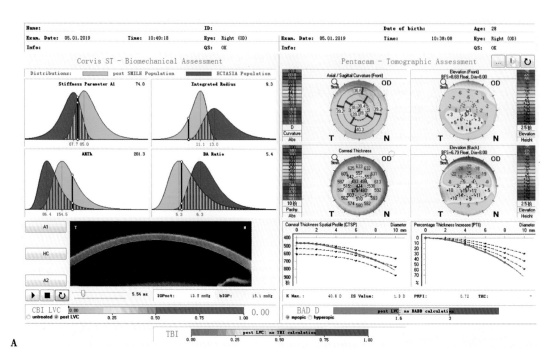

A

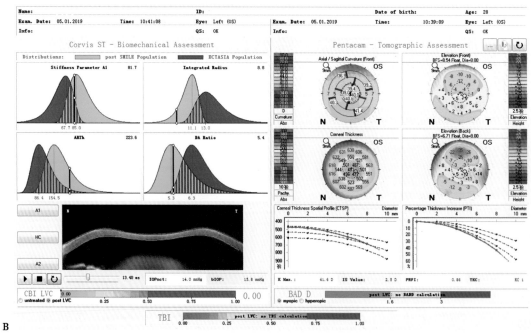

B

图 9-2-12　术后 1 年 Pentacam + Corvis ST 联合图

A. 右眼；B. 左眼。

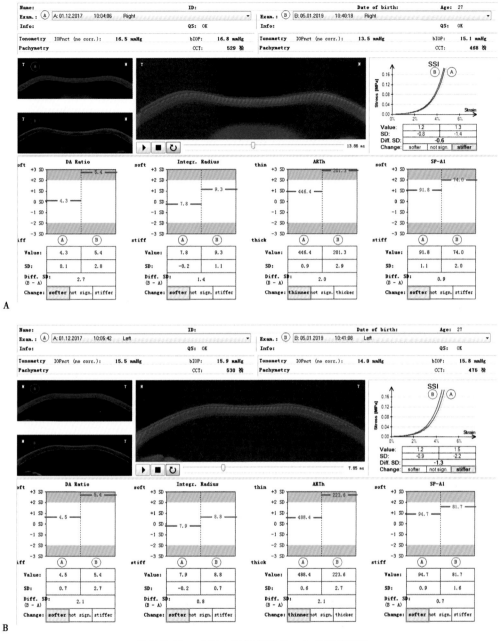

图 9-2-13　术后 1 年与术前 Corvis ST 对照图

A. 右眼；B. 左眼。

SMILE Xtra 术后 1 年，患者双眼视力达到 1.2，眼压正常，后表面曲率和高度较术前无变化，角膜形态稳定；术前右眼和左眼 CBI 分别为 0.02 和 0.01，术后双眼 CBI 均为 0；由于角膜变薄，引起术后 DA 比、SP-A1 和综合半径增大，但双眼 SSI 指数术前均为 1.2，术后右眼 SSI 为 1.3，左眼 SSI 为 1.5，术后 SSI 较术前增加，提示双眼术后角膜胶原纤维硬度增加，交联有效。术后早期出现轻度 DLK，予以激素治疗 1 周后缓解，未出现 haze、屈光回退或角膜膨隆等并发症，提示 SMILE Xtra 手术安全、有效，交联后角膜生物力学强度提升。

【典型病例 2】

　　患者男,29 岁,双眼视力下降 7 年。否认眼部外伤史及家族性眼病史。术前检查:
VOD: 0.1, VOS: 0.12; 眼压: OD: 14.7mmHg, OS: 12.7mmHg; 综合验光: OD: −7.00DS＝1.0,
OS: −6.75DS/−0.25DC×165＝1.0。角膜厚度: OD: 534μm, OS: 540μm。双眼眼前节及眼底
检查未见异常。当时无角膜生物力学检查设备,故术前生物力学未测量。术前 Pentacam 角
膜地形图结果见图 9-2-14 和图 9-2-15。

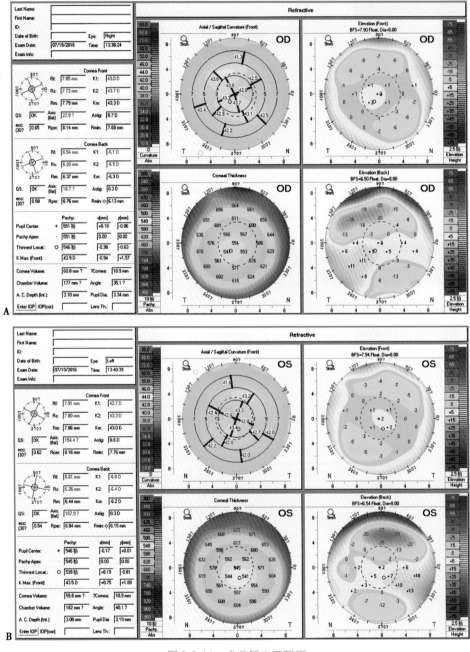

图 9-2-14　术前屈光四联图
A. 右眼; B. 左眼。

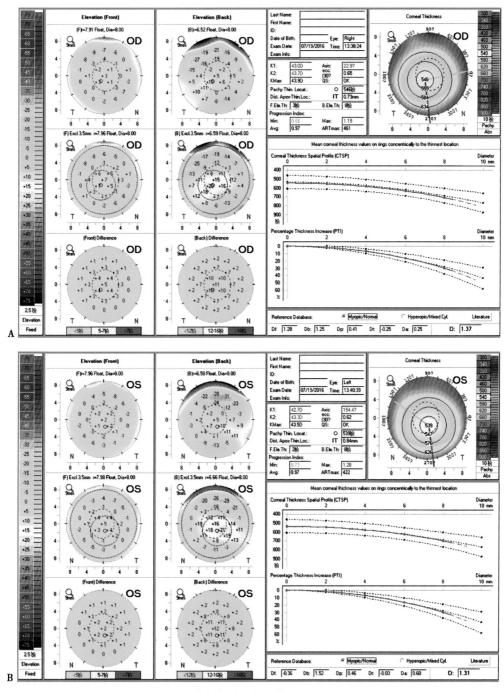

图 9-2-15　术前 Belin 图

A. 右眼；B. 左眼。

　　双眼角膜对称性较好，形态规则，BAD.D 均在正常范围，但度数偏高，行常规 SMILE 术后可能有回退风险。因此，考虑屈光手术联合角膜胶原交联手术。患者于 2016 年 7 月 19 日行双眼 SMILE 联合角膜胶原交联术（SMILE Xtra），手术顺利。术后常规局部抗炎治疗。

　　术后 1d: VOD: 1.2, VOS: 1.0；裂隙灯显微镜检查：角膜轻度水肿，层间（－）。

　　术后1周：VOD：1.2，VOS：1.2；眼压：OD：8mmHg，OS：8mmHg。裂隙灯显微镜检查：角膜透明，角膜上皮光滑。

　　术后8个月：VOD：1.0，VOS：1.2；眼压：OD：12mmHg，OS：10mmHg；电脑验光：OD：−0.62/−0.37×87，OS：−0.37/−0.25×23。角膜地形图见图9-2-16、图9-2-17；术后8个月OCT检查见图9-2-18，角膜共聚焦显微镜检查见图9-2-19。

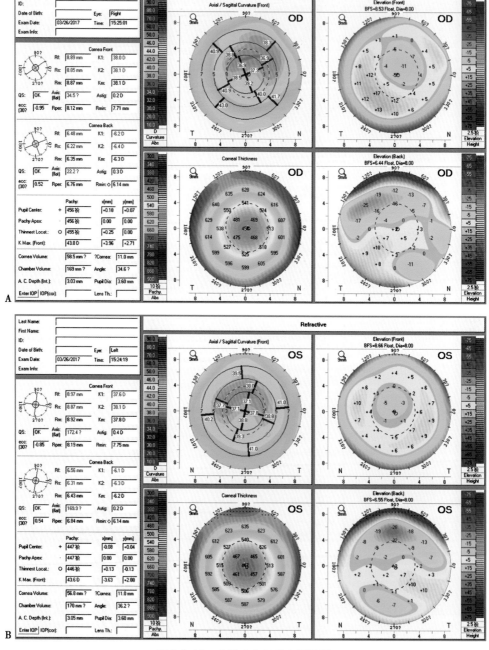

图9-2-16　术后8个月屈光四联图

A. 右眼；B. 左眼。

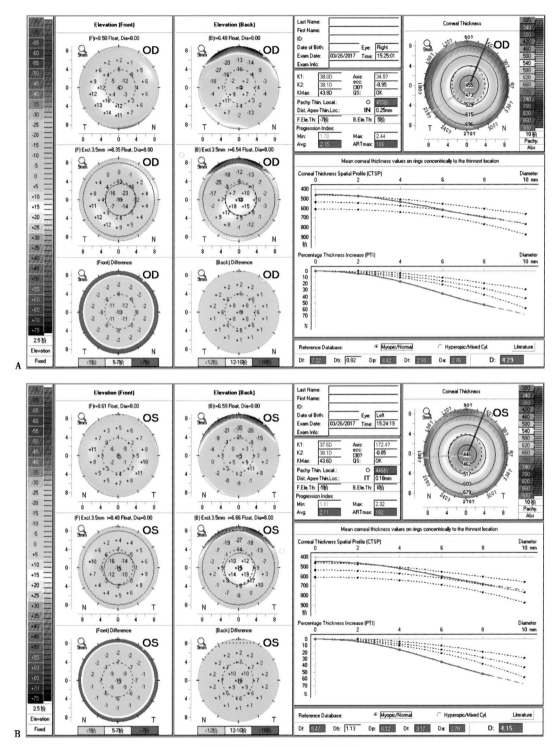

图 9-2-17 术后 8 个月 Belin 图
A. 右眼；B. 左眼。

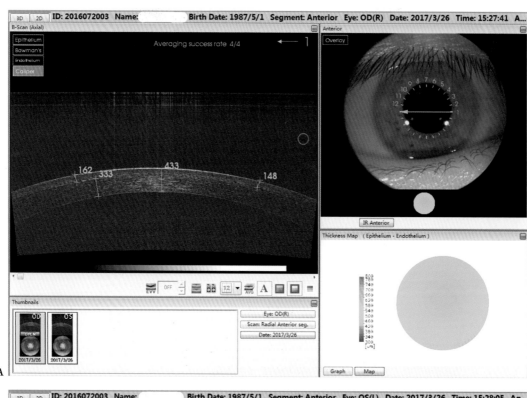

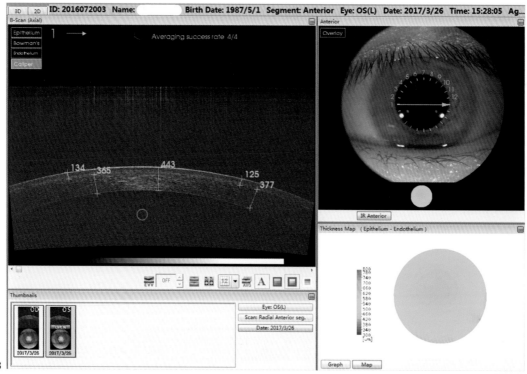

图 9-2-18　术后 8 个月 OCT 检查

A. 右眼在 150～160μm 深度可见交联分界线；B. 左眼在 130μm 深度可见交联分界线。

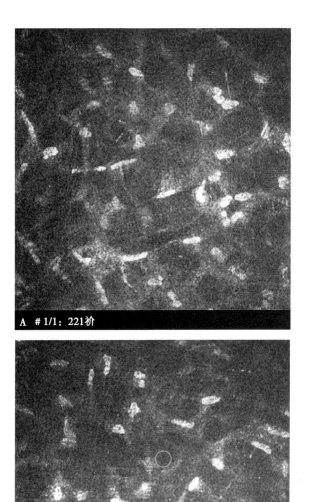

图 9-2-19　术后 8 个月角膜共聚焦显微镜检查

A. 右眼；B. 左眼。可见双眼角膜浅中基质胶原纤维结构网状增生，基质细胞轻度活化。

术后 2 年，视力：VOD：1.0，VOS：1.2；眼压：OD：7.7mmHg，OS：8.7mmHg；主觉验光：OD：−0.25/−0.75×70＝1.2，OS：−0.5/−0.25×25＝1.2；Pentacam 角膜地形图检查结果见图 9-2-20 和图 9-2-21，术后 2 年与术前角膜地形图对照见图 9-2-22，角膜断层形态学联合生物力学评估见图 9-2-23，OCT 检查结果见图 9-2-24，角膜共聚焦显微镜检查结果见图 9-2-25。

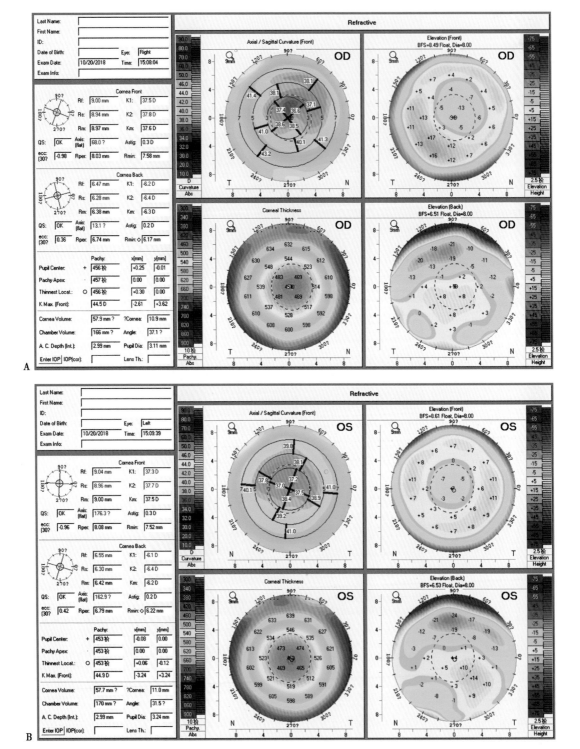

图 9-2-20　术后 2 年屈光四联图
A. 右眼；B. 左眼。

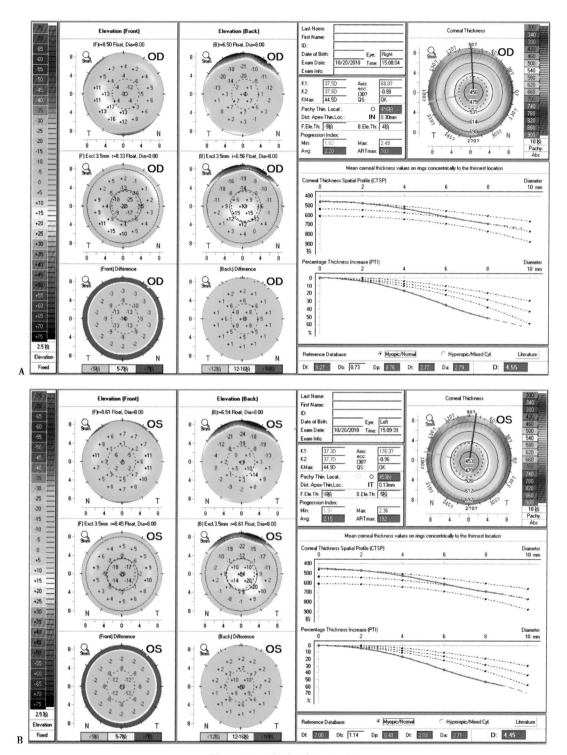

图 9-2-21　术后 2 年 Belin 图

A. 右眼；B. 左眼。

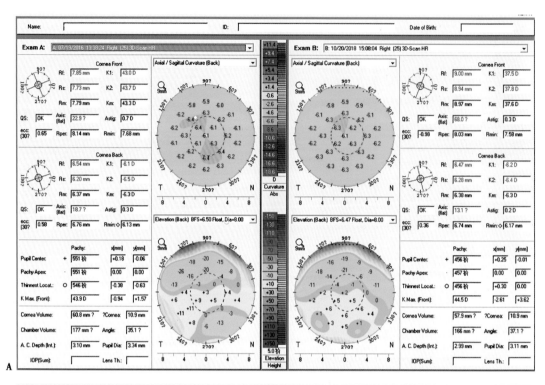

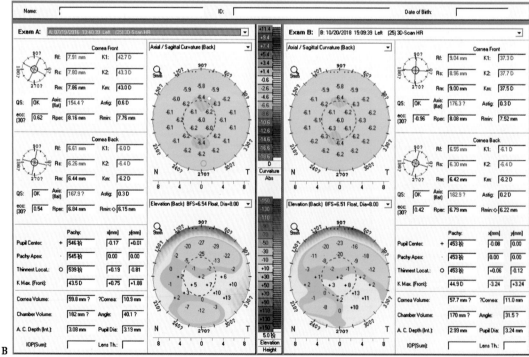

图 9-2-22 术后 2 年角膜后表面曲率和高度与术前对照图

A. 右眼；B. 左眼。

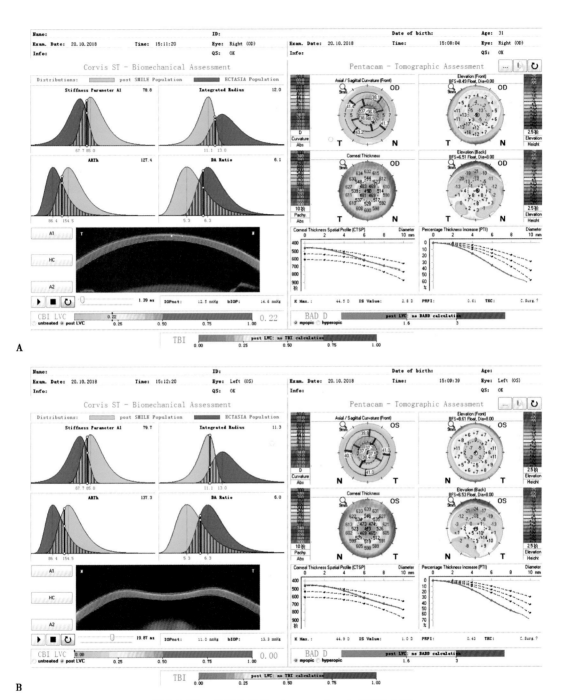

图 9-2-23　术后 2 年 Pentacam + Corvis ST 联合图
A. 右眼；B. 左眼。

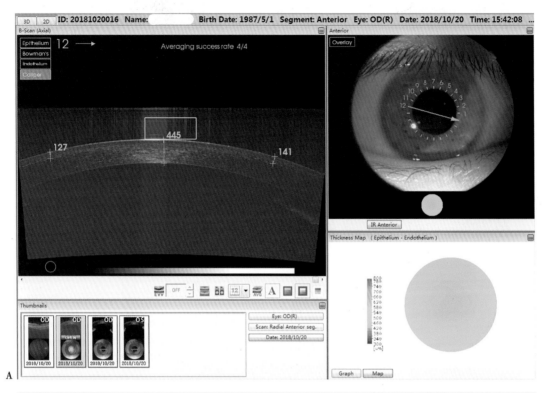

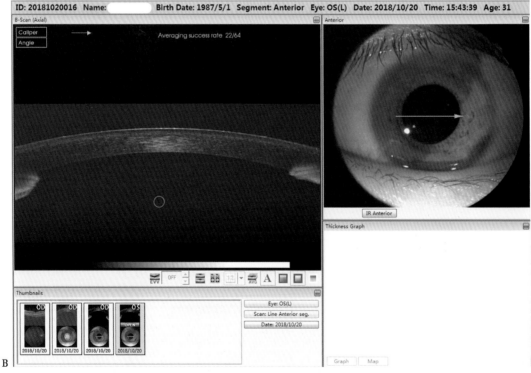

图 9-2-24　术后 2 年 OCT 检查

A. 右眼角膜基质分界线变淡；B. 左眼角膜基质分界线变淡。

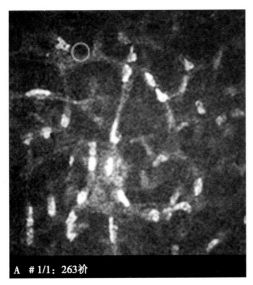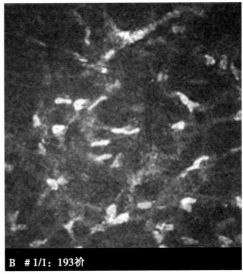

图 9-2-25 术后 2 年角膜共聚焦显微镜检查

A. 右眼；B. 左眼。双眼角膜浅中基质胶原纤维结构网状增生不明显，基质细胞形态基本恢复正常。

　　SMILE Xtra 术后 2 年，患者视力维持 1.0 以上，屈光度稳定，眼压正常。角膜后表面曲率和高度较术前无变化，角膜形态稳定，结合术后生物力学检查，未见角膜膨隆；共聚焦显微镜提示角膜浅层无明显增生反应。术后早期出现轻度 DLK，予以激素治疗 1 周后缓解，未出现 haze、屈光回退或角膜膨隆等并发症，提示 SMILE Xtra 手术安全、有效、稳定性好。

（雷晓华　姜 黎）

参 考 文 献

[1] MATTILA J S, HOLOPAINEN J M. Bilateral ectasia after femtosecond laserassisted small incision lenticule extraction（SMILE）. J Refract Surg, 2016, 32（7）：497-500.

[2] EL-NAGGAR M T. Bilateral ectasia after femtosecond laser-assisted small-incision lenticule extraction. J Cataract Refract Surg, 2015, 41（4）：884-888.

[3] WANG Y, CUI C, LI Z, et al. Corneal ectasia 6.5 months after small-incision lenticule extraction. J Cataract Refract Surg, 2015, 41（5）：1100-1106.

[4] SACHDEV G, SACHDEV M S, SACHDEV R, et al. Unilateral corneal ectasia following small-incision lenticule extraction. J Cataract Refract Surg, 2015, 41（9）：2014-2018.

[5] GANESH S, BRAR S. Clinical outcomes of small incision lenticule extraction with accelerated cross-linking（ReLEx SMILE Xtra）in patients with thin corneas and borderline topography. J Ophthalmol, 2015, 2015：263412.

[6] NG A L, CHAN T C, CHENG G P, et al. Comparison of the early clinical outcomes between combined small-incision Lenticule extractionand collagen cross-linking versus SMILE for myopia. J Ophthalmol, 2016, 2016：2672980.

[7] OSMAN I M, HELAY H A, ABOU SHOUSHA M, et al. Corneal safety and stability in cases of small incision Lenticule extraction with collagen cross-linking(SMILE Xtra). J Ophthalmol, 2019, 2019: 6808062.

[8] ZHOU Y, LIU M, ZHANG T, et al. In vivo confocal laser microscopy of morphologic changes after small incision lenticule extraction with accelerated cross-linking(SMILE Xtra)in patients with thin corneas and high myopia. Graefes Arch Clin Exp Ophthalmol, 2018, 256: 199-207.

[9] 中华医学会眼科学分会眼视光学组. 我国飞秒激光小切口角膜基质透镜取出手术规范专家共识(2018年). 中华眼科杂志, 2018, 54(10): 729-736.

[10] GANESH S, BRAR S. Clinical outcomes of small incision Lenticule extraction with accelerated cross-linking(ReLEx SMILE Xtra)in patients with thin corneas and borderline topography. J Ophthalmol, 2015, 2015: 263412.

[11] BRAR S, GAUTAM M, SUTE S S, et al. Refractive surgery with simultaneous collagen cross-linking for borderline corneas - A review of different techniques, their protocols and clinical outcomes. Indian J Ophthalmol, 2020, 68(12): 2744-2756.

[12] MA J, WANG Y, JHANJI V. Corneal refractive surgery combined with simultaneous corneal cross-linking: Indications, protocols and clinical outcomes-A review. Clin Exp Ophthalmol, 2020, 48(1): 78-88.

[13] ZHAO J, HE L, YAO P, et al. Diffuse lamelar keratitis after small incision lenticule extraction. J Catract Refract Surg, 2015, 41: 400-407.

第三节　表层屈光手术联合快速角膜胶原交联

表层屈光手术指将角膜上皮去除，暴露前弹力层，然后用准分子激光切削，以矫正近视、远视及散光。包括传统的准分子激光角膜切削术(PRK)、乙醇法准分子激光上皮瓣下角膜磨镶术(LASEK)、机械法准分子激光上皮瓣下角膜磨镶术(Epi-LASIK)以及近年来发展的经上皮准分子激光角膜切削术(TransPRK)。表层术后也有角膜扩张风险[1-4]，研究显示，表层手术后圆锥角膜的发病率是0.03%，发病时间为术后2周到术后3年。回顾病例发现，这些术后圆锥角膜患者术前角膜地形图提示为亚临床圆锥角膜或有圆锥角膜家族史。

表层屈光手术联合快速角膜胶原交联(PRK Xtra)，是在准分子激光角膜切削术后进行快速角膜胶原交联，从而进一步增加手术的安全性。PRK Xtra是近几年来开始应用于临床的手术方法[5,6]，尚未广泛开展，临床相关报道不多。研究发现，CXL由于减少了角膜细胞数量，角膜反应减轻，从而减少了术后haze发生[7,8]；但也有研究发现，交联术后早期haze明显，导致早期视力下降[9]。但更多研究表明，PRK Xtra术后获得了与PRK相同的安全性和有效性[10]，且PRK Xtra手术增强术后角膜硬度，提高术后角膜生物力学性能，远期稳定性更好[6,11]。

【适应证】

常规表层手术适应证[12]：

1. 患者本人有摘镜愿望，对手术效果有合理的期望值；

2. 一般年龄在18周岁以上；

3. 屈光状态基本稳定时间≥2年(每年近视屈光度数增长不超过0.50D)；

4. 矫正屈光不正范围：近视屈光度数不超过 −8.00D，散光度数不超过 6.00D，远视屈光度数不超过 +6.00D；

5. 特殊职业需求，如对抗性较强的运动员、军警等；

6. 角膜偏薄、睑裂偏小、眼窝偏深等特殊解剖条件不易行板层手术者；

7. 屈光手术后的增强手术；

8. 角膜浅层有瘢痕，表面不规则，尤其上皮厚度分布不均匀，需要行地形图或像差等个性化切削者；

如符合以下 2 条或 2 条以上条件，可考虑行 PRK Xtra 手术[6, 13, 14]：

1. 年龄<30 岁；

2. 等效球镜≥−6.00D；

3. 双眼角膜地形图不对称、形态欠规则，后表面高度较正常偏高，但无圆锥角膜；

4. 450μm<角膜最薄点厚度<475μm；

5. 预估术后全角膜最薄点厚度<380μm；

6. 1.65<BAD<2.6；

7. 0.5<CBI<1.0；

8. 0.5<TBI<1.0；

9. 圆锥角膜家族史、过敏性眼病史。

【禁忌证】[12]

1. 可能影响角膜上皮愈合的重症眼表疾病；

2. 眼部活动性炎性反应；

3. 圆锥角膜或其他类型的角膜扩张；

4. 角膜过薄，预估术后全角膜最薄点厚度<360μm；

5. 严重干眼；

6. 眼附属器严重病变，如眼睑缺损、变形等；

7. 青光眼；

8. 影响视力的白内障；

9. 未控制的全身结缔组织病及自身免疫性疾病，如系统性红斑狼疮、类风湿关节炎、多发性硬化等；

10. 瘢痕体质。

PRK Xtra 禁忌证基本同 PRK 手术。

【手术步骤】

表层屈光手术中联合的快速角膜胶原交联操作方法尚无统一标准，不同专家使用方法可能有所差异。大多数方案采用的 UVA 照射时间是 75s，总能量 2.2J/cm^2[14]。而核黄素的浓度会有差异，PRK Xtra 使用的浓度偏高（0.22%[6] 或 0.25%[5]），而 TransPRK Xtra 采用的浓度一般为 0.1%[11]。以下方法为本院采用的方法，也是目前大多数专家采用的方法。

1. 应用准分子激光仪切削，或酒精法或机械法去除角膜上皮组织。

2. 准分子激光切削屈光度。

3. 联合快速角膜胶原交联（图9-3-1）

（1）0.1%～0.25% 核黄素注射在角膜基质床上；

（2）应用 0.1%～0.25% 核黄素浸泡 90s；

（3）平衡盐溶液冲洗角膜基质床；

（4）应用角膜胶原交联仪，选择波长 365nm、照度 30mW/cm² 的 UVA 连续照射角膜 75s，照射总能量为 2.2J/cm²。

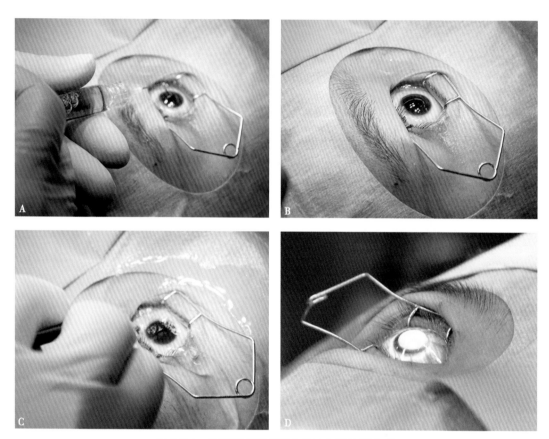

图 9-3-1　表层屈光手术联合快速角膜胶原交联

A. 0.1%～0.25% 核黄素注射在角膜基质床上；B. 应用 0.1%～0.25% 核黄素浸泡 90s；C. 冲洗角膜基质床；D. 连续 UVA（365nm）30mW/cm² 照射 75s。

【术后用药】

术后配戴角膜绷带镜 3～5d，直至角膜上皮完全恢复。

1. 抗生素滴眼液（如 0.5% 左氧氟沙星滴眼液）　连续点眼 10d，4 次 /d。

2. 激素滴眼液　建议术后首先使用高浓度糖皮质激素滴眼液，7～10d 后改用低浓度滴眼液，如 0.1% 氟米龙滴眼液，4 次 /d，1 个月后逐渐递减为 3 次 /d、2 次 /d、1 次 /d，每次 1～2 滴，使用 2～3 个月。对高度和超高度近视眼患者，建议在使用糖皮质激素滴眼液过程中，适量加用降眼压药物，并每月监测眼压变化。

3. 人工泪液　使用人工泪液滴眼液数月（优先使用无防腐剂的人工泪液）。建议户外配戴太阳镜以防紫外线损伤。

PRK Xtra 术后用药基本同常规 PRK 手术。术后需定期复查，术后第 3 天、1 周、1 个月、3 个月、6 个月、1 年和 2 年要进行详细复查。

【并发症及处理】

1. 疼痛、畏光、流泪等刺激症状　表层屈光手术因角膜上皮的损伤刺激症状较为明显，1～2d 后逐步缓解。

2. 角膜上皮愈合不良　指术后 3～5d 角膜上皮仍然局部缺损，未完全愈合。可给予小牛血去蛋白眼液或凝胶、20%～40% 自体血清治疗，同时根据情况给予湿房镜或眼部局部包扎、绷带式角膜接触镜治疗至角膜上皮修复[15]。

3. 角膜上皮下雾状混浊（haze）　低于 2 级的 haze 一般不影响视力，较为严重的 haze 可造成视物模糊、屈光回退。既往有文献报道一般在术后 1 个月出现，3～6 个月达到高峰[16]。表层屈光手术 haze 的发生率高于其他屈光手术，交联术后的患者早期也可见不同程度的角膜雾状混浊。目前有研究报道，屈光手术联合角膜胶原交联术后 haze 发生率为 0%～9%，而其中表层手术联合角膜胶原交联术 haze 的发生率最高[17-24]。所以我们应用激光去上皮，采用 0.1% 核黄素，将紫外线的照射时间适当降低，将照射总能量控制在 2.2J/cm² 来降低表层屈光手术联合交联术后 haze 发生的概率和程度[14]。术后适时调整激素用量，同时密切观察眼压。

4. 激素性青光眼　为长期使用激素的潜在风险之一，预防为主，密切观察眼压。一旦升高，及时停用激素，或更换为非甾体抗炎药，必要时加用降眼压药。

5. 术后角膜基质分界线　与交联反应有关，一般在浅中基质层，不影响视力。PRK Xtra 术后 1 个月交联线深度约在 180μm，随后逐渐变浅[5]。

【预后】

1. 目前关于表层屈光手术联合快速角膜胶原交联术的研究较少，观察时间也较短，最长观察到 1.5 年，但目前的研究结果均提示 PRK Xtra 获得了良好的有效性和安全性，并且术后屈光稳定性和生物力学较单纯 PRK 更好。

2. PRK Xtra 术后早期出现 haze 概率相对较高，但用药后 haze 逐渐消退。

3. 尚未发现 PRK Xtra 术后屈光回退和角膜膨隆。后续还需更多临床病例、更长期的观察来验证此手术方式的临床效果。

【典型病例】

患者男，24 岁，双眼视力下降 10 余年。否认眼部外伤史及家族性眼病史。术前检查：VOD：0.1，VOS：0.12；综合验光：OD：−5.00＝1.0，OS：−4.75＝1.0。眼压：OD：10.3mmHg，OS：12.3mmHg。角膜厚度：OD：473μm，OS：470μm。双眼眼前节及眼底检查未见异常。术前 Pentacam 角膜地形图结果见图 9-3-2 和图 9-3-3，双眼角膜断层形态学联合生物力学评估结果见图 9-3-4。

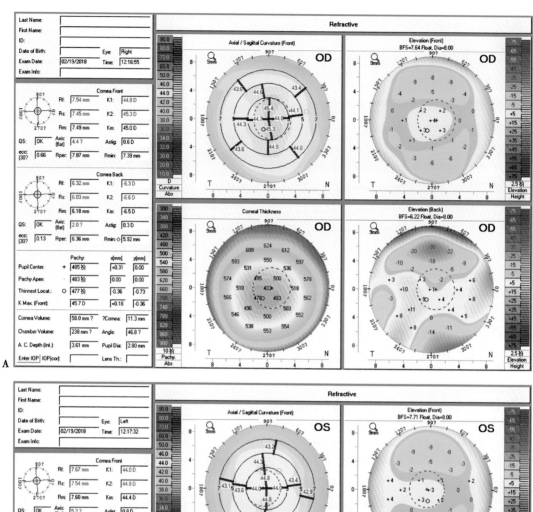

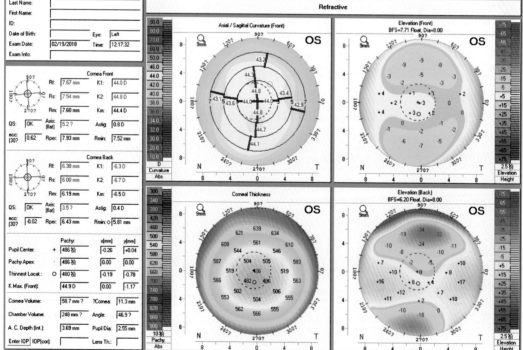

图 9-3-2　术前屈光四联图

A. 右眼；B. 左眼。

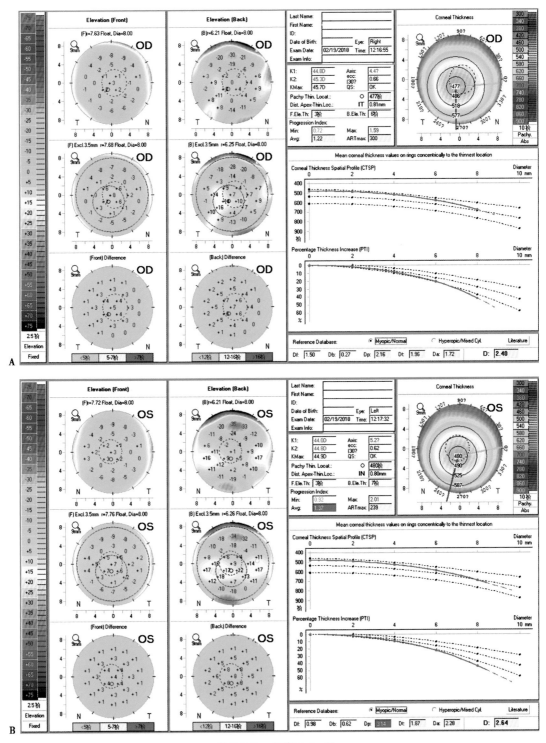

图 9-3-3　术前 Belin 图
A. 右眼；B. 左眼。

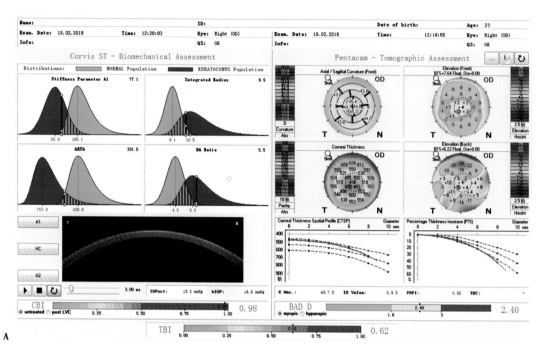

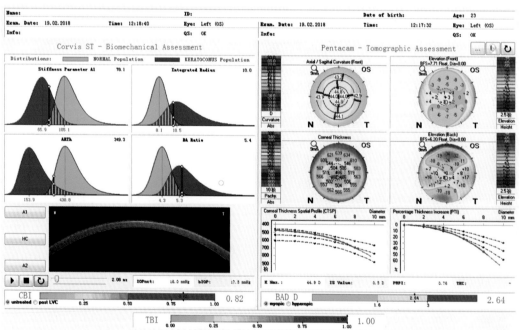

图 9-3-4　术前 Pentacam + Corvis 联合图

A. 右眼；B. 左眼。

患者双眼角膜薄,BAD.D 接近 2.6,CBI 和 TBI 均接近 1.0,但双眼对称性较好,形态规则,行单纯表层切削手术后可能存在屈光回退或角膜膨隆风险,考虑联合角膜胶原交联治疗。患者于 2018 年 2 月 20 日行经上皮准分子激光角膜切削联合角膜胶原交联术(TPRK Xtra)。术程顺利,术后双眼戴角膜绷带镜,局部抗炎、促角膜修复治疗。

术后 1d: VOD: 0.6, VOS: 0.2;裂隙灯显微镜检查:结膜轻度充血,角膜中央 6mm 区上皮缺损,绷带镜在位,余(-)。予以抗炎、促角膜修复治疗。

术后 5d: VOD: 1.0, VOS: 0.8;裂隙灯显微镜检查:结膜无充血,右眼角膜上皮愈合,左眼角膜中央约 0.5mm 区上皮缺损,双眼绷带镜在位,余(-)。予以双眼取绷带镜,左眼抗生素眼膏包眼,继续予以抗炎、促角膜修复治疗。

术后 1 周: VOD: 1.2, VOS: 1.0;眼压: OD: 8mmHg, OS: 11mmHg。裂隙灯显微镜检查: 双眼角膜透明,角膜上皮光滑。

术后 1 个月: VOD: 1.2, VOS: 1.0;眼压: OD: 8mmHg, OS: 9mmHg。裂隙灯显微镜检查: 双眼角膜透明,角膜上皮光滑。

术后 2 个月: VOD: 1.2, VOS: 1.2;眼压: OD: 9mmHg, OS: 8mmHg。裂隙灯显微镜检查: 双眼角膜透明,角膜上皮光滑。双眼 Pentacam 角膜地形图结果见图 9-3-5 和图 9-3-6。

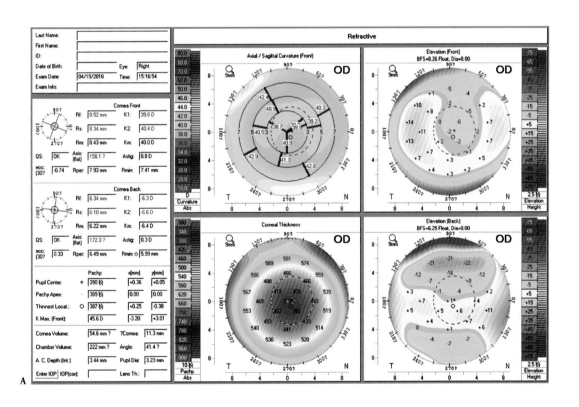

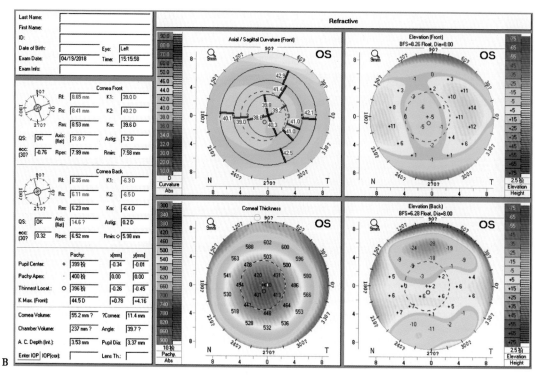

图 9-3-5　术后 2 个月屈光四联图
A. 右眼；B. 左眼。

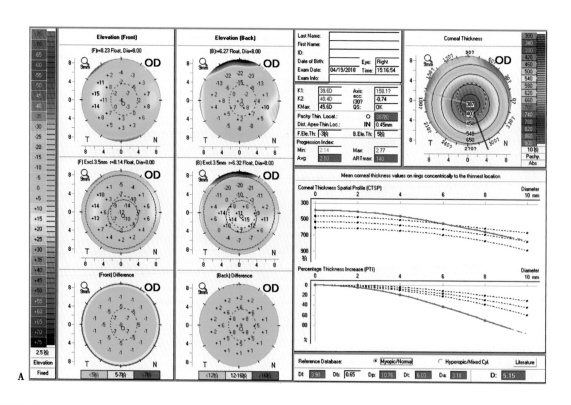

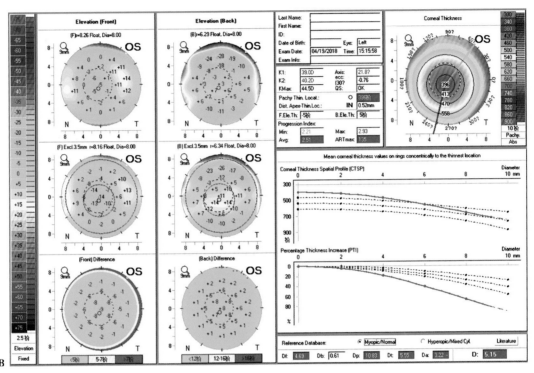

图 9-3-6 术后 2 个月 Belin 图
A. 右眼；B. 左眼。

术后 6 个月：VOD：1.2，VOS：1.2；眼压：OD：7mmHg，OS：7mmHg。主觉验光：OD：+0.75 = 1.2，OS：+0.50/−0.50×55 = 1.2。裂隙灯显微镜检查：角膜透明，角膜上皮光滑。双眼 Pentacam 角膜地形图检查结果见图 9-3-7 和图 9-3-8，手术前后对照图见图 9-3-9；双眼角膜断层形态学联合生物力学评估见图 9-3-10，手术前后对照见图 9-3-11。

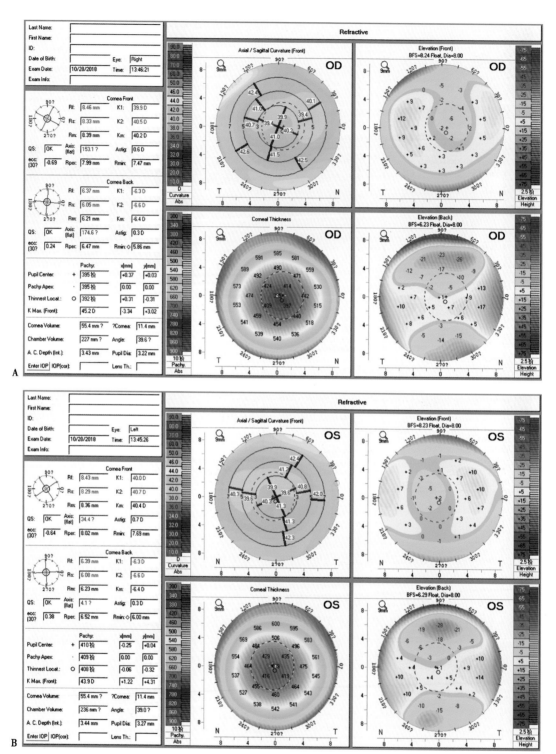

图 9-3-7　术后 6 个月屈光四联图

A. 右眼；B. 左眼。

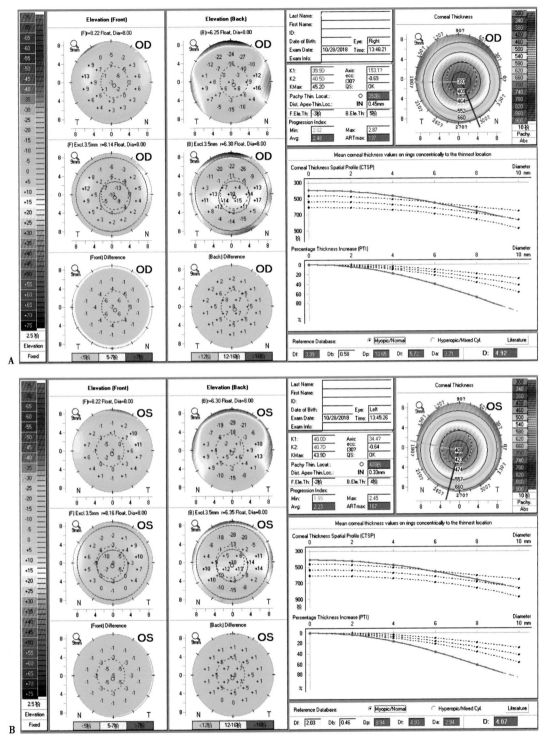

图 9-3-8 术后 6 个月 Belin 图
A. 右眼；B. 左眼。

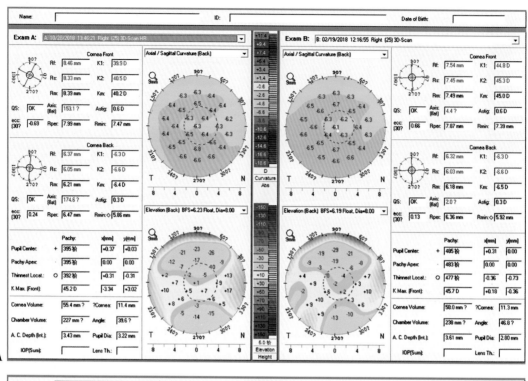

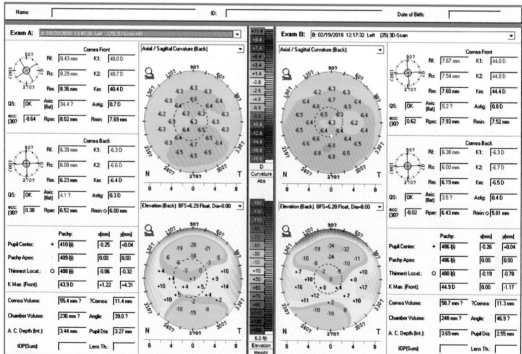

图 9-3-9　术后 6 个月后表面曲率和高度与术前对照图

A. 右眼；B. 左眼。

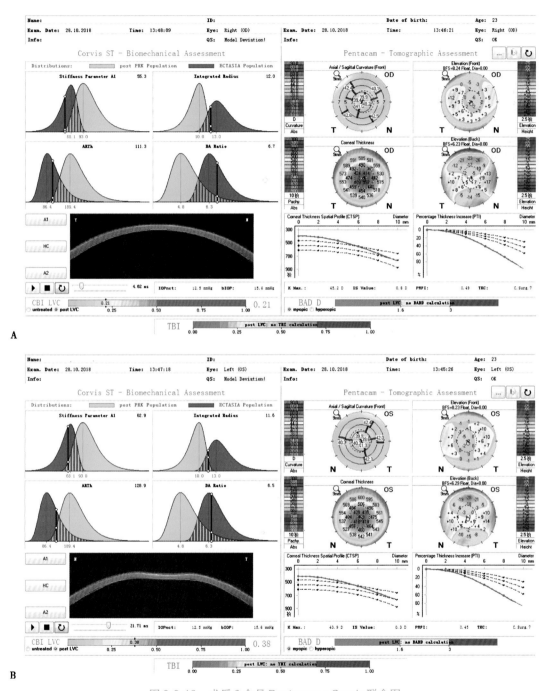

图 9-3-10　术后 6 个月 Pentacam + Corvis 联合图
A. 右眼；B. 左眼。

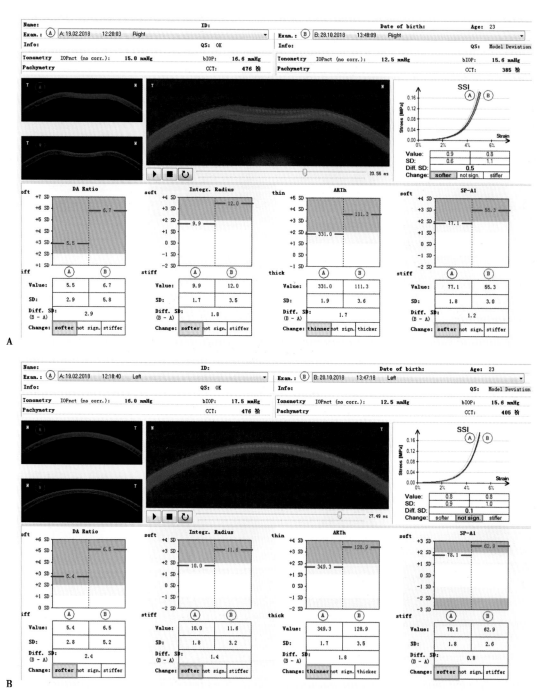

图 9-3-11　术后 6 个月与术前 Corvis ST 对照图

A. 右眼；B. 左眼。

　　TPRK Xtra 术后 6 个月，患者双眼视力达到 1.2，眼压正常。双眼后表面曲率和高度较术前无变化，提示角膜形态稳定；术前右眼和左眼 CBI 分别为 0.98 和 0.82，术后 CBI 分别为 0.21 和 0.38；由于角膜变薄，引起术后 DA 比、SP-A1 和综合半径增大，术前右眼和左眼 SSI 指数分别为 0.9 和 0.8，术后 6 个月双眼 SSI 指数均为 0.8，提示双眼术后角膜胶原纤维硬度相对稳定，交联有效。术后上皮正常愈合，无 haze 及其他并发症出现。本病例提示 TPRK Xtra 安全、有效，角膜生物力学相对稳定。远期临床效果有待进一步观察和验证。

（雷晓华　姜黎　蒋莎）

参 考 文 献

[1] PARMAR D，CLAOUE C. Keratectasia following excimer laser photorefractive keratectomy. Acta Ophthalmol Scand，2004，82：102-105.

[2] NAVAS A，ARIZA E，HABER A，et al. Bilateral keratectasia after photorefractive keratectomy. J Refract Surg，2007，23：941-943.

[3] LECCISOTTI A. Corneal ectasia after photorefractive keratectomy. Graefes Arch Clin Exp Ophthalmol，2007，245：869-875.

[4] RANDLEMAN J B，CASTER A I，BANNING C S，et al. Corneal ectasia after photorefractive keratectomy. J Cataract Refract Surg，2006，32：1395-1398.

[5] SACHDEV G S，RAMAMURTHY S，DANDAPANI R. Comparative analysis of safety and efficacy of photorefractive keratectomy versus photorefractive keratectomy combined with crosslinking. Clin Ophthalmol，2018，12：783-790.

[6] LI L，ZHANG B，HU Y，et al. Comparison of safety and efficiency of corneal topography-guided photorefractive keratectomy and combined with crosslinking in myopic correction: An 18-month follow-up. Medicine（Baltimore），2021，100（2）：e23769.

[7] KANELLOPOULOS A J，BINDER P S. Management of corneal ectasia after LASIK with combined，same-day，topography-guided partial transepithelial PRK and collagen cross-linking: the Athens protocol. J Refract Surg，2011，27：323- 331.

[8] KANELLOPOULOS A J. The management of cornea blindness from severe corneal scarring，with the Athens protocol（transepithelial topography-guided PRK therapeutic remodeling，combined with same-day，collagen cross-linking）. Clin Ophthalmol，2012，6：87-90.

[9] OHANA O，KAISERMAN I，DOMNIZ Y，et al. Outcomes of simultaneous photorefractive keratectomy and collagen crosslinking. Can J Ophthalmol，2018，53：523-528.

[10] SACHDEV G S，RAMAMURTHY S，DANDAPANI R. Comparative analysis of safety and efficacy of photorefractive keratectomy versus photorefractive keratectomy combined with crosslinking. Clin Ophthalmol，2018，12：783-790.

[11] LEE H，ROBERTS C J，AMBRÓSIO R Jr，et al. Effect of accelerated corneal crosslinking combined with transepithelial photorefractive keratectomy on dynamic corneal response parameters and biomechanically corrected intraocular pressure measured with a dynamic Scheimpflug analyzer in healthy myopic patients. J Cataract Refract Surg，2017，43：937-945.

[12] 中华医学会眼科学分会眼视光学组. 中国经上皮准分子激光角膜切削术专家共识（2019 年）. 中华眼

科杂志，2019，55（3）：169-173.

[13] BRAR S，GAUTAM M，SUTE S S，et al. Refractive surgery with simultaneous collagen cross-linking for borderline corneas - A review of different techniques，their protocols and clinical outcomes. Indian J Ophthalmol，2020，68（12）：2744-2756.

[14] MA J，WANG Y，JHANJI V. Corneal refractive surgery combined with simultaneous corneal cross-linking：Indications，protocols and clinical outcomes-A review. Clin Exp Ophthalmol，2020，48（1）：78-88.

[15] 中华医学会眼科学分会角膜病学组. 我国角膜上皮损伤临床诊治专家共识（2016 年）. 中华眼科杂志，2016，52（9）：644-648.

[16] ALIO J L，JAVALOY J. Corneal inflammation following corneal photoablative refractive surgery with excimer laser. Surv Ophthalmol，2013，58（1）：11-25.

[17] HYUN S，LEE S，KIM J H. Visual outcomes after SMILE，LASEK，and LASEK combined with corneal collagen cross-linking for high myopic correction. Cornea，2017，36：399-405.

[18] KIM J R，KIM H S，MUN S J，et al. Outcomes of small incision lenticule extraction：mild to moderate myopia versus high myopia. J Korean Ophthalmol Soc，2014，2014：963-968.

[19] LIN F，XU Y，YANG Y. Comparison of the visual results after SMILE and femtosecond laser- assisted LASIK for myopia. J Refract Surg，2014，30：248-254.

[20] KANELLOPOULOS A J，ASIMELLIS G. Combined laser in situ keratomileusis and prophylactic high-fluence corneal collagen crosslinking for high myopia：two-year safety and efficacy. J Cataract Refract Surg，2015，41：1426-1433.

[21] CHEN X，STOJANOVIC A，EIDET J R，et al. Corneal collagen cross-linking（CXL）in thin corneas. Eye Vis（Lond），2015，2：15.

[22] KANELLOPOULOS A J，ASIMELLIS G. Epithelial remodeling after femtosecond laser-assisted high myopic LASIK：comparison of stand-alone with LASIK combined with prophylactic high-fluence cross-linking. Cornea，2014，33（5）：463-469.

[23] NG A L，CHAN T C，CHENG G P，et al. Comparison of the early clinical outcomes between combined small-incision lenticule extraction and collagen cross-linking versus SMILE for myopia. J Ophthalmol，2016，2016：2672980.

[24] LEE H，YONG KANG D S，HA B J，et al. Comparison of outcomes between combined transepithelial photorefractive keratectomy with and without accelerated corneal collagen cross-linking：A 1-year study. Cornea，2017，36（10）：1213-1220.